Willibald Gawlik
Arzneimittelbild und
Persönlichkeitsportrait

Im Stein schläft Gott,
in der Pflanze träumt Gott,
im Tier wacht Gott auf,
im Menschen lebt Gott!

J. v. Eichendorff

Arzneimittelbild und Persönlichkeitsportrait

Konstitutionsmittel in der Homöopathie

Willibald Gawlik

Hippokrates Verlag Stuttgart

CIP-Kurztitelaufnahme der Deutschen Bibliothek

Gawlik, Willibald:
Arzneimittelbild und Persönlichkeitsportrait:
Konstitutionsmittel in der Homöopathie / Willibald Gawlik. -
Stuttgart: Hippokrates-Verl., 1990.
ISBN 3-7773-0947-8

Anschrift des Verfassers:
Dr. med. Willibald Gawlik
Marktstraße 35
8170 Bad Tölz

Wichtiger Hinweis

Medizin als Wissenschaft ist ständig im Fluß. Forschung und klinische Erfahrung erweitern unsere Kenntnisse, insbesondere was Behandlung und medikamentöse Therapie anbelangt. Soweit in diesem Werk eine Dosierung oder eine Applikation erwähnt wird, darf der Leser zwar darauf vertrauen, daß Autoren, Herausgeber und Verlag größte Mühe darauf verwandt haben, daß diese Angabe genau dem **Wissensstand bei Fertigstellung** des Werkes entspricht. Dennoch ist jeder Benutzer aufgefordert, die Beipackzettel der verwendeten Präparate zu prüfen, um in eigener Verantwortung festzustellen, ob die dort gegebene Empfehlung für Dosierungen oder die Beachtung von Kontraindikationen gegenüber der Angabe in diesem Buch abweicht. Das gilt nicht nur bei selten verwendeten oder neu auf den Markt gebrachten Präparaten, sondern auch bei denjenigen, die vom Bundesgesundheitsamt (BGA) in ihrer Anwendbarkeit eingeschränkt worden sind.

Geschützte Warennamen (Warenzeichen) werden nicht besonders kenntlich gemacht. Aus dem Fehlen eines solchen Hinweises kann also nicht geschlossen werden, daß es sich um einen freien Warennamen handele.

ISBN 3-7773-0947-8

Printed in Germany. Satz: Fotosatz Sauter, 7334 Süßen. Druck: Druckerei Schäuble, Stuttgart.
Grundschrift: 9/10 Punkt Times (Berthold)

Inhaltsverzeichnis

Einleitung ... 9

Tierische Stoffe ... 27

Apis mellifica ... 29
Lachesis mutus ... 36
Lycosa fasciiventris (Tarantula) ... 42
Sepia ... 46

Pflanzliche Stoffe ... 57

Amanita phalloides (Agaricus phalloides) ... 60
Anamirta cocculus (Cocculus) ... 63
Arnica montana (Arnica) ... 66
Atropa belladonna (Belladonna) ... 68
Cimicifuga racemosa (Cimicifuga) ... 73
Claviceps purpurea (Secale cornutum) ... 76
Conium maculatum ... 79
Datura stramonium (Stramonium) ... 82
Delphinum staphisagria (Staphisagria) ... 86
Hyoscyamus niger (Hyoscyamus) ... 93
Lilium lancifolium (Lilium tigrinum) ... 99
Lycopodium clavatum (Lycopodium) ... 104
Matricaria chamomilla (Chamomilla) ... 110
Papaver somniferum (Opium) ... 114
Pulsatilla ... 118
Semecarpus anacardium (Anacardium) ... 125
Strychnos ignatii (Ignatia) ... 128
Strychnos nux vomica (Nux vomica) ... 134
Thuja occidentalis ... 141
Veratrum album ... 146

Mineralien ... 149

Acidum arsenicosum (Arsenicum album) ... 151
Acidum fluoricum ... 157

Acidum nitricum 160
Acidum phosphoricum 163
Acidum picrinicum 167
Acidum silicicum (Silicea) 170
Acidum sulfuricum 174
Alumina 177
Argentum nitricum 181
Barium carbonicum 184
Calcium carbonicum 188
Calcium phosphoricum 192
Carbo vegetabilis 195
Causticum 200
Graphites 204
Jodum 209
Kalium bichromicum 214
Magnesium carbonicum 217
Hydrargyrum (Mercurius) 220
Natrium chloratum (Natrium muriaticum) 221
Phosphorus 227
Stibium sulfuratum nigrum (Antimonium crudum) 234
Sulfur 237

Metalle 247

Aurum metallicum 248
Cuprum metallicum 253
Platinum metallicum 258
Zincum metallicum 262

Literatur 269

Die Ambivalenz des Lebendigen 271

»Wir alle sind, was wir gelesen«

(Josef Freiherr von Eichendorff)

Einleitung

Warum dieses Buch?

Die Menschenkunde ist das zentrale Gebiet der Erfahrungswissenschaft und der Homöopathie. Gegenüber anderen Bereichen zeichnet sie sich dadurch aus, daß - insbesondere bei der Homöopathie das Objekt der Untersuchung und Therapie nicht grundsätzlich verschieden ist vom beobachtenden Subjekt.
Diese Menschenkunde wendet sich von vornherein den eigentlichen menschlichen Wesensanlagen zu. Sie läßt zunächst deren Beziehung zur natürlichen Entwicklung außer acht und mündet in der Betrachtung und Erkennung eines ganzheitlich gesehenen Menschen.
Aus der Religiosität der frühgeschichtlichen Menschheit hervorgegangen, wurde sie im griechischen Altertum durch den *Logos* erweitert. Heraklit, der philosophische Entdecker der Vernunft, postulierte gleichzeitig, daß der Streit »der Vater aller Dinge« sei. Das Zentrum der einem vielfältigen Spannungsfeld ausgesetzten menschlichen Struktur gleicht weit eher einem heillosen Kampfplatz als einer Bindungsmitte. Aus dieser Notlage ergibt sich die Dringlichkeit der Frage, wie wohl eine Versöhnung im personalen Selbstverständnis möglich ist.
Dies führt zur Beantwortung der Frage, *warum* ich ein Buch geschrieben habe, in dem *Persönlichkeitsportraits und Arzneimittelbilder* eine Rolle spielen.
Bei meinem schon Jahrzehnte dauernden Studium der Homöopathie habe ich mich immer an dem Begriff »Konstitutionsmittel« gestoßen und deshalb lange überlegt, um den gemeinten Sinnzusammenhang klar zu definieren.
Aus dem Konstitutionsmittel könnte man vielleicht den »Konstitutionstyp« herausschälen, besser noch die »Arzneimitteltypen«, jedoch ist immer davon auszugehen, daß zwischen dem Arzneimittelbild und dem Patienten, dem Menschen, ein Simile vorhanden ist.
Ich habe mich also entschlossen, bei einigen Arzneimitteln, bei denen wir früher von Konstitutionsmitteln sprachen, Persönlichkeitsportraits zu entwickeln. Dabei habe ich mich bemüht, zu den vor allem in der Homöopathie vordringlich erscheinenden Quellen vorzudringen und somit gerade die Originalwerke Hahnemanns und die Literatur seiner Zeit sorgfältig und kritisch zu betrachten.

Der Konstitutionsbegriff

1. Die Konstitution nach Hahnemann

In der allgemeinen medizinischen Terminologie ist die Konstitution als eine individuelle, durch genetische Information und durch Umwelteinflüsse bedingte Eigentümlichkeit eines Individuums definiert, die in ihrer Besonderheit die von den Augen wahrgenommene Gestalt des Körpers, dessen vom Denken erfaßbare Funktionen, seine Leistungs-, Reaktions- und Widerstandsfähigkeit umfaßt.
Im erweiterten Sinn sind hier aber nicht nur die somatische Gestalt und Funktion, sondern auch die geistige, emotionelle und schließlich seelische Gestalt zu betrachten. Das spielt nun eine besondere Rolle, wenn wir von Krankheiten sprechen, die von der Konstitution ab-

hängig sind. Der Begriff »Konstitution« wird im Zusammenhang mit Krankheiten gebraucht, bei deren Entstehung und Verlauf die Konstitution eine besondere Rolle spielt. Sowohl in der anthropologischen und der medizinischen als auch in der philosophischen Literatur erweist sich der sehr alte, nicht ganz exakt definierte Begriff als sehr wandlungsfähig und sehr schwer realisierbar. Vielleicht dient er im wesentlichen als Anhaltspunkt dafür, die eigenen Gedanken in eine bestimmte Richtung zu lenken.
Auch *Hahnemann* kannte den Begriff der Konstitution, benutzte ihn allerdings selten, so z.B. in § 81 seines »Organon«. Hier finden wir den Hinweis auf den »uralten Ansteckungszunder« und die unbeschreibliche Vielfalt der Menschen in ihren »angeborenen Körperkonstitutionen«, welche für sich schon so »unendlich voneinander abweichen«.
Mit dem »uralten Ansteckungszunder« umschreibt *Hahnemann* den Begriff der Miasmen; die »voneinander abweichenden Körperkonstitutionen« meinen die unbeschreibliche Vielfalt der Menschen. Miasmen sind also keine Konstitutionen. Die Konstitution kann nach Hahnemann durch unterschiedliche Ursachen in verschiedene Richtungen gelenkt werden. Er verweist auf Klima, Beschaffenheit des Wohnortes, Erziehung des Körpers und des Geistes der Jugend, auf die vernachlässigte, verschrobene und überfeinerte Ausbildung beider, den Mißbrauch derselben im Beruf oder in der allgemeinen Lebensführung, die diätetische Lebensart und Leidenschaften der Menschen, ihre Sitten und Gebräuche und Gewohnheiten mancher Art.
Wörtlich schreibt er: »...daß es kein Wunder ist, wenn auch so verschiedene, von psorischen Miasmen durchdrungene Organismen so verschiedene, oft dauernd von innen und außen einwirkende Schädlichkeiten, auch unzählbar verschiedene Mängel, Verderbnisse, Verstimmungen und Leiden hervorbringen, welche unter einer Menge eigener Namen fälschlicherweise als für sich bestehende Krankheiten bisher in der alten Pathologie aufgeführt wurden.«
Hahnemann meint hier auch mit dem Begriff der Psora eindeutig eine chronische miasmatische (»uralter Anstekkungszunder«) Krankheit, die auch von der kräftigsten Konstitution nicht allein überwunden werden kann. Die Psora kann lange schlummern und kaum merklich hervortreten. Wenn aber der Mensch durch Kummer, Trauma oder etwas anderes geschwächt ist, wird sie sichtbar. Dieser »chronische Ansteckungszunder« tritt also bei Schwächung der Konstitution stärker hervor, ist aber nicht selbst ein konstitutioneller Faktor, sondern eben eine chronische Infektionskrankheit, hervorgerufen durch ein Miasma, z.B. durch die Krätze.
Auch bei der Therapie kannte Hahnemann zumindest konstitutionelle Gesichtspunkte. In seinen Ausführungen z.B. zu Nux vomica, zu Pulsatilla, in der *Reinen Arzneimittellehre* hat er unmißverständlich darauf hingewiesen, daß bei der Arzneimittelwahl auch der Typ des Kranken zu berücksichtigen sei.
So findet er schon den Keim zu einer anderen Betrachtungsweise, indem er bei einigen Arzneimitteln, besonders bei Nux vomica, das Beispiel eines »Charakters« herausarbeitet, der nicht dem Arzneimittelprüfungsbild entspricht: »Der Nux vomica-Charakter eignet sich vorzüglich nur für Personen, welche feurigen, eifrigen, hitzigen Temperamentes sind, auch wohl zu stürmischem Zorn aufgelegt; unter welche Zahl gewöhnlich diejenigen gehören, welche in gesunden Tagen viel Gesichtsröte haben«.
Diesen Charakter hat man später bei den

Arzneien vielfach stark, ja mitunter vorzugsweise beachtet, so daß man ein Mittel weniger darum wählte, weil es dieselben Symptome hervorruft, wie sie beim Kranken vorliegen, sondern weil der allgemeine Charakter der Person dem der jeweiligen homöopathischen Arznei ähnelt.

Daß Hahnemann nicht nur die Gesamtheit der Symptome, sondern auch den Typ des Kranken berücksichtigte, geht z. B. aus der Anwendung von Arnika hervor: Bei der Prüfung tritt ein Zerschlagenheitsgefühl der Muskeln auf; so wendet man es nach mechanischen Verletzungen und Quetschungen mit diesen Symptomen an, weitergehend aber auch bei Beschwerden als Folge von Verletzungen, wenn dieses Zerschlagenheitsgefühl nicht besteht.

Hier wird deutlich, daß Hahnemann durchaus nicht nur auf dem Konzept des Simile beharrte, wie man immer annahm, und letzterem in der Praxis Unklarheiten und Zweideutigkeiten anhaften: Hahnemann führte den »Typ« in die homöopathische Arzneimittellehre ein und wurde somit seinen sonstigen Regeln untreu. Wie wenig Hahnemann dennoch den »Typ« bei der Arzneimittellehre berücksichtigt hat, geht daraus hervor, daß man in seinem umfangreichen und voluminösen Werk nur zwei Sätze findet, die sich darauf beziehen. Sie sind allerdings die historischen Angelpunkte, an denen die späteren homöopathischen Arztgenerationen das konstitutionelle Denken der Homöopathie Hahnemanns verankerten.

Eine weitere Stelle in *Hahnemanns* umfangreichem Werk, an der das Konstitutionsproblem bei der homöopathischen Therapie angestoßen wird, ist den heutigen homöopathischen Ärzten bezeichnenderweise trotz der großen Bedeutung für Hahnemanns Denkwelt fast unbekannt. Ich wurde durch *Mössinger* auf sie aufmerksam.

Nach der Einführung des Wortes »Homöopathie« in das medizinische Denken überhaupt hat Hahnemann zwei Krankengeschichten veröffentlicht, an denen er das homöopathische Verfahren praktisch darstellte. Diese finden sich in der Vorerinnerung der 2. Auflage des 2. Bandes seiner »Reinen Arzneimittellehre«. Hier beschreibt Hahnemann in allen Einzelheiten die Symptomatik zweier Patienten.

Im ersten Fall bekam eine Frau aufgrund ihrer Symptome Bryonia-Urtinktur. Der zweite Fall, ein Mann bekam Pulsatilla D 24.

Zum Bryonia-Fall schreibt Hahnemann: »Da nun das Weib sehr robust war, so gab ich ihr eine der stärksten homöopathischen Gaben, nämlich einen vollen Tropfen ganzen Zaunrebenwurzelsaftes«.

Über den Mann schreibt er entsprechend: »Dieser Kranke konnte also durch nichts leichter, gewiß und dauerhafter geheilt werden als durch die hier homöopathische Pulsatilla, aber seiner Schwächlichkeit wegen nur in einer sehr verkleinerten Gabe, d. h. ½ Tropfen des Quadrillionstel eines starken Tropfens Pulsatilla«.

Hier erscheint zwar nicht das Wort »Konstitution«, aber konstitutionelle Merkmale, wie z. B. »robust« bei der Frau oder »Schwächlichkeit« beim Mann werden festgehalten.

Interessant ist dabei, daß die konstitutionellen Merkmale dieser Patienten nicht nur bei der Wahl des Arzneimittels herangezogen werden, wie wir es heute im allgemeinen tun, sondern auch zur Bestimmung der Arzneidosis, der Potenz. Die robuste Frau erhielt eine Urtinktur, der reizbare und schwächliche Mann eine höhere, sogar hohe Potenz. *Hahnemann* nutzte offenbar bei seiner

praktischen Tätigkeit die ganze Breite der homöopathischen Dosierung aus. Dies scheint mir doch ein sehr bemerkenswerter Hinweis darauf zu sein, daß auch diese von vielen homöopathischen Ärzten praktizierte Methode, hohe bzw. tiefe Potenzen zu verordnen, geradezu klassisch der Hahnemannschen Behandlungsweise entspricht.
Ein Rätsel gibt uns Hahnemann auf in seiner Psora-Miasmen-Lehre, die hier nicht zur Diskussion steht. Ich möchte nur darauf hinweisen, daß Hahnemann selbst eine entscheidende Beschränkung für sein Simile gesetzt hat, so z. B. in der Einleitung der »Chronischen Krankheiten«, noch viel deutlicher aber durch die Wiedereinführung des Contrariums und die Vorsilbe *»anti«* in der neuen Wortbildung »*antipsorische* Mittel«. Neben dem Denken im Simile führt Hahnemann jetzt wieder das Denken im *Contrarium* ein, eine Denkweise, die er eigentlich verdammt.
Das konnte in der Weiterentwicklung der Homöopathie nicht ohne Folgen bleiben. Wenn es nämlich Grenzen für das Simile gab, so mußte hier wieder ein neues Konzept in die Begriffswelt der Homöopathie eingeführt werden: die Konstitution. *Tischner* schreibt hierzu: »Die Psoralehre, obwohl sie nicht konstitutionell gemeint war, hatte doch insofern den nachhaltigsten Einfluß auf die Homöopathie, daß diese dadurch ›konstitutionell‹ zum Denken gewöhnt wurde.«

2. Weitere Konzepte

Die Weiterentwicklung des konstitutionellen Denkens in der Folgezeit war das Werk der naturwissenschaftlichen Gruppe unter den homöopathischen Ärzten, die sich von vorneherein nicht so streng durch die Lehren Hahnemanns gebunden fühlten und damit auch seinem Simile freizügiger gegenüberstanden.
So wendet sich *Grieselich* mit Nachdruck gegen das bloße Abzählen der Symptome und nennt als ersten und wichtigsten Punkt, der bei der Arzneimittelwahl zu berücksichtigen sei, die Individualität des Kranken nach ihrem ganzen Umfang, nach Anlage usw.
Interessanterweise taucht in diesem Bereich auch das bis dahin völlig unbekannte Wort *»Arzneimittelbild«* auf.
Mössinger weist darauf hin, daß es zum ersten Mal in dem 1851 erschienenen Buch »Das rationelle, sprich spezifische oder idiopathische Heilverfahren« von *Arnold* gelesen werden könne.
Um diese Zeit dringt ein weiterer Impuls in die Homöopathie ein, der auch für die Festigung des konstitutionellen Begriffs in der Homöopathie nicht ohne Folgen war. Er geht von *Rademacher* und seiner Schule aus. *Rademacher* bewegte sich auf Bahnen, die das Denken in Arzneimittelbildern begünstigen und fördern mußten. Den Schlußpunkt dieser Entwicklung des Konstitutionsgedankens im homöopathischen Bereich stellt *von Grauvogl* dar. Er war der erste, der den Begriff Konstitution offiziell in einem homöopathischen Lehrbuch verwendete. Im 2. Teil seines Lehrbuches der Homöopathie verfaßte er ein Kapitel »Die verschiedenen Körperkonstitutionen«.
Sein Buch ist in etwa 350 Paragraphen eingeteilt. Nach Einleitungsberichten über verschiedene Konstitutionsgedanken seiner Zeit erklärt er in § 301 bis § 340 ganz deutlich seine Konstitutionen, die er chemisch und naturwissenschaftlich begründet.
Aus seiner Vorstellung, die eine Menschengruppe habe zu viel Wasserstoff, die andere zu viel Sauerstoff, die dritte zu viel Kohlenstoff im Organismus, erklären sich die Bezeichnungen »hydrogenoide«,

»oxygenoide« und »carbonitrogene Konstitution«.
Diese an sich chemischen Bezeichnungen ergänzte *von Grauvogl* durch charakterisierende Einzeleigenschaften. Die Vertreter der »hydrogenoiden Konstitution« fühlen sich bei feuchtem und nassem Wetter schlechter, sie vertragen flüssigkeits- und wasserreiche Speisen, z.B. Melonen, schlecht, und der Aufenthalt in der Nähe von Wasser bekommt ihnen nicht. Er hat also trotz Chemie, trotz Wasserstoff, Sauerstoff und Stickstoff, den Menschen nicht vergessen und versucht, ein »Bild« dieser Konstitutionstypen zu zeichnen - der Begriff »Bild« war, wie oben erwähnt, bereits im Sprachgebrauch der Homöopathie eingeführt. Dieses Bild vom Konstitutionsträger hat *von Grauvogl* in freier Phantasie geschaffen und dazu die äußere Form der homöopathischen Symptomsprache benutzt.
Hier war man nun endgültig von dem strengen und unerbittlichen Vergleich zwischen den Prüfungssymptomen der Arzneimittelprüfung einerseits und den Krankheiten andererseits, wie Hahnemann sie forderte, abgerückt.
Bei dem wohl interessantesten Geschichtsschreiber der Homöopathie, *Tischner,* lesen wir über *von Grauvogl*: »Als Ganzes genommen, kann man Grauvogls Lehre nicht als eine Fortbildung der Homöopathie und deren wissenschaftlichen Unterbauung ansehen; sie sprengt sie ja sogar, da sich die auf dem Simile beruhende Arzneimittelwahl und die von chemischen Gesichtspunkten ausgehenden Behandlungen nicht miteinander vertragen«.
Über diesen Stand der Konstitutionsfrage ist die Homöopathie nicht mehr hinausgekommen. Man hat zwar später noch neue Namen gehört, neue Gruppierungen, man hat einiges dazugefügt, aber man konnte die Unvollkommenheit, die *von Grauvogl* hinterlassen hatte, nie überwinden.
Hier liegt eine Dissonanz in der Homöopathie, die es zu überwinden gilt, so daß der Konstitutionsbegriff sinnvoll mit einem Simile zusammengebracht oder zum Simile gemacht werden kann.
Für jeden, der homöopathisch arbeitet, ist offenkundig, daß eine Beziehung zwischen beiden besteht, und die Homöopathie würde sich jetzt nicht so intensiv mit Konstitutionen beschäftigen, wenn sie nicht vorhanden wären.
Um dieses Problem zu lösen, müssen wir den Konstitutionsbegriff auch nach anthropologischem, medizinischem, ja sogar psychologischem Denken, definieren.
Um in den medizinisch-anthropologischen Bereich eindringen zu können, müssen wir uns z.B. mit dem Anthropologen *Vetter,* dem Anthroposophen Rudolf *Steiner,* den psychologischen Typen C.G. Jungs und den Konstitutionsgedanken *Kretschmers* beschäftigen.
Rademacher hat uns gezeigt, welcher Weg bei der therapeutisch-empirischen Fragestellung Sicherheit gibt:
Man muß von der Beobachtung der Heilwirkung ausgehen und von hier aus empirisch beschreiben, was geheilt wurde, mit welchen Eigenschaften, Symptomen, klinischen Befunden, mit welcher konstitutionellen Besonderheit der Kranke behaftet war, die durch ein Arzneimittel gesundete. Diese Einzelheiten müssen in der täglichen Praxis gesammelt werden. Bücher können hier allenfalls Hilfsmittel, Gedächtnisstützen, erste Anhaltspunkte sein. Die letzten Weisheiten hinsichtlich der unmittelbaren und unvoreingenommenen Beobachtung des geheilten Kranken und seiner Heilmittel - dem Simile - findet man nur in der unmittelbaren, unvoreingenommenen Beobachtung der Natur.

Nach *Vetter* tritt vor dem Hintergrund der gesellschaftlichen Umwälzung in der Neige des 18. Jahrhunderts, für die *Rousseau* das begeisternde Losungswort fand, der Mensch ins Zentrum der Beobachtung. Auch bei *Kant* taucht die Frage nach dem Menschen als Abschluß der bis dahin unter theologisch-philosophischem Leitstern stehenden europäischen Geistesentwicklung und als Programm der Zukunft auf.

Diese weltgeschichtliche Wende ist von unabsehbarem Ausmaß in der Geburtsstunde selbstbestimmter Anthropologie, die jedoch schon in ihren Anfängen von der gleichzeitig zur Vormacht gelangenden Naturwissenschaft vereinnahmt wurde. Ihr eigentliches Anliegen - die neue Begründung der inneren Erfahrung - entschwand dem auf das Außenfeld biologischer Nachforschung gerichteten Blick und wurde zur romantischen Unterströmung.

In der Mitte des vorigen Jahrhunderts hat *Kierkegaard* die Kantsche Fragestellung zum leidenschaftlichen Ringen um die Erhellung des menschlichen Selbstseins vertieft. Zur Auswirkung kam sein gegen *Hegel* gerichteter Vorstoß allerdings erst in der dialektischen Theologie und dem philosophischen Existentialismus unseres Jahrhunderts.

Eine psychologische Menschenkunde leitet *Nietzsche* mit seinem Angriff auf den autonomen Moralismus ein, den Kant aus dem Zusammenbruch der idealistischen Metaphysik zu retten suchte.

Die zeitgenössische Psychologie ist ebenso wie die Anthropologie der Gegenwart naturwissenschaftlich orientiert. Letztere umfaßt jedoch den ganzen Menschen, auch wenn sie sich gegen seine wesentliche Personalität und Individualität und Innerlichkeit abzuschirmen trachtet. Die Einbeziehung des Selbstseins als seelische Erfahrung wird indessen unerläßlich, sobald als Voraussetzung einer Menschenkunde die Frage nach der Abgrenzung unserer Existenz vom tierischen Dasein auftaucht. Und aus diesem Grunde muß die Anthropologie eine personale Ganzheitsbetrachtung darstellen, bei der wirklich alle Aspekte des »homo sapiens« erkennbar werden. *Vetter* beschreibt dieses Menschenbild der Anthropologie in seinem Werk »Natur und Person«.

Rudolf *Steiner* schreibt hierzu: »Eine Organik muß den Typus als allgemeinste Form und dann auch in verschiedenen Sondergestalten zeigen. Unser Geist muß in dem Erfassen des Typus viel intensiver arbeiten als beim Erfassen von Naturgesetzen. Er muß mit der Form den Inhalt erzeugen. Wir haben es mit einer anschauenden Urteilskraft zu tun, die Hindurchführung des Typus durch alle Erscheinungen ist hier maßgebend die vergleichende Methode Goethes.«

Alla Selawry, eine moderne Interpretin der Wirkungsprinzipien, Lebenserscheinungen und Seelenregungen, meint: »Immer wieder erhebt sich die Frage nach übergeordneten Wirkungssprinzipien von Lebenserscheinungen und Seelenregungen. Seit Urzeiten hat man auf die geistigen Prinzipien geblickt, die alles aus sich hervorbringen und im Dasein erhalten.«

Die biblische Schöpfungsgeschichte weist in urgewaltigen Bildern ihre Schöpfungstage auf ein willenhaftes Wirken göttlich-geistiger Wesen hin. Auch *Platos* Urbilder oder Ideen erinnern daran.

Im seelischen Bereich begegnen Urtypen einer Urseele, wie die antiken Planetengötter, welche unsere Seelenanlagen umspannen, in der Morphologie sind Goethes Urpflanze und Urtier dynamische Urtypen, welche die Pflanzenheit der Pflanze und die Tierheit im Tier beinhalten. Als alles umfassende Urtypen

bestimmen sie alle vorhandenen oder möglichen Pflanzen- oder Tierarten.
Innerhalb des Funktionellen kann man entsprechende Urprozesse erfassen, die alle Lebensvorgänge regieren. Hierher gehören die sieben Kraftsysteme der Metalle. Nach *Paracelsus* gibt es »ein oberstes Gestirn, das alles Vergängliche regiert. Bei den Elementen ihre Wirkungen, bei den Sternen ihre Wirkung und ihren Lauf, im Menschen seine animalischen Anlagen und seine Organfunktionen. Alle Dinge sind ihm untertan«.
Hier wird völlig klar, daß Kraftsysteme, die auf dem Menschen im geisteswissenschaftlichen Bereich beruhen, einen dynamischen Funktionstypus darstellen, der sich in Variationen auswirkt und unerschöpfliche Abwandlungen gesetzmäßig hervorbringen kann. Sie sind so eindeutig wie die Farben des Regenbogens oder Töne der Tonskala und erweisen sich als führende Steuerungssysteme aller Lebensprozesse und Seelenanlagen.
Anders die Definition von *C. G. Jung.* Hier ist der Typus ein den Charakter einer Gattung oder Allgemeinheit in charakteristischer Weise wiedergebendes Beispiel oder Musterbild. Im engeren Sinne repräsentiert er eine in vielen individuellen Formen vorkommende allgemeine Einstellung, wobei Einstellung als Prädisposition sensorischer-motorischer Zentren für eine bestimmte Erregung oder einen beständigen Impuls definiert werden kann.
Dabei sind Übungserscheinungen vorhanden, die das Gewohnte in die vom Gewohnten abweichende Einzelleistungen hineintragen.
Der Typus ist auch eine Bereitschaft der Psyche, in einer gewissen Richtung zu agieren oder zu reagieren.
Dieser Begriff ist wichtig, weil er in seiner Kombination für die somatischen Faktoren ermöglicht, personale Definitionen und bestimmte Richtungen zu determinieren.
Von zahlreichen vorkommenden möglichen Einstellungen hebt *Jung* in seinen Untersuchungen vier heraus, die sich nach den vier psychologischen Grundfunktionen *Denken, Fühlen, Intuieren* und *Empfinden,* orientieren. Sie verleihen dadurch, daß sie dem Charakter des Individuums ein bestimmtes Gepräge geben, einen besonderen Typus, der in jedem der Bereiche introvertiert bzw. extrovertiert sein kann. Auf diese Weise zeigt er Dissoziationen bestimmter Persönlichkeiten an, d.h. Auflösung der Geschlossenheit des Bewußtseins infolge heftigen Affektes oder eines Nervenschocks, aber auch durch Persönlichkeitsabfall, wie wir es bei psychiatrischen Krankheiten finden.
Vor der Ausführung eigener Gesichtspunkte sei noch *Kretschmer* aus seinem Hauptwerk »Körperbau und Charakter« zitiert. Er umreißt zunächst die Aufgabe:
»Vor allem aber müssen wir lernen, unsere Augen, unsere Sinne zu gebrauchen, einfach schlicht zu sehen und zu beobachten, ohne Mikroskop und ohne Laboratorium.«
Diesem Ausspruch wird wohl jeder homöopathische Arzt ohne Einschränkung zustimmen.
Kretschmer erweitert sodann den im allgemeinen von uns vertretenen Therapieansatz:
»Echte Typen braucht man nicht zu erfinden, . . . , weder in beliebiger Zahl, noch an beliebigen Stellen, denn sie ergeben sich ganz von selbst, sobald man anfängt, gründlich und in großem Stil Merkmalskorrelationen am psycho-physischen Organismus des Menschen zu erforschen.«
Damit beschreibt er das dringliche Anliegen der Homöopathie hinsichtlich ihrer Symptome und Konstitutionstypen.

Ein *letzter* Satz aus dem Buch von *Kretschmer,* dem jeder erfahrene homöopathische Arzt zustimmen wird, lautet:
»Ich stehe immer auf dem Standpunkt, ein intuitiver Gesamteindruck, wenn er richtig ist, muß sich auch zergliedern und messend begründen lassen«.
Dies bestätigen auch unsere heute noch lebenden großen Homöopathen wie *Peer Schmidt, Flury, Stübler, Dorcsi, Buchmann,* oder *Becker.*
Wollen wir es heute auch wagen, nicht nur wie *von Grauvogl* Bilder zu entwerfen oder Essenzen zu kreieren, sondern wie *Kretschmer* intuitive Bilder systematisch erforschen.

Der Therapieansatz

Die homöopathische Arzneimittellehre bietet nicht wenig Einzelheiten, die sich zwanglos auf Gebiete wie Konstitution, Habitus, Reaktionstyp, psychomotorische Reaktionsweise projizieren lassen und bei denen wir uns ohne Mühe und ohne großes Nachdenken der parallelen Nomenklatur aus der Konstitutionslehre der Schulmedizin und der Anthropologie erinnern. Bei eindeutiger Definition von Arzneikonstitution und Konstitution nach der klassischen Typenlehre der alten Griechen (der Choleriker, Sanguiniker, der Melancholiker und der Phlegmatiker) ist allerdings keine Kongruenz dieser beiden Begriffsinhalte zu erwarten. Decken sich einmal die verschiedenen psychischen und somatischen Konstitutionen nicht vollkommen, so kann man jedoch von einer ungefähren Korrelation sprechen.
Die konstitutionellen Momente sind in der Homöopathie zwar nicht primär, aber immerhin so gewichtig, daß die homöopathische Arzneikonstitution manchem, dem vielleicht die Denkweise der biologischen Medizin, insbesondere der Homöopathie, ferner liegt, eine willkommene, ihm gemäße Eintrittspforte für solches Denken bietet.
Ich kenne viele Kollegen, die so für die homöopathische Ausbildung motiviert wurden.
Fassen wir alle Betrachtungsweisen zusammen, so kann man von menschlichen Unterschieden im vollen Sinn zweifellos nur dann reden, wenn man auch den seelischen Aspekt berücksichtigt. So stellt, ungeachtet des Wertes der Relation einzelner Körpermerkmale, die ganzheitliche Orientierung, das echte *holistische Betrachten* des Vorgehens eine große Erweiterung der wissenschaftlichen Aufgabe dar.
Es geht darum, Menschen oder Menschengruppen als Gestalten mit charakteristischen Wesenszügen abstrahierend zu erschauen, zu analysieren und wieder zu komponieren. Will man das »Bezeichnende« in typischen Bildern darstellen und gliedern (Typologie), so muß es übersichtlich geschehen und erfordert die Hypothese einer gesetzmäßigen Ordnung. Zwar sind alle Individuen verschieden, doch gruppieren sich erfahrungsgemäß bestimmte Eigenschaften häufiger. So erst entstehen verschiedene Konstitutionstypen.

Das Persönlichkeitsportrait

Ausgehend von den genannten Begriffsbestimmungen wie Typologien oder Habitus finden wir, daß die mannigfaltigen Symptome, die jeder Mensch zeigt, die Elemente sind, aus denen sich die unübersehbare Zahl chronischer Krankheiten, aber auch die genau so wenig überschaubare Zahl verschiedener Individuen zusammensetzt.
Wie oben erwähnt, zieht *Hahnemann* die ursprüngliche Körperkonstitution als bewertenden Teilfaktor zum Verständnis

der chronischen Krankheiten heran. Alle anderen genannten Umstände nimmt er als krankmachende Ursache dazu.
Der bekannte homöopathische Arzt *Rabe* führte den Begriff »Arzneikonstitutionsbilder« ein. Hier treten tatsächlich Arzneimitteltypen auf, die mit dem Arzneimittelbild identisch sind. So wird sich durch die Ähnlichkeit des Arzneimittelbildes mit Krankheit und Verhaltensweisen einer erkrankten Person zwangsläufig ein Typ herauskristallisieren lassen, den wir dann »Arzneimitteltyp« nennen können.
Jetzt beginnt sich die Terminologie ein wenig zu verknoten. Ein Arzneimitteltyp oder auch ein Arzneimittelportrait ist ein direkt vom Arzneimittel abhängiges Bild, d.h. also ein in der Arzneimittelprüfung gefundenes Arzneimittelbild, also nicht mehr das Individuum, das Unteilbare, der Mensch.(»individuus« heißt »unteilbar sein«.) Wir können also hier nicht von einem »Arzneimitteltypen«, sonder müssen von einem »Arzneimitteltyp« sprechen. Auch der Terminus »Arzneimittelportrait« ist nicht angemessen: Wir müssen von einer »Persönlichkeit« ausgehen, die uns bei genauer Betrachtung viele Ähnlichkeiten aus dem Arzneimittelbild bietet und die wir nun portraitieren wollen.
Im Vordergrund bleibt allerdings immer der Mensch, nicht das Arzneimittel, denn der Mensch ist der zentrale Angelpunkt der Homöopathie. Ihm wird die Therapie zuteil.
Der völlig neue Begriff *Persönlichkeitsportrait* soll ein vollkommenes Äquale für das homöopathische Denken darstellen. Mit der Subsumierung psychologischer Typen, anthropologischer und medizinischer Konstitutionen sowie alter griechischer Temperamente strebte ich ein Persönlichkeitsbild an, das der Homöopathie absolut entspricht.
Der Darstellung einer Erkenntnis dient jedoch nicht nur die Hypothese oder Wortfindung. Auch die bereits in der Medizin, in Anthropologie und Psychologie bekannten Verhaltensweisen eines Menschen, die sich entsprechend einem Arzneimittelbild, aber auch nach Konstitution, Temperament, Typus und Habitus darstellen lassen, müssen gefaßt werden. Krankheitsdispositionen, Umwelteinflüsse, Responsibilitäten, Quantitäten und Qualitäten eines Menschen sind hier ebenfalls von Bedeutung.
Wir müssen also ein *bio-psycho-sozialmedizinisches und anthropologisches* Muster haben, das uns ein solches Portrait ermöglicht. Es geht hier nicht um Portrait oder Essenz eines Arzneimittels, sondern allein um den Menschen in seiner Verhaltensweise.
Dr. Money hat in seinem sexualwissenschaftlichen Werk eine ganz ausgezeichnete und äußerst bildhafte, dabei sehr gut verständliche und eindrucksvolle Lösung gefunden. Er betont, jeder Mensch habe seine spezielle sexuelle Verhaltensweise. Genetisch oder durch die Umwelt bedingt, habe er ein Muster aufgebaut, eine Matrix, aus der heraus er sein Verhalten schöpfe, die aber auch von ihm und seinem Verhalten gebildet wird. Für jeden Menschen bildet er ein Raster. Dieses bezeichnet er mit *»Love map«.*
Wir können uns diese Betrachtungsweise von *Money* zunutze machen, indem wir das Verhaltensmuster eines Menschen sowohl anatomisch als auch physiologisch, sowohl psychologisch, als auch sozial, sowohl biologisch, als auch individuell und auch personal in einer Matrix sehen, von der wir ein Portrait machen können. Angelehnt an *Moneys* Definition nenne ich es *»Life map«.*
Die Matrix eines Menschen mit allen nur möglichen Betrachtungspositionen und Betrachtungsweisen gibt uns das Recht,

hier von einem Persönlichkeitsportrait zu sprechen, dem wir, weil eine so große Ähnlichkeit besteht, den Namen eines homöopathischen Arzneimittels geben.

Ein Persönlichkeitsportrait ist im somatischen Bereich eine Erscheinungsform, die sich nach außen projiziert und bestimmte Menschen charakterisieren kann, so wie etwa ein Karikaturist mit ein paar Strichen ganz deutlich die äußeren Zeichen eines in seinen Besonderheiten hervorstechenden Individuums darstellen kann. Aber auch im Charakter- und Temperamentsbereich finden wir ähnliche Symptomatik wie bei der Arzneimittelprüfung. So können wir tatsächlich die Persönlichkeitsportraits anstelle der früheren Konstitutionstypen darstellen.

Ganz bewußt habe ich die Arzneimittelbilder mit ihren Leitsymptomen hereingenommen, damit wir die ursprünglich praktisch-therapeutische Betrachtung eines Arzneimittelbildes als fruchtbares Erkenntnis- und Einteilungsprinzip für Persönlichkeitsportraits benutzen können.

Diese Betrachtung ist berechtigt, denn die Homöopathie hat durch das Experiment, durch die Prüfung am Gesunden, durch die Verknüpfung von Krankheitszuständen mit Arzneimitteln zuerst die systematische Beobachtung erschlossen. Damit wurde nicht nur das Arzneimittelbild geschaffen, sondern auch für die Persönlichkeitsportrait-Forschung ein neuer Weg eröffnet.

Bei dem Begriff »Konstitution« läuft man immer Gefahr, im starren und unfruchtbaren Sinn die Gesamtheit der erblichen Individualeigenschaften, weniger die Persönlichkeit, zu erfassen. Die Betrachtung des Arztes muß sich auf eine individuelle, personale Linie ausrichten. In der Homöopathie werden nun die personalen Tendenzen des Vergleichs mit Arzneiempfindlichkeit auf einen Punkt bezogen. Dadurch wird die Zusammenschau häufig miteinander verbundener Eigenschaften, etwa psychische Stimmungslage, Schlaf, somatische Symptomatik und Modalitäten, deutlich erleichtert.

Das bedeutet aber auch, daß alle psychosomatischen Reaktionsweisen des Individuums, gleich auf welcher Ebene, intensiv, klar, kritisch und mit allen Sinnesorganen erfaßt und aufgezeigt werden.

Immer muß das Individuum als das Unteilbare, das Personale mit seiner Phänomenologie im Vordergrund stehen. Abstrakte Gruppierungen wie bestimmte Diathesen rücken vom Individuum zu weit ab und verschieben damit Merkmale und Grenzen.

Bei der Betrachtung eines Persönlichkeitsportraits sind einerseits die Hahnemannschen Gedankengänge, andererseits das Arzneimittelbild, gewonnen aus Prüfung und Erfahrung, einzubeziehen. Wie das Persönlichkeitsportrait, müssen wir auch das Arzneimittel als eine geschlossene, individuelle, in einer bestimmten Wirkungsrichtung laufende Kraft ansehen, die in dynamisiertem Zustand schließlich die ihr ähnliche Persönlichkeit in ihren krankhaften Äußerungen wieder ins Gleichgewicht bringen kann.

Mit unserem Persönlichkeitsportrait auf der Basis aller teils hypothetisch, teils empirisch gewonnenen Erkenntnisse über die Lehre von den alten Temperamenten, über anthropologische und klinische Konstitutionslehre, Typen- und Habituslehre, Anthroposophie und Psychologie heben wir uns deutlich von anderen Konzepten ab. Es gibt keine fundamentale Gleichartigkeit der einzelnen Individuen; sie unterscheiden sich durch ihre absolute, große Ungleichartigkeit, sowohl in der Psyche als auch im Soma. Hier ist daran zu erinnern, welche

Distanzen zwischen dem Bewußtsein und der Psyche eines primitiven Menschen, eines aristotelischen Griechen und eines heutigen europäischen Managers bestehen. Schon die Denkweise des Versicherungsmathematikers und die des den Musen dienenden Tonkünstlers erweisen sich als äußerst verschieden.
Jeder Typus unterscheidet sich im innersten Wesen von seinem Nachbarn ganz erheblich. Würde ich den Menschen auf seine phylogenetische Vorlage reduzieren, müßte ich ihn in seine Elementarvorgänge zerlegen. Wollte ich ihn dann rekonstruieren, ergäbe sich vielleicht ein Affe oder eine Anhäufung von elementaren Vorgängen, deren Zusammenspiel sinn- und zwecklos wäre. Die große Schwierigkeit, auch für den Wissenschaftler, besteht darin, daß wir dieses in so vielen Farben schillernde Individuum nicht gleichartig aufgebaut sehen können.
Immerhin haben wir hier in der Homöopathie die Möglichkeit, eine Ähnlichkeit zu finden: zwischen der Persönlichkeit und dem Arzneimittelbild.
Die Existenz von Typen zu leugnen hilft nicht gegen die Tatsache ihres Daseins. Wem aber dient eine derartige Betrachtungsweise?
Die homöopathische Arzneiintegration gemäß patho-pysiologischen Konstitutionstypen körperlicher und seelischer Art erfolgte ziemlich bald, bereits vor dem Entstehen der grandiosen wissenschaftlichen Lehrgebäude von *Kretschmer,* und wurde zu einem wesentlichen Kernstück der homöopathischen Arzneimittellehre. Daß das, wie ich oben erwähnte, innerhalb der Homöopathie gewissermaßen sekundär geschah, ist unwichtig. Die homöopathischen Arzneitypen, die Persönlichkeitsportraits haben ihre feste Stellung behauptet. Auch klinisch hat die Homöopathie in ihrem Gesamtgemälde, das so farbenreich und faszinierend ist, eine Personotropie geschaffen, eine nach Konstitution angewandte Therapie in reinster Form.
Bei *Dorcsi* haben wir dies später in etwas abgewandelter Form noch intensiver, aber zu intuitiv wiedergefunden.
Bei aller Bewunderung vor den großen theoretischen Ausführungen von *Kretschmer, Jung* und allen anderen genannten Autoren kann man allenfalls bei der Psychologie und den von *Jung* gegebenen Voraussetzungen psychotherapeutische, kaum aber Arzneitherapie treiben. Die homöopathische Denkweise mit ihren Arzneimitteltypen oder Persönlichkeitsportraits zeichnete sich dadurch aus, daß diese persönlichen Eigenschaften für die praktische Therapie ungemein wichtig sind, was sich in jeder Sprechstunde quasi experimentell beweisen läßt.
Habe ich z.B. einen Patienten untersucht, Symptomatik und Modalitäten in allen Details eruiert, niedergeschrieben und trotz Repertorisieren, Nachdenken und Intuition die Simile-Arznei immer noch nicht gefunden, so kann ich noch in der Sprechstunde das Repertorium durchforsten. In Anwesenheit des Patienten fällt dies recht leicht, da dessen Gesamthabitus dauernd gegenwärtig ist. Nach der Sprechstunde versagt ja zwangsläufig die synthetisierende Zusammenschau der Konstitution, der Persönlichkeit, es sei denn, ich habe ein phänomenales visuelles und noetisches Gedächtnis.
Die »Person« des Kranken ist dann nicht mehr plastisch, wenn sie nicht gegenwärtig ist.
So erweist sich die Betrachtung der Persönlichkeit und des Individuums und deren Diagnose als Habitus, Typus und Konstitution in einem Persönlichkeitsportrait als äußerst positive Zusammenschau, die im Gegensatz zu allen anderen

Konstitutionstheorien praktische Handhaben vermittelt, um einem Patienten Heilung zukommen zu lassen.
Die Überlegenheit des früheren homöopathischen Konstitutionsbegriffes in der Kombination mit dem Persönlichkeitsportrait gegenüber allen anderen Konstitutionstheorien ist damit nicht zu übersehen.

Holistische Medizin und Konstitutionsmittel

Ein weiterer wichtiger Gesichtspunkt ist, daß diese Art der Betrachtung eines Patienten und die Therapieform uns mitten in die moderne Betrachtungsweise des kranken Menschen und der Medizin führt. Echt holistisch repräsentieren sie den heutigen Begriff der »Ganzheitsmedizin«. Die Persönlichkeit des Individuums, nicht die riesigen nanogrammbestimmten Parameter der Labormedizin, ist wichtig. Es geht darum, die Phänomene einer menschlichen Existenz zu erheben. Phänomene sind Symptome, Ereignisse im Leben eines Menschen *(Life events)*, die uns einen Weg zeigen, auf dem wir eine Therapierichtung mit einer anderen Denkweise einschlagen können, sollen oder vielleicht sogar müssen.
Wir therapieren unter dem Aspekt einer Medizin, die für den kranken Menschen da ist. Der kranke Mensch sollte ein akademisches Vorlesungsfach werden. Um die Medizin wirklich holistisch zu gestalten, sollte ein »Lehrstuhl für den kranken Menschen« inauguriert werden.
In der amerikanischen Literatur finden wir Hinweise darauf, daß die von uns »Konstitutionsmittel« genannten Medikamente auch »Basismittel« genannt werden, die mitunter zur Heilung bestimmter Krankheitszustände ausreichen. Dabei wird von der Assoziation bestimmter Symptomenmuster mit einem homöopathischen Mittel gesprochen, so z.B. dem Phosphor-, Sulfur-, und Arsen-Typ. Diese Typologien beziehen sich nicht nur auf eine besondere Art von beispielsweise Husten und auf alle Faktoren, die diesen Husten verschlimmern, lindern oder auch auf körperliche Symptome, die möglicherweise damit einhergehen. Modalitäten kommen selbstverständlich noch dazu.
Häufiger leitet ein solches Mittel - immer ein Polychrest - den Heilungsprozeß nur ein, und im folgenden werden weitere Mittel benötigt, um eine vollständige Heilung zu erzielen. Während dieses Heilungsprozesses entwickelt sich häufig wieder ein völlig neues Bild, das auch die Verordnung eines neuen Mittels erforderlich macht.
Die Frage, ob ein Konstitutionsmittel sich ändert oder nicht, wird verschieden beantwortet. Ich persönlich bin der Meinung, daß es durchaus veränderlich ist.
Die Bestimmung eines solchen Arzneimittels, um eine Persönlichkeit zu behandeln, erfordert intellektuelle Fähigkeiten und intuitive Begabung. Dabei muß der homöopathische Arzt teilweise sowohl die Rolle eines naturwissenschaftlich Denkenden, mathematisch Operierenden übernehmen als auch die Rolle eines Psychologen, vielleicht auch die eines Reporters, der nur recherchieren muß.
An dieser Stelle möchte ich darauf hinweisen, daß es nicht ratsam ist, für sich selber ein Konstitutionsmittel zu verordnen. Die Komplexität der Behandlung chronischer Zustände erfordert professionelle Betrachtung und auch Überwachung. Und da die Therapie chronischer Krankheiten meist eine Reihe von Verordnungen erfordert, sollte man die Therapie mit homöopathischen Mitteln im Bereich der Persönlichkeit absolut denjenigen vorbehalten, die über eingehende

Kenntnisse homöopathischer Prinzipien der Materia medica und auch der Verordnung der Mittel bei der ersten, zweiten und folgenden Gabe verfügen.

Laien sollten auch deshalb sogenannte Konstitutions- oder persönlichkeitsgebundene Mittel nicht verordnen, weil diese bisweilen schwere Krisen verursachen können, teils im Rahmen einer Erstverschlimmerung, teils aber auch, weil Verschlimmerungen nach der Therapie auftreten. Der Unerfahrene wird eine solche Situation kaum beherrschen, und der Behandelte wird keinen Nutzen aus der Wirkung dieser homöopathischen Arznei ziehen können.

Ein Arzneimittel für seine eigene Persönlichkeit zu finden ist sehr schwierig. Beim Studium eines Mittels neigt man dazu, gewissermaßen autosuggestiv Symptome bei sich zu finden, die objektiv vielleicht gar nicht vorhanden sind. Jeder Arzt weiß, wie schnell man beispielsweise bei psychiatrischen Vorlesungen die einzelnen Symptome manischer, depressiver und suizider Krankheiten bei sich gefunden hat.

Viele Menschen sehen auch bestimmte Symptome bei sich selbst übersteigert, oder sie übertreiben die Symptome, damit sie einem vielleicht sehr sympathischen Mittel entsprechen.

Und schließlich will so manch einer als ein interessanter Typ gelten, wie Sulfur, Lycopodium oder Arsen, auch Nux vomica. Hier wird die Gefahr der Selbsttäuschung ungeheuer groß, und man hat Schwierigkeiten, objektiv zu bleiben.

Das richtig gewählte Konstitutionsmittel ist imstande, bestimmte physische oder psychische Tendenzen so zu reduzieren, daß sie der Entfaltung des individuellen großen Potentials nicht mehr im Wege stehen. Solche homöopathischen Mittel vermögen ganz extreme Symptome, die sowohl den Körper, die Psyche oder beide belasten, zu reduzieren, auf der anderen Seite die Belastbarkeit und Spannkraft zu erhöhen. Doch wird ein homöopathisches Mittel niemals jene personalen Eigenheiten und individuellen Tendenzen verändern, die jeden Menschen zu diesem unteilbaren und einmaligen Individuum oder Persönlichkeitsportrait machen.

So kann die Homöopathie mit ihren Arzneimitteln verschiedene psychische oder körperliche Symptome beseitigen, nicht jedoch die ureigensten Neigungen der Person selber.

Die Behandlung des gesamten konstitutionellen Zustandes mit seiner Psyche, Soma, Temperament und Emotion ist ein uralter therapeutischer Ansatz, aber auch ein Konzept, das uns für die Zukunft viel verspricht. Schon seit *Hippokrates* glaubt man, die Konstitution behandeln zu können, und diese Art der Therapie wird als fester Bestandteil der Medizin bei der Behandlung bestimmter Symptome oder einer Krankheit häufig eingesetzt.

Unter modernen medizinischen Aspekten sind konstitutionelle Therapien diejenigen, die das Immunsystem und die körpereigenen Abwehrkräfte unterstützen und sich als besonders wertvoll erweisen bei der Vorbeugung und Behandlung verschiedener akuter und chronischer Zustände, die teils infektiöser, teils aber auch umweltbedingter Art sind.

Sehen wir die gesamte homöopathische Methode mit ihrer individuellen Arzneimittelwahl auf der Basis der Gesamtheit der Symptomatik und des Individuums, der Persönlichkeit, dann finden wir hier eine hochentwickelte Wissenschaft, die sicher im 21. Jahrhundert eine führende Stellung einnehmen wird.

Ein Beispiel

Anhand eines nicht schwierigen Krankheitsfalles möchte ich zeigen, daß man diesen nach allen obengenannten Theorien erläutern kann. Zunächst sei noch einmal betont, daß im Mittelpunkt dieser Betrachtung der Mensch steht, nicht einmal im pathologischen Sinn, sondern im physiologischen Bereich, der dann seine Änderung erfährt, wenn Krankheit dazu kommt.

Der Mensch ist also das Primäre, und er wird in seinem Portrait gemessen am Arzneimittelbild, das hier ein Mittel zum Zweck darstellt: zum Zweck der Therapie eines kranken Menschen.

Eine 52jährige, adipöse Frau hat ein schwabbeliges, voluminöses und pastöses Fettgewebe, schlechten Turgor und eine kaum ausgebildete und schlaffe Muskulatur. Sie ist etwas ungelenk, nicht besonders differenziert oder sensibel und klagt vor allem darüber, daß sie beim Treppensteigen sehr schnell unter Atemnot leidet, mit dem charakteristischen Gefühl, als ob sich die Luft zwischen die Schulterblätter setzt. Sie schwitzt leicht, wobei sowohl somatische Anstrengungen, als auch nervöse Komponenten zusammenwirken. Weiter erkältet sie sich oft und hat mitunter auch bei geringsten alimentären oder äußeren Anlässen urtikarielle Hauterscheinungen.

Bei der Untersuchung fällt der Dermographismus auf, eine leichte Rhinitis. Sie hat Widerwillen gegen die kalkhaltige Kuhmilch, ißt sehr gern Eier. Allgemein ist sie ein müder Typ.

Betrachten wir uns diesen Typ jetzt einmal nach verschiedenen konstitutionellen Gesichtspunkten, die oben beschrieben worden sind.

Calcium carbonicum entspricht entschieden dem *pyknischen Habitus* nach *Kretschmer*. Dessen Kennzeichen sind starke Umfangsentwicklung der Eingeweidehöhlen, Brust, Kopf und Bauch und die Neigung zum Fettansatz am Stamm bei graziler Ausbildung der Bewegungsapparate. Gedrungene Figur, weiches breites Gesicht auf kurzem, massivem Hals, Fettbauch mit tiefem gewölbtem Brustkorb. Die Gliedmaßen weich, rundlich, wenig Muskeln, die Hände weich, kurz und breit.

Die Haut ist nicht schlaff wie beim Astheniker oder Athletiker, sondern weich und anliegend, von mittlerer Dicke, gelegentlich auch prall. Bei Frauen finden wir die Hauptfettansätze am Stamm, aber stark auch an den Brüsten und Hüften konzentriert.

Im morphologisch-anthropologischen Teil wird der Pykniker als endodermaler Typ bezeichnet, kräftig mit starkem Unterhautfettgewebe, rundem Kopf, breitem rundem Gesicht, kurzem Hals spärlichem Haarwuchs, fleischig ödematös. Emotionell zeigt er extrovertierte Gefühlsäußerungen, kann sehr viel weinen, ist aber ein Spießer, mit heiterem bis traurigem Temperament. Die Vergangenheit schätzt er sehr. Seine Reaktionen zeigen eine niedrige Reizschwelle bei immer erhöhter Reizbarkeit.

Das sehr wasserhaltige Unterhautzellgewebe zeigt neben anderen Symptomen der Körperverfassung des Calcium carbonicum-Patienten genau das Bild der von *von Grauvogl* so benannten *hydrogenoiden Konstitution.* Wir finden einen H_2O-Reichtum der Gewebe, Kolloidquellung, Frostigkeit, Periodizität der Beschwerden. Naßkaltes Wetter verschlechtert, ozonreiche Luft verbessert. Hygroskopische Salze wie Natrium und Kaliumsalze sind Heilmittel. Er verträgt keine Wasserkuren.

Nach *Rademacher* haben wir hier einen *Nitrum-Typ* vor uns, bei dem $NaNO_3$,

KNO_3 Heilmittel sind, nach den alten griechischen Temperamenten den *phlegmatischen Typus.*

Zusammengefaßt ergeben sich geringe Anhaltspunkte für die Therapie. Auch *Rademacher* und *von Grauvogl* werden dem Krankheitsbild, d.h. der gesamten Symptomatik und den Modalitäten nicht gerecht. Der einzige hier infrage kommende Betrachtungsweg ist die Zusammenschau von Symptomen und allgemeinem Eindruck des Patienten. Es ist wichtig, wie ich ihn in der Sprechstunde erlebe.

Hier kommt also nur Calcium carbonicum infrage.

Auch Sulfur, Phosphor, Silicea, Barium carbonicum, Aurum, Causticum und viele andere auch pflanzliche Mittel kann man in diesem Sinne beispielhaft darstellen. Nux vomica, vor allem aber Pulsatilla und Ignatia sind wohl die prägnantesten, dabei aber am besten durchschaubaren homöopathischen Persönlichkeitsportraits. An ihnen kann man studieren, wie tiefgreifend und ausgeprägt die Arzneieigenschaft eines dieser Mittel ist.

Man kann aber auch aufgrund der Inhaltsstoffe bei Nux vomica und Ignatia, Strychnin und Brucin den Schluß ziehen, daß Gesamtkonstitutionen aufgrund der Inhaltsstoffe etwas Gemeinsames haben. Hier ist beispielsweise an die widerspruchsvolle und unkoordinierte Lebensweise von Ignatia und Nux vomica zu erinnern.

So vermittelt die homöopathische Arzneimittellehre aufgrund ihrer Arzneimittelprüfungsergebnisse sowie der aus der Erfahrung gewonnenen Symptomatik mit allen Einzelheiten tiefe Einblicke in die somatische Konstitution, den psychologischen Typus, das emotionelle Verhalten und das Aussehen der Patienten.

Die Persönlichkeit, das Individuum selbst wird so zu einem der größten Hilfsmittel in der Arzneimittelfindung eines Homöopathikums.

Ein persönliches Wort an den Leser

Jedes im folgenden dargestellte Persönlichkeitsportrait ist in verschiedene Punkte gegliedert, die ich kurz anreißen möchte.

Zuerst wird der *Ursprung* des Arzneimittels kurz dargestellt. Auf die Pflanze, das Mineral, das Metall oder das Tier wird hingewiesen, dabei werden Geschichte, Botanik, Zoologie und Chemie einbezogen. Diese Betrachtungen sind in aller Kürze dargestellt, weil sie in vollkommenem Maße in den entsprechenden Lehrbüchern nachgelesen werden können.

Weiterhin werden teilweise Betrachtungen über die *Mythologie* der Griechen und Römer angestellt, an die sehr viele Namen erinnern. Ein Freund der Wissenschaften sollte sich hier einige Kenntnisse verschaffen.

Vor allem der Botaniker wird oft mit Mythologie konfrontiert, weil Gattungs- und Familiennamen vieler Pflanzen von ihr geprägt sind, so z.B. Atropa belladonna, Artemisia, Daphne mezereum, Herakleum, Nymphea oder Protea. Auch sind die frühesten Lehren nicht nur der Agrikultur, sondern auch der Medizin, der Heilkunde mit den Mythen der Alten verwoben. Aus den griechischen Göttertempeln ging die Medizin, insbesondere die Arzneipflanzenkunde, hervor. Alle diese Umstände beurkunden den innigen Zusammenhang dieser Wissenschaften mit der mythologischen Dichtung des Altertums.

Ich bin ein großer Anhänger der »Universitas Literarum«. Wir sollten nicht mit Scheuklappen unser eigenes Fach betrachten, sondern darüber hinaus auch die Borderline unseres Fachgebietes überschreiten, um erstaunlicherweise viele interessante und faszinierende Dinge in den anderen Wissenschaften zu finden. Seit frühester Jugend ist die griechische Mythologie mein großes Hobby, und viele meiner Überlegungen sind motiviert worden durch griechische Philosophie und Mythologie.

Trotzdem war ich bemüht, nur das Wichtigste anzuführen und mich dabei an die entsprechenden literarischen Quellen zu halten.

Das *Persönlichkeitsportrait* als zentrales Kapitel jedes Arzneimittels ist der Kernpunkt. Es beinhaltet die Darstellung der wichtigsten, in der Homöopathie gebräuchlichsten Arzneimittel und Polychreste für die Anwendung bei bestimmten Persönlichkeiten. Diese sind im allgemeinen verhältnismäßig knapp, aber soweit nötig auch ausführlich dargestellt, womit ich mich bemüht habe, die Kinderportraits dieser Arzneimittel teilweise gesondert auszuführen.

Der aufmerksame Leser wird außerdem hier Verbindungen sowohl zur Mythologie als auch zum Ursprung des Arzneimittels entdecken und dabei das Vergnügen haben, Beziehungsstufen herzustellen zu Mythologie und Etymologie, aber auch zur Persönlichkeit.

Im Kapitel *Literatur* werden Ausschnitte aus bekannter moderner und klassischer Literatur zitiert, deren Protagonisten dem jeweiligen Arzneimittel oder Persönlichkeitsportrait entsprechen. Bei vielen Arzneimitteln ist es noch nicht gelungen, entsprechende Literatur zu finden, was nicht ausschließt, daß in weiteren Auflagen Ergänzungen vorgenommen werden. Auch kunstgeschichtliche Tatsachen werden hier verbindend erwähnt.

Im Anschluß daran werden die *wichtigsten Symptome,* die Schlüsselsymptome und Modalitäten der einzelnen Arzneimittel aufgeführt, weiterhin kurze *toxikologische Daten* der einzelnen Arzneimittel, ohne entsprechende Parallelen zu den Wirkungsweisen innerhalb des Arzneimittels bzw. ohne Hinweise für die Grenzwerte in der Therapie. Mit der kurzen Auflistung der wichtigsten für dieses Arzneimittel passenden *Indikationen* endet das einzelne Persönlichkeitsportrait oder Arzneimittel.

Eine Auflistung aller Arzneimittel ist im Inhaltsverzeichnis zu finden, wobei sämtliche aufgeführten Arzneimittel und Persönlichkeitsportraits der modernen Nomenklatur entsprechen. Ich habe bewußt auf Sach- und Stichwort-Verzeichnisse verzichtet, da sie den Rahmen diese Buches sprengen würden. Hierfür müssen die zuständigen Arzneimittellehren und Repertorien dienen.

In der am Schluß zitierten *Literatur* habe ich mich zu einer unorthodoxen Vorgehensweise entschlossen: Sie werden ein Verzeichnis aller literarischen Quellen vergeblich suchen und nur die mir wichtigsten Quellen finden.

Was können Sie nun, liebe Leser, mit diesem Buch anfangen? Sie haben gelesen, warum ich hier Persönlichkeitsportraits niedergelegt habe im Vergleich zu Arzneimittelbildern. Sie haben einen sehr kurzen und knappen Einstieg in die alten und modernen Konstitutionsbetrachtungen erfahren und schließlich die Definition für diese Betrachtung im bio-psycho-sozial-medizinischen Bereich als Matrix oder Raster kennengelernt, das ich *»Life map«* genannt habe.

Meine Hoffnung ist, Ihnen, meinem verehrten und lieben Leser, mit diesem Buch ein Hilfsmittel in die Hand gegeben zu haben, nach dessen Lektüre Sie die Arzneimittel für bestimmte Persönlichkeiten leichter finden können. Die Arzneimittel sollen auf diese Weise lebendiger werden, und sie sollen Sie an Ihre

Patienten erinnern, die in der Sprechstunde vor Ihnen sitzen, die Sie auch mit Ihren Augen, mit Ihren Ohren, vielleicht auch mit der Nase und mit dem Tastsinn erkennen können. Dann werden auch Sie die Freude erfahren, Homöopathie unter dem Aspekt einer dem Arzneimittelbild ähnlichen Persönlichkeit zu betreiben, und Sie werden dann nach 40jähriger Tätigkeit - wie ich - feststellen können, daß neben der Gesamtheit der Symptome gerade das gesamte Erscheinungsbild einer Persönlichkeit im somatischen, psychischen, im seelischen und emotionellen Bereich eine sehr wichtige Voraussetzung ist für erfolgreiche homöopathische Behandlung.

Last not least bedanke ich mich sehr herzlich bei allen meinen Mitarbeitern, die mir geholfen haben bei der Suche nach Literatur, beim Auffinden von Literaturstellen, besonders aber bei dem Verlag, der die schwierige Aufgabe übernommen hat, Texte, die ich im allgemeinen nur für Vorträge verwendet habe, hilfreich zu modifizieren, damit sie auch gelesen werden können. Dem Hippokrates Verlag, in dem bereits mein Buch »Homöopathie und konventionelle Therapie« erschien, danke ich für die gute Zusammenarbeit. Die sorgfältige Bearbeitung des Textes, welche die Freie Lektorin *Adelheid Trenz-Steinheil,* M.A., im Auftrag des Verlages vornahm, war mir eine große Hilfe. Mein ganz herzlicher Dank gilt auch bei diesem Hippokrates-Buch Frau *Dorothee Seiz.* Nicht ohne gelegentlich in gewisse geistige Panik zu geraten, hat sie es immer wieder verstanden, dieses von einem Sulfur-Menschen geschriebene Manuskript mit seinen vulkanischen, unordentlichen und teilweise unorthodoxen Texten mit viel Geduld und Rücksichtnahme, mit sehr viel Toleranz und schließlich einem Idealmaß an Teamwork gedeihlich zu begleiten.

Meine verehrten Leser bitte ich um kritische Stellungnahmen zur Vorbereitung möglicher weiterer Auflagen.

3. August 1989
Bad Tölz *Willibald Gawlik*

Tierische Stoffe

Diese Erde ist bevölkert von uns Menschen und unzähligen Tierarten. In der homöopathischen Materia medica kommen nur etwa 60 Tierarten zur Anwendung, die meisten davon äußerst selten. Ihre Bedeutung ist sehr gering. Andererseits gibt es einige sehr wichtige und häufig gebrauchte Arzneimittel unter den Tierstoffen, von denen wiederum nur ganz wenige brauchbar sind zur Darstellung von Persönlichkeitsportraits. Dazu gehören Apis, Sepia, Lachesis und Tarantula.

Fast alle Tierstoffe sind in der offiziellen Pharmakologie und Therapie unbekannt. Toxikologisch sind einige interessant, weil durch Bisse lebensgefährliche Vergiftungen hervorgerufen werden können. In der offiziellen Medizin sind lediglich einige Fischarten wichtig als Lieferanten von Vitaminen oder bestimmten Fettsäuren, z. B. der Omegasäure. Auch werden Hormone gewonnen, die für die Immuntherapie nützlich sind. Interessant ist in dem Zusammenhang die Auseinanderentwicklung der Methodik von Homöopathie und Schulmedizin auf dem gemeinsamen Hintergrund des jahrtausendelangen Gebrauchs von Tierstoffen. Diese wurden vor allem von der Volksmedizin, auch im Zusammenhang mit Scharlatanerie und aus Aberglauben heraus, angewendet. Dennoch darf die Heilkunde Erfahrungen vieler Völker nicht vernachlässigen, um Kontinuität und kritische Tradierung wertvoller Erkenntnisse zu gewährleisten.

Die arzneiliche Verwendung von Tierstoffen hatte ihren Höhepunkt im 18. Jahrhundert. Das Hahnemannsche Apothekerlexikon gibt den Stand der Arzneimittellehre zu dieser noch vorhomöopathischen Zeit wieder. In der Schulmedizin verloren diese Stoffe im Laufe des 19. Jahrhunderts an Bedeutung. Sehr selten wird heute noch Cantharis in Form des Cantharidenpflasters in den Arzneibüchern der heutigen konventionellen Therapie aufgeführt. Lebertran wurde aufgrund weitreichender empirischer Erfahrungen, besonders aber durch den Gehalt an Vitamin A und D, für die Substitutionstherapie legitimiert.

Ursprünglich lag der Anwendung von Tierorganen oder -sekreten das Prinzip »Similia similibus curentur« zugrunde. Man beabsichtigte, die Funktionen verschiedener Organe beim Menschen anzuregen. Heute werden einige Tierstoffe benutzt, um eine indifferente Reiztherapie ohne bestimmte Wirkungsrichtung auszulösen. So dient z. B. die Therapie mit tierischer Milch, mit Fremdserum, als Reiz unspezifischer Art, um den Organismus umzustimmen.

Die homöopathische Methode erfordert, daß die Wirkung der Stoffe, die als Arzneien dienen sollen, durch planmäßige Versuche am gesunden Menschen festgestellt werden. Hahnemann führte diese Prüfung mit Sepia durch. Hering, der den berühmten Versuch mit Lachesis durchführte, hat uns gezeigt, daß auch die Schlangengifte sehr viele Arzneimittelsymptome liefern.

Die vier im folgenden dargestellten Persönlichkeitsportraits zeigen, daß mit den entsprechenden Arzneimitteln ein langjähriger, sehr intensiver, sehr bekannter und äußerst erfolgreicher Therapievergleich erfolgte, den wir heute nutzen können. Wir wissen, daß durch die Anwendung dieser Arzneistoffe bei Schwierigkeiten im Persönlichkeitsbereich sowohl im somatischen, wie auch im seelischen und damit emotionalen Bereich eine Besserung erreicht werden kann.

Apis mellifica

Ursprung

Schon seit 50 Millionen Jahren existiert auf unserer Mutter Erde Apis mellifica, die Hausbiene, bestäubt Blüten und sammelt Honig. Ihre Art zu leben beeindruckte Staatsmänner und Philosophen. So ist im Koran zu lesen:
»Aus ihren Leibern kommt ein Trank, verschieden an Farbe, in dem eine Arznei ist für Menschen. Siehe, hierin ist wahrlich ein Zeichen für nachdenkende Menschen.« (16. Sure, 71).
In der Bibel finden wir:
»Iß, mein Sohn, Honig, denn er ist gut, und Honigseim ist süß in Deinem Halse.« (Sprüche Salomonis, 24, 13). Vergil schließlich schreibt in der »Georgica«, dem Lehrgedicht über Obst- und Gartenbau:
»Einzig nur sie haben alles gemein: Stadt, Kinder und Häuser, und sie leben beherrscht von ewigen, großen Gesetzen, einzig nur sie kennen Vaterland und gesicherte Heimstadt.«
Als unsere Urahnen noch in kaum geordneten Gruppen um Ernährung und Fortpflanzung stritten, hatten die Bienen schon eine staatliche Ordnung: Die Biene war das erste konsequent durchorganisierte Zoon politikon auf dem sich nach und nach bevölkernden Erdball.
Da sie gelegentlich in flüssiges Baumharz gerieten, finden wir Bienen heute unverändert in honigfarbenen glänzenden »Särgen« aus Bernstein. Sie waren königlich, fast wie die Pharaonen, einbalsamiert. So enthält auch der Kalkstein der rauhen Alb Überreste vieler Bienen.
Auch in den weiteren Erdzeitaltern veränderte sich ihre Form nicht.
Irgendwann im Laufe der Erdgeschichte kam es zur Begegnung des - noch nicht als Homo sapiens zu bezeichnenden - Menschen mit den schwärmenden Nomadenvölkern der Bienen. Der Mensch trat in ihre Lebensbezirke raubend und zerstörend ein. Dabei ging er im Gegensatz zum Bären überlegt vor: Er sah genau, wann im Laufe eines Jahres in dieser summenden Höhle, in der die Bienen lebten, die begehrten süßen Fladen, aber auch Wachs und Bienengift herauszuholen waren. Der süße Honig war etwas Einzigartiges, eine Art flüssiges Gold, das man in Felsenklüften, in alten Baumstämmen entdeckte. So ist es zu erklären, daß die Steinzeitmenschen schon damals die weiblichen Wesen mit verborgener Süße in Verbindung brachten. Auch die Poesie der alten Völker versah Inhalte wie Weib, Kind, Stimme, Gesang, Schlaf oder Liebe in allen Sprachen mit dem Attribut süß. In alten deutschen Weihnachtsliedern wird das Jesuskind als »honigsüß« apostrophiert. Und in der Odysee finden wir das »melieusi geleusi«, das »honigsüße Gelächter«.
Die Bienenkönigin ist nie allein. Immer ist sie von ihren Hofdamen umgeben und wird gefüttert. Geht sie bei ihrem Hochzeitsflug einmal aus, ist sie sofort Ziel und Mittelpunkt einer sexuell rasenden Männergesellschaft, die mit ihr in dichter Wolke durch die Luft tobt. Als Resultat dieser Luft- und Lustreise wird diese Bienenkönigin die große Mutter eines ganzen Volkes, umhegt und gepflegt von Dienerinnen, stetig geleckt und gefüttert von Arbeitsbienen. Mehr als eine halbe Million Eier legt sie von Februar bis September, stellt also im Grunde eine unge-

heuere Gebärmaschine dar. Dabei wirkt sie, die götzenhaft plump, schwer beweglich ist, mit Millionen Samenfäden im Leib, auf geheimnisvolle Weise auf ihren Hofstaat und auf ihr ganzes Volk zurück: Sie sondert Pheromon ab, einen Wirkstoff, der die Geschlechtssubstanz der weiblichen Arbeitsbienen, die die Königin umdrängen, völlig degenerieren läßt. Binnen kurzem sind alle Arbeitsbienen im Stock angesteckt.
Der weibliche Geschlechtstrieb wandelt sich, wenn die Legezeit zu Ende geht, in einen Bautrieb um, wiederum ausgelöst durch eines jener Pheromone, mit dem die Königin das ganze Volk ihrem eigenen Leben, dem Fruchtbarkeitsrhythmus anpaßt.
Auch das nymphenhafte Bienenvolk verständigt sich durch Signale und Alarmzeichen, die als Tanzrhythmen und Duftwolken erscheinen. Die chemischen Zusammensetzungen der meisten hier relevanten Wirkstoffe sind mittlerweile bekannt.
Königin, Arbeitsbienen, Drohnen sind Funktionen eines Überorganismus, vergleichbar etwa dem Leben einer Schwammkolonie, jedoch viel aktiver, kreativer und von großem Aktionsradius. Dabei sind alle Teile untereinander verbunden durch einen gemeinsamen Kreislauf von Nahrung, Hormon, Vitamin und nicht durch Instinkte. Mittels ihrer Tanzsprache, erforscht durch von Frisch, können die Glieder eines solchen Volkes Trachtplätze und Entfernung vom Bienenstock übermitteln.
Die Biene ist nur ein Teil eines sozialen Organismus. An einem für uns unsichtbaren Faden ist sie an die Gemeinschaft gebunden und kann nicht als Einzelwesen leben. Versuche haben ergeben, daß sie, von der Gruppe getrennt, auch unter günstigsten Ernährungsbedingungen nach vier bis fünf Tagen zugrunde geht. Wenn der Mensch in das Bienenleben eingreift, gleicht das immer einem Naturereignis, wenn er den Stock ausräubert, sogar einer Naturkatastrophe. Jedes Mal nimmt das ganze Bienenvolk dieses Schicksal stoisch und gelassen hin, wenn auch im Kampf um die Erhaltung der gestörten Ordnung viele einzelne Glieder dieses hochstehenden Organismus ihr Leben lassen. Einen heroischen Kampf gegen ein Wesen wie den Menschen zu führen, ist für die Bienen sinnlos, gegen ihresgleichen wehren sie sich jedoch mit Erfolg. In Trümmern und Ruinen bei einer solchen Naturkatastrophe, daß uns jeglicher Gedanke an Verteidigung schwinden würde, oder auch in einer neuen Umgebung, zeigen sie einen enorm starken Erneuerungswillen.

Mythologie

Aus dem Bereich des Bienenlebens heraus entstanden zärtliche Anreden und Kosenamen, die natürlich nur in der Intimsphäre gebraucht werden, so beispielsweise »mein geliebtes Honigtierchen«, auf griechisch »Melitta« oder auch »Melissa« und somit ein ganz offizieller Name. Welcher Vater, der seiner kleinen, süßen Tochter diesen Namen gibt, denkt dabei an Griechenland, an die Antike, an Bienenstachel oder an Honigsüße? Da er ein Mann ist und damit zur Gattung der Drohnen gehört, denkt er vielleicht bei der Namenswahl unbewußt an den Fleiß des weiblichen Honigtierchens. Melissa, die kleine, geflügelte Nymphe, ehemals eine Königstochter, erntete Blütennektar und fütterte mit »mel«, dem Honig, auf der Insel Kreta den Knaben Zeus, dessen Mutter Rhea ihn vor dem seine eigenen Kinder fressenden Titanen Kronos dorthin gerettet hat.
Zusammen mit der schwesterlichen Ziegennymphe Amalthea, die dem künfti-

gen Göttervater die Milch lieferte, zog Melissa diesen Kroniden Zeus groß. Nach griechischer Vorstellung muß also die Biene schon vor den Göttern auf der Erde gewesen sein. Wie das gelobte Land den Juden Milch und Honig verhieß, sahen die Griechen in diesen beiden Produkten Urnahrung und Götterspeise, die in der olympischen Küche zu Nektar und Ambrosia »melioriert« wurde. Lateinisch »melior«, »das Bessere«, ist also das »ins Honighafte gesteigerte Gute«. »Honigsüß« oder »wie Honig« ist ein schmükkendes Beiwort, das z.B. den ganzen Homer durchzieht.
In Delphi stand neben dem Orakel ein Tempel des Apoll, in dem die Kranken behandelt wurden, z.B. durch Inkubation, Träume, Psycho- und Musiktherapie. Sie lagen in der großen Tempelhalle, unter ihnen im Keller, durch Löcher im Boden deutlich zu sehen, lagen Schlangen, deren heilsame Wirkung bei dieser Inkubation eine Rolle spielen sollte. Die Tempeldienerinnen mit leichten Gewändern empfingen die Patienten mit ihren Angehörigen, die ihnen zur Fütterung der Schlangen Honigbrote gaben, die wir als honigsüße Kuchen heute noch in Griechenland essen können. Einen Teil davon aßen auch die Mädchen. Jede Tempeldienerin wurde, weil sie das honigsüße Gebäck in Empfang nahm, »Melitta« (Biene) genannt. Wenn die Nacht hereinbrach, kümmerten sich die Priester und Ärzte, damals noch häufig in einer Person, um die Patienten. Die Tempeldienerinnen gingen nach Hause oder aber auch zu den Angehörigen, die auf die Heilung der Kranken im Tempel warteten. Sie unterhielten die Angehörigen, trösteten sie in ihrem Schmerz und schenkten ihnen ein wenig Liebe, allerdings nicht ohne Entgelt, da der Gottesdienst ein Ehrenauftrag war und keine Einnahmen brachte. Die »Bienen« waren also bereit, die Nächte mit den Angehörigen zu verbringen, und im Rahmen der käuflichen Liebe hat sich der Name »Melitta« bis heute erhalten.

Persönlichkeitsportrait

Als Persönlichkeitsportrait finden wir Apis nicht nur bei kleinen Kindern, sondern auch bei Erwachsenen, nicht nur in der Blüte der Lebensjahre, sondern auch noch im Herbst und im Winter des Daseins. Selbst im Greisenalter und Stunden vor dem Tod kann Apis noch personotrop eingesetzt werden.
Für Leben, Liebe, Gesundheit, Krankheit, Arbeit, Sterben oder Tod ist die Biene und ihr Medikament von Bedeutung, oft geheimnisvoll, dämonenhaft, als moralisches Symbol, aber auch als Symbol dämonischen Sexualverhaltens.
Im Hinblick auf die Produkte der Bienen, den Honig, wie Honigtöpfe und Honigwaben, das Wachs, ja sogar Propolis ist der Hl. Ambrosius zu zitieren. Er ist der Heilige der Imker, der mit einem Bienenkorb dargestellt wird und eine fromme Laudatio auf die Biene hielt. Seit dem Hl. Ambrosius gilt für alle Bienen-Segen die Formel: »Das Wachs den Heiligen, der Honig den Menschen.«
Das Wachs erfährt eine wunderbare Verwandlung zur Flamme, es löst sich auf in Licht, verzehrt sich selbst und wird so sublimiert als Symbol der Reinigung und Erleuchtung. Die Kerzenständer in jeder Kirche erinnern an diesen Läuterungsgedanken. So kann sich auch eine Apis-Persönlichkeit selbst verzehren für einen anderen. Sie kann sich ungeheuer stark in die Lage des anderen versetzen, sich identifizieren mit Leid, Schmerz und Sorgen und so als großer Helfer auftreten.
Die Unterdrückung der geschlechtlichen Funktion, wie wir sie bei der Biene deut-

lich gesehen haben, kann sich auch bei jungen, etwas albernen, schwärmenden Teenagern, aber auch bei geschlechtsreifen Frauen in den besten Jahren auswirken, z. B. in einer Amenorrhö, als Folge von Schreck und Entsetzen. Diese gestörte oder noch nicht angefangene Beziehung zur eigenen Geschlechtlichkeit zeigt sich auch deutlich in Träumen. Hier kann ein Junge träumen, er sei ein Mädchen, oder ein Mädchen, es sei schon eine Frau. Wichtige Persönlichkeiten vor oder nach der Menopause sind die »grünen« bzw. die »feurigen Witwen«, die bis hin zur sexuellen Manie oder gar zur Nymphomanie gesteigertes Geschlechtsverlangen haben, vergleichbar dem der Königin. Dies sind dann meist sehr lebhafte, äußerst sympathische, gut aussehende Frauen, die auch im Alter von 50 bis 60 Jahren noch eine sehr gute Figur haben. Sie treten auf wie ein Mannequin, das ein wenig nervös und reizbar ist. Immer sind sie sehr elegant und ordentlich angezogen, sorgfältig frisiert, sehr sauber, dabei aber etwas unruhig oder auch exaltiert. Gerne tragen sie etwas, dabei bewegen sie fortlaufend die Hände. So wandert z. B. die Handtasche von einer Hand in die andere. Einer ihrer Körperteile bewegt sich immer, sei es die Schulter, sei es der Kopf, sei es die Glutealgegend oder auch die meist hübschen Brüste. Die beschriebenen Frauen ähneln in ihrem Verhalten den Bienen, die an wunderschönen Blüten landen und sich dort dauernd bewegen, indem sie den Kopf vorstrecken, die Flügelchen und die Beinchen bewegen.
Ihre meist starke erotische Ausstrahlung verhehlen sie nicht. Vernachlässigte, frustrierte Apis-Frauen können sich zu Nymphomaninnen entwickeln, die sich unter Umständen nur mit Mühe zurückhalten können, auch fremde Männer anzusprechen.
Meist hat Apis viele Freunde, verkraftet dies allerdings seelisch nicht ganz.
Charakterlich zeichnen sich Apis-Persönlichkeiten durch großen Fleiß, Geschäftigkeit und Unruhe aus. Auch nach leichter Arbeit können sie sehr schnell erschöpft sein. Um alles machen sie sich Sorgen, können an keiner Freude mehr teilnehmen, manchmal müssen sie sogar weinen. An den Tod denken sie ohne Furcht. Apis sorgt sich und opfert sich auf für andere, scheint aber keinen eigenen Willen zu haben, besonders in dem ausgeprägten Triebleben. Unruhig ist Apis, nervös, dabei ordentlich und fleißig. So schnell diese Persönlichkeit von der Arbeit erschöpft ist und ausruhen muß, so wenig erschöpft ist sie vom Lieben; immer wieder aufs neue ist sie zu lieben bereit.
Die Erwachsenen träumen häufig sehr viel, von Plagen, weiten Reisen, z. B. Flugreisen oder von Luftsprüngen. Dabei werden sie zu einem Vogel. Sie träumen von Flugzeugen, die nicht funktionieren oder sogar abstürzen, oder von großen Tafeln, auf denen Speisen stehen und an die sie herangeführt werden. Sie träumen auch von Orten, an denen unendlich viele Leute versammelt sind. Hier ist an den Bienenstock und an die vielen Bienen zu erinnern, die dort versammelt sind: Die Bienen führen durch ihren Tanz alle zu den Futterstellen. Das Fliegen der Bienen und ihr Leben im Bienenstock sind in diesem Zusammenhang auch von Bedeutung, so die gesteigerte Lust, anderen zu helfen, sich mit anderen zu identifizieren. Hier ist an Dädalus und Ikarus zu erinnern, die der Sonne zu nahe kamen. Sie brachte das Wachs zum Schmelzen, und beide stürzten dann ab: von der Höhe der Lust in die Tiefe des Trieblebens.
Gesteigerte Reizbarkeit ist ein weiteres Merkmal der Apis-Persönlichkeit, z. B.

wenn sie bei der Arbeit gestört wird. Schließlich ist sie auch, ähnlich wie Lachesis, unglaublich eifersüchtig auf den Partner, der sich mit seiner Arbeit, mit seinem Beruf so stark identifiziert, daß man ihm am liebsten den Beruf wegnehmen möchte. Manche Frauen zerreißen ihren Männern Bücher, die diese als besonders wertvoll empfinden und werfen sie in den Mülleimer.

Freilich sind hier auch jene alten Herren und Damen zu erwähnen, die in höherem Alter noch ein pubertäres Schwärmen in ihrem Herzen tragen, sich verlieben in junge Menschen, mitunter auch albern lachen und ihr Gehirn zermartern mit tausend Gedanken darüber, was das verehrte Wesen wohl treibt, wenn man nicht bei ihm ist.

Die Biene, die das Wachs für die Kerze liefert, die am Sterbebett angezündet wird, und der Honig, mit dem man den Sterbenden einen letzten erfrischenden Trank süßen kann, sind als Arzneimittel, unter gewissen Voraussetzungen, auch ein wunderbares Mittel für die letzten Stunden und Minuten des Lebens.

Der Patient trotzt seiner Sterbestunde. Es ist ihm viel zu heiß, er sehnt sich nach Kühlung und möchte das Gefühl, ein Feuer brenne in ihm, mit kalten Tüchern, mit Kälte vertreiben. Er hat Sehnsucht nach einem kalten Umschlag, nach kalten Getränken, trinkt aber nur winzige Schlucke. Die allgemeine Unruhe ist viel größer als seine Angst, und ein ständiges Bewegen der Extremitäten und des Kopfes zeichnet seine Kinetik aus. Mit wachen, immer beweglichen Augen läßt er seinen Blick schweifen, schaut den Arzt, seine Angehörigen und die Krankenschwester an, und zwischendurch richtet sein Blick sich in die Ferne, vielleicht in die Unendlichkeit, in die er selber bald eingehen wird.

Literatur

Der beim sterbenden Apis-Menschen dargestellte Brand der Eingeweide, der mit unglaublichem Verlangen nach Kälte einhergeht, soll im folgenden anhand eines Ausschnittes aus »König Johann« von *Shakespeare* dargestellt werden.

König Johann, sterbend an Gift, wird vom Brand in seinen Eingeweiden verzehrt. Vergeblich ruft er nach Kälte, die dieses Feuer kühlen soll:

»So heißer Sommer ist mein Busen,
daß er mein Eingeweid in Staub
zermalmt.
Vor diesem Feuer verschrumpf ich...
Gift, übel, Tod, verlassen, ausgestoßen;
Und keiner will den Winter kommen
heißen,
die eisige Hand mir in den Leib zu
stecken,
noch mir die Ströme meines Reiches
zu leiten
in den verbrannten Busen, noch den
Nord
bewegen, daß er seine scharfen
Winde
mir küssen lasse die gesprungenen
Lippen,
und nicht die Kälte labe.«
(Akt V, Sz. 7)

Arzneimittelbild

Wichtige Symptome

Ödematöse Schwellungen und Erytheme:

Plötzliches Einsetzen mit voller Intensität.

Brennen, Stechen und Jucken, plötzlich auftretend.

Brennen und Roheit der geschwollenen Zunge.

Feurig rote Schwellung des Schlundes mit Uvulaödem, Zusammenschnüren des Halses. Schlucken von einem Tropfen Wasser ist schon erschwert.
Ödematöse Anschwellung der Schamlippen.
Scharlachartiges Erythem.

Reizung der Harnwege

Häufiger Drang.
Akute Anurie, Besserung mit reichlichem Urinabgang einsetzend.
Durchfällige Stühle.
Gefühl des »offenen Anus«.

Seröse Ergüsse

Pleura, Synovial- und Peritonealergüsse, Ovarialzysten.

Allgemeinwirkung

Herzsynkopen, Verwirrung, Schwindel, dumpfer Kopfschmerz, gelindert vom Druck der Hände. Abwechselnd trockene Hitze und Frösteln. Kein Durst trotz Trockenheit des Mundes. Kein Schwitzen, oder nur stellenweise.

Modalitäten

Verschlimmerung: durch Wärme in jeder Form. Empfindlichkeit gegen Berührung, besonders am Kopf, am Hals, in der Ovarialgegend und an allen lokalen Erkrankungsstellen.
Schmerzen schlimmer durch Druck, aber Kopfschmerzen besser durch Gegendruck.
Besserung: durch kalte Anwendungen, kaltes Wasser, kalte Luft und Aufdecken.
Causa: Eifersucht, Schicksalsschläge mit völligem Verlust der Habe.

Toxikologie

Es ist verwunderlich, daß die Honigbiene, die sich nur von Zucker ernährt, ein starkes Gift produzieren kann, das für ihre eigenen Artgenossen, aber auch für andere Insekten, wie Wespen oder Hummeln, tödlich ist. Dieses Gift dient nicht nur zur Selbstverteidigung, sondern hauptsächlich zum Schutz der sozialen Gemeinschaft gegen Eindringlinge, wie z.B. Bienen eines anderen Stockes, Wespen oder unerwünschte Königinnen. Da der gestochene Feind fast sofort stirbt, muß man einen neurotropen Bestandteil im Bienengift als wahrscheinlich ansehen, das somit dem Gift der Grabwespen vergleichbar ist, die Spinnen oder Raupen durch Einspritzen ihres Giftes in die Zervikalganglien töten. Im Experiment zeigt eine Fraktion der Bienengifte, wie z.B. Curare oder Nikotin, neuromuskuläre Wirkungen. Es werden Erregungszustände der ungestreiften Muskulatur sowie von Kreislauf und Blutdruck ausgelöst.
Toxisch werden die Gifte dann, wenn der Stachel zufällig in eine kleine Vene eingedrungen ist und das Toxin in die Blutbahn gelangt. Möglicherweise sind die seltenen schweren, manchmal tödlichen Folgen eines Bienen- oder Wespenstiches auf ein solches Ereignis zurückzuführen. Aber auch dann ist eine besondere Empfindlichkeit der Person mit verantwortlich. Hier kommen wir in Bereiche von Immunität und Allergie, die uns noch einige ungelöste Aufgaben stellen.

Wichtige Indikationen

Urtikaria.
angioneurotisches Ödem.
Keratokonjunktivitis mit starker Chemosis.
frische Netzhautablösung.
Glossitis.
Laryngitis und Pharyngitis.
Meningismus.
Zystitis.
Nephritis.
Enterokolitis.
Pleuritis.
Aszites.
Hydroarthrosis.
Ovarialzyste.

Lachesis mutus

Ursprung

Der homöopathische Arzt Konstantin Hering begegnete im Jahre 1830, also noch zu Lebzeiten Hahnemanns, in Südamerika einer drei bis vier Meter langen Schlange mit einem etwas herzförmigen Kopf, der etwas erweitert aussah durch die großen Giftdrüsen. Der Hals war deutlich abgesetzt. Die weit über 2 cm langen Giftzähne verrieten die ungeheuere Gefährlichkeit dieser Schlange, der Lachesis mutus, Buschmeister. Giftschlangen sind sehr ängstlich und fühlen sich vor allem von Menschen immer angegriffen. Sie rollen sich dann zusammen, um sich plötzlich wie ein Pfeil auf den vermeintlichen Angreifer zu stürzen. Die Wirkung des Bisses ist abhängig von der Abwehrlage des Körpers und kann tödlich sein, wenn nicht sofort das Gegengift gespritzt wird.
Die Schlange liebt nicht die heiße Sonne, sondern die kühlen, großen, schattenreichen Wälder.
Im Gift der Lachesis mutus sah Hering ein ideales Mittel für die Homöopathie. Der bekannte deutsche Arzt Karl Stauffer schreibt dazu: »Wenn dieser Mann nichts anderes getan hätte, als das Schlangengift der Lachesis bei uns einzuführen, wäre ihm eigentlich schon ein königlicher Platz unter den homöopathischen Ärzten zuzuweisen. So umfassend ist seine Leistung, so umfassend ist die Wirkung von Lachesis. Von Lachesis weiß man, daß sie sehr stolz ist. Sobald man sie gefangen hat, mag sie nicht mehr fressen. Es dauert dann etwa drei bis vier Monate, ehe sie zugrunde geht. Sie muß in der Freiheit leben, kann die Gefangenschaft nicht ertragen«.

Mythologie

Grundlegend für den Mythos der Schlange sind die fünf Bücher der Weisung. So heißt es in Genesis 3, 1–7 (nach einer Übertragung von Martin Buber):

»Die Schlange war listiger als alles
Lebendige des Feldes,
das ER, Gott, gemacht hatte.
Das Weib sprach zur Schlange:
›Von der Frucht der Bäume im Garten
mögen wir essen,
aber von der Frucht des Baumes, der
mitten im Garten ist,
hat Gott gesprochen:
Ihr sollt davon nicht essen und nicht
daran rühren,
sonst müßt ihr sterben.‹
Die Schlange sprach zum Weib:
›Sterben, sterben werdet ihr nicht,
sondern Gott ist's bekannt,
daß am Tag, da ihr davon esset,
Euere Augen sich klären,
und ihr werdet wie Gott,
erkennen Gut und Böse.‹

Das Weib sah, daß der Baum gut war
zum Essen
und daß er reine Wollust in den
Augen war
und anreizend der Baum zu begreifen.
Sie nahm von seiner Frucht und aß
und gab auch ihrem Mann bei ihr
und er aß.

Die Augen klärten sich ihnen beide.
Sie erkannten,
daß sie nackt waren.
Sie flochten Feigenlaub und machten
sich Schürzen.«

Im Hebräischen heißt die Schlange hier »Nachasch«. Dieses Wort bedeutet »Feuer des Begehrens«, »Glut der Begierde«. Es steht also für eine Leidenschaft, eine Gier, die die Willensfähigkeit herabsetzt, beeinhaltet aber auch »Finsternis«. *Buber* interpretiert den Begriff zusätzlich mit »listig« und »schleichend«. Der Akt, an dem die Schlange im hebräischen Mythos beteiligt ist und die dann zur Vertreibung aus dem Paradies führt, wird »Sündenfall« genannt, obwohl dieses Wort in dem Bericht nirgends vorkommt. Tiefenpsychologisch gesehen, spielt dann nach dem Sündenfall die Angst eine große Rolle im Bereich des eben entstandenen Bewußtseins. Diese Angst dürfte in Zusammenhang damit stehen, daß hier der erste Abfall von Gott stattgefunden hat.

Persönlichkeitsportrait

Erwachsene

Die Persönlichkeit von Lachesis, häufiger bei Frauen als bei Männern auftretend, hat etwas Faszinierendes an sich. Bei jedem homöopathischen Mittel versucht man, einen roten Faden zu finden, der sich durch das ganze Mittel hindurchzieht. Das ist bei Lachesis nicht einfach. Hier befindet sich der Körper immer in irgendeiner Form von Aufruhr. Es herrscht Überreizung, manchmal ein Überspanntsein wie in einem Dampfkessel, in dem der Druck zu hoch wird. Dieser Zustand findet sich in den Wechseljahren genauso wie bei seelischen Ausnahmezuständen, aber auch bei akuten septischen Infekten. Die vulkanische Kraft muß zum Ausbruch kommen, sich Luft verschaffen, ein Sicherheitsventil öffnen.

Wenn wir heute von einer Frau als »Schlange« sprechen, meinen wir immer einen etwas vulkanischen Charakter, der von Hochspannung, fast von Überdruck geprägt ist. Dieses Bild entsteht auch, wenn man von einer Lachesis gebissen wird, das tödliche Gift in sich trägt, das in die Blutbahn kommt und einen solchen Aufruhr verursacht, daß vom Schüttelfrost bis zum Zusammenbrechen die körperliche, die geistige und schließlich auch die emotionellen Ebenen des Seinsbereichs ergriffen werden.

Schon Konstantin Hering fiel auf, daß Lachesis besonders bei Menschen wirkt, die depressiv veranlagt sind. Dies zeigt sich bei Frauen sehr häufig in den Tagen vor der Regel: Sie werden trübsinnig, gereizt und depressiv. Kaum, daß die Menstruation beginnt, bessert sich die Stimmung und hier kommt es schon zu einem ganz großen Lachesis-Symptom, der Besserung aller Symptome, besonders der seelischen, durch Absonderung. Diese Absonderung ist auch die bei Lachesis bekannte Logorrhö. Die Patienten wollen ihren Überdruck, den sie nicht ertragen können, loswerden und reden »wie ein Wasserfall«.

Auch durch Kleidung erzeugter Druck wird nicht ertragen, so beispielsweise zu enge Kragen, Krawatten, Pullover, Blusen, zu enge Büstenhalter, Sockenhalter, aber auch ein Korsett oder gar ein Gürtel. Im beruflichen Leben erträgt Lachesis ebenfalls keine Pression, weder von seinen Mitarbeitern, noch von seinen Vorgesetzten. Lieber gibt er sein Arbeitsverhältnis auf, ohne dabei zum Revolutionär oder gar Reformator zu werden. Lachesis redet zwar viel, macht aber keine Szene und läßt nichts zum Eklat kommen.

Der beschriebene Druck wird auch bei Beschwerden empfunden, so bei Kopfschmerzen als Hämmern, als brodelnder Blutandrang. Er kommt und geht in Wel-

len und bessert sich bei Absonderungen. In den Augen entsteht ein Gefühl, als wenn sie herausgedrückt werden.
Im Bereich des Kreislaufs führt diese Situation zu Hitzewallungen, Blutungen, Blutstauungen und Schweißausbrüchen, die wieder zu einer Erleichterung führen, sowie zu hohem Blutdruck, der auch mit niedrigem wechseln kann. Hier, insbesondere aber auch bei Ulzera am Unterschenkel, ist mitunter die etwas zyanotische Färbung von Haut und Schleimhäuten gegeben.
Auch im Triebleben von Lachesis findet sich dieser Druck. Wenn dieser sehr starke Trieb dann gewaltsam unterdrückt wird, führt er schließlich zu einem Krankheitsbild, das bei uns eben einen Lachesis-Zustand darstellt. Der Lachesis-Typ muß sich abreagieren können. So hat Lachesis auch manchmal einen sehr wichtigen Einfluß bei Alkoholikern, deren Kreislauf angegriffen ist. Lachesis kann hier, wenn die Gesamtheit der Symptomatik paßt, mitunter sehr gut wirken.
Die Lachesis-Persönlichkeit zeigt bei bestimmten Organen, z. B. Muskeln und Knochen, eine gewisse Schwäche und ist mitunter anfällig gegen Erkältungen. Vor allen Dingen neigt sie dazu, bewußt allem auszuweichen, was die Psyche belasten könnte. Es fehlt die Fähigkeit, seelischen Druck auszuhalten. Der Lachesis-Patient weiß das selbst genau und erscheint so als Patient, der es sich sehr bequem macht.
Eine grundlegende Eigenschaft ist die pessimistische Welteinstellung, die häufig mit Mißtrauen und Kritik verbunden ist. Sind sie eifersüchtig, so werden sie lebhaft, sogar wild und brauchen lange, um sich zu beruhigen, vor allem bei begründetem Verdacht. Meist bleibt ein »Stachel« zurück. Die Eifersucht kann ungeheuer stark sein, und sogar schon auftreten, wenn mit dem Partner zusammen ein Dritter begrüßt wird. Der Patient weiß, daß er hier eine krankhafte Reaktion zeigt, aber er muß seine Eifersucht zum Ausdruck bringen. Wird die Partnerschaft erst einmal belastet, dann wächst die Qual. Die Ursachen dafür dürften die in der geschlechtlich liegenden Sphäre sich abspielenden gesteigerten Gefühle und Leidenschaften sein, deren Befriedigung der Lachesis-Patient anstrebt. Er fühlt sich ungeheuer stark zu dem Objekt seiner Leidenschaft hingezogen; Objekt deshalb, weil er nach der Erfüllung seiner eigenen Sehnsucht, seiner Ichsucht trachtet, die so weit führt, daß er dann auf ein ganz niedriges, ausschweifendes Niveau absinkt. Er hat nur noch Angst, sein »Lustobjekt« zu verlieren.
Solche Situationen führen, wenn sie pausenlos vorhanden sind, zu erheblichen Ängsten und Depressionen. Ist der Mensch längere Zeit solchen Qualen ausgesetzt, dann kommt die Angst vor Krankheiten, vor der Zukunft, die Angst, geisteskrank zu werden.
Die allgemeine geistige Haltung ist recht aufgeweckt, sie sind geistig interessiert, haben eine große Phantasie, besonders in den Abendstunden. Sie sind Nachtmenschen, Nachtarbeiter, aber auch Menschen, die es sich nachts sehr gut gehen lassen, sei es in baccho oder in venere. Morgens aber kommen sie kaum aus dem Bett heraus. Die Eigenschaft, daß Lachesis in seine Verschlimmerung hereinschläft, ist bekannt. Aus diesem Grunde nehmen diese Patienten natürlich gerne in den Morgenstunden Reizmittel ein. Rauchen ist bei Männern und Frauen äußerst beliebt. Alkohol mögen sie auch, aber sie vertragen ihn nicht besonders gut. Schon ein kleiner Schluck Wein, ein Likör ist für sie nicht verträglich, so daß sie ihn eher meiden. Kaffee hingegen ist für sie bekömmlich.

Im Wartezimmer wirken diese Patienten, die unter ihrem Zustand sehr leiden, mitunter arrogant, eingebildet und hochmütig. Kaum kommen sie in die Sprechstunde herein, sind sie ängstlich, kritisch und mißtrauisch und vergewissern sich auch, ob das Medikament, das man ihnen verschreibt, nicht etwa schaden könnte. Beim Besuch des homöopathischen Arztes bringen sie den Waschzettel der Medizin mit und zeigen ihn rot unterstrichen vor, in der für sie unerträglichen Vorstellung, wieviele schreckliche Leiden sie wohl befallen könnten.
Vor allem die männliche Lachesis-Persönlichkeit ist ein sehr guter, intelligenter Betrachter und Kritiker, aber auch ein sehr guter Redner, als Gesprächspartner dagegen nicht unbedingt zu empfehlen. Lachesis versucht immer, die eigene Meinung anderen aufzudrängen, kann schlecht zuhören, unterbricht und möchte am liebsten schon antworten, bevor die Frage gestellt ist.
Die Behandlung einer Lachesis-Persönlichkeit stellt für den Arzt ein großes Erlebnis dar.

Kinder

Lachesis-Kinder sind ausgesprochen selten. Sie sind extrem eifersüchtig, wollen ihre Freunde in Besitz nehmen, sind froh, wenn sie von diesen geliebt werden, lehnen es aber ab, wenn diese auch noch mit dritten oder vierten sprechen oder gar diese aufsuchen. Weiterhin sind sie geschwätzig und überempfindlich gegen jede Berührung.
Erscheinen bei Säuglingen oder Kleinkindern Hämorrhoiden, ist Lachesis anzuwenden, wenn eine Verschlimmerung durch Schlaf, Berührung oder zu große Wärme auftritt. Lachesis-Kinder erkranken bei fieberhaften Infektionen immer hochfieberhaft mit Hämorrhagien. Oft finden sich Erkrankungen mit einer Purpura. Ganz selten besteht eine linksseitige Angina, die dann nach rechts zieht. Verschlimmerung erfolgt besonders durch Berührung des Halses und absolute Ablehnung aller Halsumschläge.
Ich habe in meiner Praxis lediglich zwei- oder dreimal erlebt, daß Kleinkinder Lachesis brauchten.

Arzneimittelbild

Wichtige Symptome

Vor allem Wirkung auf Kapillaren, Blutgerinnung und Blutzellen. Purpurrote und dunkelblaue Schleimhaut- und Hautentzündungen und Geschwüre, reaktionslose Geschwüre mit einer fehlenden oder nur unvollkommenen Leukozytenreaktion. Septisch-gangränöse Tendenz mit dem Fehlen des »guten« Eiters.
Örtliche Stase mit Besserung bei Bewegung mit Thrombosen- und Emboliheneigung.
Häufig Ulcus cruris, besonders links, besser bei Absonderungen und Blutungen.
Das Blut ist dunkel, flüssig, gerinnt schlecht oder gar nicht.
Skleren und Haut erscheinen gelb (hämatogener Ikterus), besonders bei septischen Infektionen.
Petechien und Purpura.
Die Absonderungen sind übelriechend wie zersetztes Eiweiß.
Stinkende Stühle.
Die Zunge ist trocken bei schweren fieberhaften Zuständen, häufig glänzend rot, kann nur mit Schwierigkeit herausgestreckt werden.
Kreislauf und Herzwirkung. Spasmenähnliche Zustände mit starkem Beengungsgefühl, besonders am Hals. Gefühl des Zusammenziehens und dabei Erstickungsanfälle bei Husten etwa.

Das Schlucken von Flüssigkeiten ist schwieriger als von fester Nahrung. Krampfartige Beklemmung in der Präkordialgegend, Puls ist stark beschleunigt, auch unregelmäßig und schwach. Hypotonie mit Schwächeanfällen. Auch Hypertonie mit Schwindel, der schlimmer wird beim Schließen der Augen. Herzklopfen, Pulsation bis zum Hals, Hitzewallungen, Schweiße mit Bangigkeit und Beklemmung. Dabei kalte Glieder bei heißem Kopf. Frostschauer wechseln mit Hitzewallungen (Klimakterium). Hitze und Druck besonders auf dem Scheitel, meist über dem linken Auge, schlimmer von Sonne, dabei aber ein blasses Gesicht. Neigung zu hohem Blutdruck.

Schläft in die Verschlimmerung hinein. Schmerzen in der Gegend des linken Unterbauches, Unterleib empfindlich gegen Berührungen und Kleiderdruck.

Äußerste Empfindlichkeit gegen Berührung und Druck von Kleidungsstücken mit Beengungs- und Zusammenschnürungsgefühl am Hals, Magen und Abdomen.

Psychisch: Geschwätzigkeit, Logorrhö, Erregtheit bis zur Ekstase. In den Morgenstunden depressiv traurig.

Verliert den Zusammenhang beim Reden, macht Fehler beim Schreiben, mangelhafter Zeitsinn, Versagen des Gedächtnisses, Schwindel.

Modalitäten

Verschlimmerung: durch Sonne, Wärme, warme Bäder, warme Getränke, feuchtwarmes Wetter, Schlaf.

Wiederkehr der Beschwerden im Frühjahr. Schläft in die Verschlimmerung hinein. Große Empfindlichkeit gegen Berührung, besonders am Hals, Magen; kann keine engen Kleider vertragen. Deutliche Linkslateralität.

Besserung: in kühler, frischer Luft.

Causa: Kummer, Enttäuschung, Seelenqual, Eifersucht und Argwohn.

Toxikologie

Entsprechend ihrer weiten Verbreitung und dem häufigen Vorkommen nehmen die Schlangen den ersten Platz unter den Vergiftungsfällen mit Gifttieren ein. Sie besitzen einen vollständigen Giftapparat, der aus hochspezialisierten Zähnen sowie aus Giftdrüsen besteht. Letztere entsprechen den Ohrspeicheldrüsen. Die Ausführungsgänge münden in die Giftzähne, die mit einer Rille oder Röhre versehen sind zur Weiterleitung des Giftes. Das Schlangengift führt einmal zum raschen Erlegen der Beute, zum anderen unterstützt es die Verdauung des im Mund zerkleinerten und verschlungenen Beutetieres.

Dem Menschen gegenüber sind Schlangen in der Regel eher scheu als angriffslustig; sie beißen nur, wenn sie sich bedroht fühlen, etwa, wenn sie erschreckt werden oder wenn man auf sie tritt, wobei sie häufig unter Gras oder Laub verborgen liegen.

Die Mortalitätsrate von Lachesis mutus liegt bei 0,2%, bezogen auf die klinisch behandelten Fälle von Schlangenbissen. Für die Untersuchung im Labor gewinnt man das Gift durch »Melken« der Schlangen. Bei leichtem Druck auf die Giftdrüse tropft das Gift aus den Zähnen. Man fängt es auf und trocknet die farblose bis gelbliche Flüssigkeit im Exsikkator. Zurück bleiben 10% trockene Substanz, die in dieser Form viele Jahre haltbar ist.

Wir wissen, daß die Giftwirkung vorwiegend von spezifischen Toxinen herrührt, die überwiegend kardiotoxisch und curareähnlich wirken. Kardiotoxine greifen direkt an der Muskelmembran an, Neurotoxine führen zu einer neuromuskulären Blockade. Die Erregungsleitung des Nerven wird nicht beeinflußt. Im einzelnen ist der Vergiftungsvorgang äußerst kompliziert und in der hier gebotenen Kürze nicht darzustellen.

Das Lachesis-Gift wirkt hämatotoxisch, kardiotoxisch und neurotoxisch, wenngleich gerade Lachesis eines der Gifte ist, die beim Menschen meist tödlich wirken.

Es kommt zu Blutgerinnungsstörung, zu Embolie- und Thromboseneigung, Blutzersetzung und Ausbleiben der normalen Blutgerinnung; weiterhin folgen krampfartige Spasmen stenokardischer Art am Herzen, große seelische Erregung, Geschwätzigkeit und Überempfindlichkeit am ganzen Körper.

Der Biß ist in der Regel äußerst schmerzhaft, es kommt zum Anschwellen der betroffenen Stelle, die sich dann nekrotisch verändern kann.

Neurotoxische Erscheinungen sind sehr selten.

Die Behandlung der Vergiftung erfolgt durch wirksame Antisera. Diese kommen als monovalente und polyvalente Sera auf den Markt.

Wichtige Indikationen

Schleimhaut-und Hautentzündungen.

Ulzera, besonders Ulcera cruris am linken Bein.

Variköser Symptomenkomplex, links schlimmer als rechts.

Auftreten von Purpura.

Bei septischen Zuständen und Eiterungsprozessen Absonderung übelriechend.

Pektanginöse Beschwerden, besonders im Klimakterium.

Hypotone Kollapszustände.

Hypertonie mit Schwindel.

Klimakterium, wenn die Gesamtheit der Symptome stimmt.

Ovarialzysten links.

Adnexitis und Parametritis.

Lycosa fasciiventris (Tarantula)

Ursprung

Die Tarantula (Tarantel) gehört zu der großen Familie der Araneae (Spinnen). Sie ist in Italien, Sardinien und Spanien beheimatet. Angewandt wird das getötete und mit 90%igem Alkohol verriebene Tier.

Die Spinnen besitzen besondere Werkzeuge zum Ergreifen, Lähmen und Töten ihrer Opfer, die Chelizeren. Dies sind Zangen oder Klauen, die wie umgewandelte Antennen aussehen. Jede Greifzange endet in einem scharfen Chitinhaken. In den Chelizeren befinden sich die Ausführungsgänge der beiden Giftdrüsen im Cephalothorax der Spinne; die Ausführungsgänge münden nahe der Spitze der Klauen, so daß das Gift unmittelbar mit der Verwundung eingeflößt wird. Die Klauen bewegen sich zangenartig in horizontaler oder vertikaler Ebene. Die Lycosa-Toxine sind zytotoxisch. Der Biß verursacht akute, heftige Schmerzen sowie eine lokale Nekrose. Tarantula ist jedoch weniger gefährlich als berühmt. Spinnen beißen sehr selten und im wesentlichen nur zur Verteidigung. Der Biß ist kaum schwerwiegender als ein Hornissenstich, allerdings sind die Wunden entsprechend den stärkeren Gift-Chelizeren größer. Da diese Tiere nicht besonders reinlich sind, ist die Gefahr von Sekundärinfektionen besonders groß. Berücksichtigt werden müssen bei den Spinnen und ihrer vielleicht gelegentlich auftretenden Angriffslust äußere Einflüsse, wie z.B. das Wetter und auch die Jahreszeit. Es ist bekannt, daß insbesondere die Weibchen vor der Paarungszeit bis zum Schlüpfen der Jungen extrem gefährlich sind. Für die Folgen eines Bisses sind immer die körperliche Konstitution des Opfers und das Geschlecht des Tieres maßgebend: Die schweren Vergiftungen werden durchwegs durch weibliche Tiere verursacht. Männliche Tiere sind nicht in der Lage, eine für den Menschen tödliche Menge Gift abzugeben.

Der in Spanien so berühmte Tanz »Tarantella« wurde im 18. Jahrhundert als Heilmittel gegen die Bisse der Tarantula empfohlen. Tatsächlich finden wir nach einem Biß von Tarantula heftige Muskelbewegungen, die einem exzentrisch-makaberen Tanz entsprechen.

Persönlichkeitsportrait

Erwachsene

Tarantula ist das Mittel in der Materia medica homöopathica, das es am eiligsten hat, es ist zweifelsohne der »König der Eiligkeit«. Eine unaufhörliche, extreme Ruhelosigkeit der Beine und des ganzen Körpers kennzeichnet den Patienten. Die ganze Nacht wirft er sich im Bett hin und her, dreht und wendet sich. Beim Aufwachen findet er sich möglicherweise mit dem Kopf am Fußende, vielleicht sogar neben dem Bett, umgeben von zerwühlten Laken.

Diese Ruhelosigkeit ist sowohl auf körperlicher als auch auf emotioneller und geistiger Ebene vorhanden. Die Unruhe im geistigen Bereich entsteht hier, um Energie freizusetzen. Eine Unruhe, die auf der einen Seite Angst mit sich bringen kann, auf der anderen Seite unge-

heuer gute und große geistige Aktivitäten, die aber immer einhergehen mit körperlicher Unruhe.
Tarantula handelt also im körperlichen und geistigen Bereich immer sehr schnell. Alles, was er macht, denkt, schreibt und sagt, muß ungeheuer schnell vor sich gehen. Dabei ist er ungeduldig, besonders, wenn er andere Menschen um sich hat, die langsam oder gar bedächtig sind. Auf Autobahnen erleben wir gelegentlich Tarantula-Persönlichkeiten, die auf Millimeter-Abstand hinter ihrem Vordermann herfahren, der doch schon 160 km/h fährt, und sich auch noch an den Kopf greifen, weil ihr Motor schneller ist. Mitunter fährt Tarantula auch bei Nacht sehr schnell, weil eine gewisse Ängstlichkeit ihn treibt.
Insgesamt ist das Nervensystem ungeheuer angespannt. Musik und Rhythmus führen hier sehr häufig zur Entspannung. Auf der anderen Seite kann Musik, die nicht dem Zustand des Patienten adäquat ist, die Unruhe sogar noch verschlimmern.
Tarantula ist dafür bekannt, daß er tanzen, springen und rennen kann und den schnellen Rhythmus beim Tanz liebt, was eine Folge dieses starken Triebes ist, entsprechend seinem Rhythmus zu leben. Dabei ist aber auffällig, daß der Tarantula-Patient ballettartige, fließende, sehr anmutige Bewegungen hat.
Triebfeder ist die Angst davor, daß etwas schiefgehen könnte, daß er die Arbeit am Tag nicht bewältigt. Aufgrund dieser Triebfeder kann er einen schnellen Tageslauf abrollen lassen. Bildlich gesprochen, besteht das ganze Nervensystem der Tarantula-Patienten aus ungeheuer angespannten, elastischen Federn. Der Patient ist gezwungen, laufend in Aktion zu sein und sich ständig zu bewegen. Hier ist an den modernen, streßgeplagten Manager zu erinnern, der termingebunden von Ort zu Ort hetzen muß, gejagt wird, aber sich selbst und die Umwelt anheizt, mitzujagen.
Unter diesen Voraussetzungen wird Tarantula auch ein Mittel des neurotischen, selbst des hysterischen Patienten, bei dem Krämpfe und spastische Zustände auftreten.
Wird dieser angespannte Tarantula-Typ in seiner Ruhelosigkeit irgendwie behindert oder gar gebremst, dann kann er sogar gewalttätig werden, es tritt Zerstörungswut auf, die nicht nur offen zutage tritt, sondern oftmals auch sehr versteckt. Eigentlich sehr schlau vermittelt er den Eindruck, nichts getan zu haben. Man sagt vom Tarantula-Patienten, er hätte »Augen wie ein Luchs« und wäre »schlau wie ein Fuchs«.
Wird die Grenze der geistigen Gesundheit überschritten, kommt es in der unkontrollierten Bewegungs- und Ruhelosigkeit auch schon einmal zu zerstörerischen Handlungen. Tarantula zerreißt Kleider, wirft Gegenstände an die Wand, kann aber auch mit dem Kopf an die Wand schlagen und richtet diese Zerstörungswut somit auch gegen sich selbst. In diesem Bereich finden wir auch Geisteskrankheiten, wobei ziemlich grobe Gewalttätigkeiten, mit dem Verlangen zu schlagen, mit übermenschlicher Kraft und Stärke auftreten. Auf der anderen Seite kann auch eine gewisse Eros-Besessenheit den Patienten dazu zwingen, sehr aktive, offene sexuelle Annäherungsversuche zu machen.
Im körperlichen Bereich erfolgt eine Abmagerung, aber auch eine Frostigkeit, die bei der bestehenden Unruhe und dauernden Bewegung recht eigenartig anmutet. Dabei aber auch Angst, Herzklopfen, pektanginöse Beschwerden und Atembeschwerden. Im Sexualbereich finden wir häufig Nymphomanie, aber auch Satyriasis.

Die beschriebene Zerstörungswut und die Grausamkeiten vermitteln sehr klare Bilder vom Leben einer solchen Spinne. Auf der einen Seite verhalten sich Tarantula-Menschen genau wie die Tarantel, sie müssen ihren Weg gehen, ob sie wollen oder nicht. Sie müssen unruhig, bewegt und ängstlich sein und sich selbst fast zerstören, wie wir das beim Männchen der Schwarzen Witwe kennen. Selbst wenn wir das Männchen wegnehmen, sucht es seine Mörderin, um sich einfangen und fressen zu lassen.
Hier ist daran zu erinnern, daß am Ende des Lebens, an der Schwelle zum Tod, wenn der Übergang noch sehr schwer fällt, Arsen als Mittel gegen die große Angst anzuwenden ist.
Wird aber ein Mensch in der Nähe des Todes neben der Angst auch von unheimlicher körperlicher Unruhe erfaßt, die den Charakter von Arsen, aber auch von Tarantula haben kann, kann es für den Arzt sehr beglückend sein, mit Tarantula den Patienten Angst und Unruhe zu nehmen. Der Weg aus diesem in ein fernes Leben wird plötzlich leicht. Ich habe bei Tarantula-Patienten in der Todesstunde nach der Gabe von Tarantula in Potenzen von D30 bis D200 erlebt, daß die Angst in ihren Augen luchsartiger Neugier wich, bis Gott Tanatos sie bedeckte mit seinem Tuch.

Kinder

Tarantula-Kinder sind verhältnismäßig selten. Sie zeigen sehr viele und immer wieder wechselnde Chorea minor-Symptome. Die hochgradige Unruhe manifestiert sich besonders in den Händen und im Gesicht. Das Kind zupft an den Lidern, rollt den Kopf hin und her oder wiegt den Körper, besonders im Sitzen. Im Schlaf fährt es oft zusammen und zuckt mit den Gliedern. Sehr häufig bestehen Schlafstörungen.
Ganz großes Leitsymptom für Tarantula-Kinder ist die Periodizität, mit der sie jede Nacht und exakt um dieselbe Zeit ein- oder auch zweimal erwachen.

Arzneimittelbild

Wichtige Symptome

Unruhige, erregte Menschen mit Überempfindlichkeit aller Sinnesorgane und auch sexueller Übererregbarkeit. Häufig nachts Schmerzen mit stärksten Beklemmungsgefühlen, mit Kollapsneigung und kaltem Schweiß, nicht nur auf der Stirn, sondern am ganzen Körper.
Peripher deutliche Zyanose der Aklen.
Die Bewegungsorgane zeigen starke, motorische Unruhe, Zuckungen, koreatische Bewegung. In keiner Stellung können sie sich ruhig verhalten, sie müssen in Bewegung bleiben, obwohl alle Symptome wieder schlimmer werden beim Gehen.
Geringste Berührung ruft Schmerzen hervor.
Kopfschmerzen, als ob Tausende von Nadeln ins Gehirn stechen würden.
Eiterungen am Nagelbett, an der Haut, Abszesse und Furunkel.
Die betroffenen Stellen haben eine deutlich zyanotische Farbe und brennen stark. Die Qualen einer Nagelbetteiterung zwingen den Patienten, schlaflos herumzulaufen.
Auch alle bösartigen Geschwüre, wie Karbunkel, Gangräne gehen mit großer motorischer Unruhe, dem Zwang herumzulaufen einher, wobei sich die Beschwerden beim Laufen wieder verschlimmern.
Sexuelle Erregung bis zur Erotomanie.

Modalitäten

Verschlimmerung: Durch Ruhe - durch Schlaf, Berührung der betroffenen Stellen, Geräusche und Wetterwechsel, Tabakrauchen und nach Koitus.
Besserung: bei Bewegung, nachts, im Freien, durch Reiben der betroffenen Körperstellen, im psychischen Bereich durch Musik.

Toxikologie

Die einzelnen Spinnenarten überwältigen und töten ihre Beute auf ganz verschiedene Weise. Auch die Zusammensetzung des Giftes ist verschieden. Nach den Folgeerscheinungen von Bissen beim Menschen sind zwei Typen von Spinnengiften zu unterscheiden. So ruft eine Reihe von Spinnenarten, namentlich südamerikanische, örtliche Entzündungen und mehr oder weniger ausgedehnte Gewebsnekrosen hervor, von denen intermittierendes, septisches Fieber ausgehen kann. Dazu kommen Gangräne mit nekrotischen Gewebsschädigungen ohne direkte Allgemeinwirkung. Eine andere Art, deren Gifte hauptsächlich nekrotisch wirken, ist Tarantula (Lycosa hispanica). Ihre Gifte enthalten ein sehr starkes, proteolytisches Enzym, das dem Trypsin ähnlich wirkt. Durch das menschliche Serum wird diese Wirkung gehemmt. Durch Hitze und Ultraviolettstrahlen werden die Neurotoxine inaktiviert. Sehr erstaunlich ist, daß von Tarantula gestochene, matte und fast gelähmte Menschen durch Musik aktiviert werden. Sie fangen an zu stampfen und zu tanzen, sobald sie die Töne von Saiteninstrumenten oder Flöten hören. So lange damit fortgefahren wird, scheinen sie gesund und keine Schmerzen zu leiden, macht aber der Musiker eine Pause, fallen die Kranken zu Boden und verfallen in einen Zustand von Mattigkeit und Benommenheit. Wenige Stunden nach dem Biß entstehen zunächst große Schwierigkeiten beim Atmen, dann ein heftiger Schmerz nahe dem Herzen und große Niedergeschlagenheit. Schließlich entsteht eine bizarre, motorische Unruhe, die an Chorea erinnert, dazu tritt eine übermäßige Empfindlichkeit aller Sinne. Lichte und grelle Farben wirken erregend und verschlimmern die Beschwerden. Geräusche erschrecken und verschlimmern ebenfalls alles. Schließlich kommt eine unglaublich extreme Affektlabilität hinzu mit Schwindel, besonders in frischer Luft beim Treppengehen (treppab).

Wichtige Indikationen

Chorea minor mit nervöser Erregbarkeit und besonderer Empfänglichkeit für Musik (wobei die Musik Linderung bringt).
Es besteht erheblicher Bewegungsdrang mit Zuckungen. Nymphomanie.
Septische Prozesse mit starker, nervöser Unruhe, koreatischen Bewegungen, Schweißausbrüche mit Kollapszuständen toxischer Art.
Beim Todeskampf in den letzten Lebensstunden, wenn Todesangst besteht, Zittern einzelner Muskelgruppen, unglaubliche Unruhe, Schwindelgefühl, vor allen Dingen aber starke, übertriebene Motorik mit erheblicher Angst. Bewährtes Mittel in diesem Zustand, ähnlich wie Arsen und Apis.

Sepia

Ursprung

Der zoologische Fachausdruck »Sepia«, im allgemeinen mit »Tintenfisch« übersetzt, bedeutet eigentlich »Tintenschnecke« und verweist darauf, daß Sepia ein Weichtier ist.
Hier ist zunächst festzuhalten, daß Sepia kein Frauenmittel, sondern ein Mittel für Mann, Frau und Kinder ist. Schnecken sind sehr weiche Tiere, haben aber trotzdem eine harte Schale. Besonderheiten, wie wir sie beim Persönlichkeitsportrait von Sepia entdecken, finden wir in gewisser Form auch bei Sepia.
Zu beachten ist die merkwürdige, fast unheimliche Art des Fortpflanzens der Sepia. Ein Arm, an dem die Geschlechtsdrüsen sind, trennt sich vom männlichen Tier und geht allein zum weiblichen Tier, um dort die Befruchtung durchzuführen. Der Arm als Träger der Fortpflanzung wird dann später im Innern der weiblichen Tintenfische als halbverdaute Substanz wiedergefunden. Die Vorstellung, daß sich ein ganzer Teil des Tieres loslöst, ist an sich schon befremdend.
Weiterhin ist von Bedeutung, daß Sepia Tinte produziert. Ein Fuß dieses Tieres ist zu einem Trichter umgebildet. Wenn der Tintenfisch schwimmt, stößt er das Wasser aus dem Trichter sehr rasch aus und schwimmt dadurch rückwärts. Das Rückstoßprinzip, das den Düsenflugzeugen zugrunde liegt, ist hier längst technisch verwirklicht. Er kann natürlich auch nach vorne und nach den Seiten schwimmen, durch die Seitenflossen, die er hat. Schnell schwimmen kann er jedoch nur durch den Rückstoß, dem er unter Umständen eine schwarze Flüssigkeit zufügt, die ihn vor seinen Feinden schützt: Er verschwindet im Nebel. Diese schwarze Flüssigkeit ist Melanin, eine Substanz, auf der die Dunkelfärbung der Haut und Augen beruhen. Konzentriert und in großer Menge vorhanden ist Melanin nur im Hintergrund unseres Auges.

Persönlichkeitsportrait

Erwachsene

Als Weichtier ist Sepia ein Kupferatmer, wobei hier zu erwähnen ist, daß Cuprum eine der Liebesgöttin geweihte Substanz darstellt. Kupfer war im alten Ägypten und auch in Griechenland das Liebesmetall. Immer wieder wurde postuliert, Sepia sei ein Frauenmittel. Diese Einteilung der homöopathischen Arzneimittel in Frauenmittel oder Männermittel lehne ich ab. Sicherlich sind bestimmte Mittel besonders bei Frauen hilfreich, aber nach Hahnemann sollten wir immer die Gesamtheit der Symptome sehen. Bei Sepia ist dieser Grundsatz besonders wichtig, da in ihrem Arzneimittelbild das männliche Prinzip durchaus überwiegt. Das weibliche Prinzip, die Mutterwelt, befindet sich diesem männlichen Prinzip gegenüber in Aufruhr, zumal Sepia seinen großen Platz an der Schwelle des Klimakteriums hat. Im weiblichen Organismus tritt in dieser Übergangsphase das allgemein Menschliche in den Vordergrund, und damit treten Schwierigkeiten auf.
Zu erinnern ist auch hier an das Kontaktverhalten von Sepia im Meer. Die Begattung, d.h. der persönliche Kontakt, wird

häufig vermieden. Ein Arm wird auf Brautschau ausgeschickt, um die Begattung zu vollziehen. Das Tier hält sich von allem entfernt. So ist es auch beim Sepia-Bild. Die Begegnung mit der Weiblichkeit wird zurückgedrängt, verborgen. Das Weibliche wird der Frau selbst, gerade im Klimakterium, fragwürdig.

Wie kompliziert dieser Vorgang ist, erkennen wir häufig an den Depressionen von Sepia. Sie stellen die dunkle Wolke dar, die Sepia ausstößt, um sich darin einzuhüllen, und enthalten das ängstliche Element, das sich schützen will, und das raubtierhafte. Beide Züge sind sowohl im Tier als auch im Menschen vorhanden.

Eine Sepia-Frau wehrt sich dagegen, sich von Haushaltspflichten vereinnahmen zu lassen. Stundenlanges In-der-Küche-Stehen, aufwaschen, Wäsche waschen, bügeln, hält sie für menschenunwürdig. Sie strebt danach, ihren Beruf auszuüben, in dem sie Erfolgserlebnisse hat und ganz offensichtlich viel leistet.

Die Sepia-Frau ergreift gern männliche Berufe. Ihre Hilfsbereitschaft führt sie auch gerne im Beruf fort und bringt sich in sozialer Hinsicht ganz ein. Besonders typische Berufe sind z. B. Krankenschwester oder Nonne. Hier tritt das Sexuelle sehr in den Hintergrund und der Einsatz für die Menschheit, für eine große Idee wird vordergründig. Auch in modernen technischen Berufen arbeitet Sepia ausgezeichnet und ist sehr zuverlässig.

Die Nähe in der Familie mag Sepia nicht. Ist Distanz vorhanden, setzt Sepia sich gerne in Vereinen, in Clubs für andere Menschen, für die Dritte Welt, ein. Auch Diskussionen mit Sepia sind aufgrund ihrer Intelligenz sehr ergiebig. Die Sepia-Frau kann aber in Beruf und Politik unglaublich engagierte und eine sehr gute Sportlerin sein und in allen männlichen Berufen Großes leisten.

Den rein erotischen Vorgang mag Sepia nicht. Es kommt zu zärtlichen Beziehungen zum eigenen Geschlecht, die einen sehr hohen Standard haben können. Ist die Sepia-Persönlichkeit einmal erwachsen, so hat sie es mit sich selbst am schwersten: Sie will nicht durchschaut werden. Gerade beim Arzt stellt dies eine Komplikation dar. Man muß als Arzt deswegen sehr klug vorgehen und Sepia erkennen. Zumindest sollte Sepia nicht merken, daß man sie durchschaut, da sie sich sonst sehr schnell entfernt. Sepia hat, genau wie ihr Tintenfischvorbild, die Eigenschaft, sich in Schlupfwinkeln zu verstecken und sich da gut zu tarnen.

Die Sepia-Frau zeichnet sich nicht nur durch Starrsinn und Sinn für Gerechtigkeit, sondern auch durch Perfektionismus aus. Das ist keine unbedingt liebenswerte weibliche Eigenschaft, obgleich sie für die Geschäftswelt wundervoll ist. Hat sie sich einmal entschieden, dann ist sie wohl auch treu.

Nicht selten ergeben sich auch spirituelle Begegnungen mit anderen Menschen. Häufig neigt Sepia auch zum Geistigen und tendiert dazu, an etwas festzuhalten und dies mit vollkommenem und umfassendem Einsatz zu realisieren.

In der körperlichen Liebe erlebt die Sepia-Frau oft große Enttäuschungen. Berührt sie das erste sexuelle Erlebnis unangenehm, dann entsteht eine unglaubliche Frigidität. Hierüber kann sich der Arzt mit ihr unterhalten, wenn er ihr Vertrauen gewonnen hat. Zunächst muß er sich jedoch etwas tarnen, genau wie der Tintenfisch, und darf nur beiläufig am Rand solche Dinge erwähnen.

Für das Sepia-Mädchen ist es sehr schwer, sich zur eigenen Weiblichkeit zu bekennen. Nicht selten opfert es diese Weiblichkeit und wird zum intermediären oder asexuellen Typ, ein Blaustrumpf.

Während Pulsatilla und Sulfur sich in warmherzig hemmungsloser direkter Zuwendung in den Armen des Freundes auflösen können, wird dies für Sepia ein großes Problem. Kommt es aber einmal zur großen Freude am Sex, wirkt sich diese so aus, daß man früher bei der Sepia-Frau und ihren Krankheiten gern vom »strapazierten Uterus« sprach.

Im Zuge der Familienplanung wünscht sich die Sepia-Frau ein Kind, das ihr dann zur Last wird und im Wege ist. Sie weiß, daß sie sich über ein Kind freuen, es liebhaben *muß*. Hier kommt der väterliche Charakter durch: Eine Sepia-Mutter ist energisch, gradlinig, stark, konsequent. Die Sepia-Mutter geht in der übermäßigen Pflege ihres Kindes völlig auf und ist übervorsichtig. Haus bzw. Wohnung müssen sehr sauber sein. Hier wird das Kind zu einem Problem, da es alles wieder beschmutzt. So fühlt sich die Sepia-Patientin häufig als Sklavin, die immer wieder von neuem Putzarbeiten verrichten muß. Dennoch wird das Kind hervorragend gepflegt; darin sieht sie ihre Pflicht.

Als Arzt spürt man diese distanzierte, pflichtbewußte, auch etwas kühle Art der Sepia-Mutter.

Häufig vertreten Sepia-Eltern die antiautoritäre Erziehung. Kinder sollen sich frei entfalten dürfen, Gerechtigkeit ist in ihrem Sinn. Aber die Kinder sind voller Leben und nicht mit Theorie zu erziehen. Sepia-Eltern können diese Theorie nicht ganz und gar umsetzen. Plötzlich verfallen sie in Wut, das Prinzip wird durchbrochen und das Kind auf einmal geschlagen; dann ist man über sich selbst wieder enttäuscht, findet sich entsetzlich und erlebt wieder Schuldgefühle, die bis zur Selbstzerstörung führen können.

Weder das Vaterleitbild der Kindheit und Jugend, noch der Weg, den man selber geht, gibt der Sepia-Persönlichkeit völlige Erfüllung: Sie verurteilt sich selbst, lebt wie in einer dunklen Wolke. So entsteht eine Abneidung gegen die nächste Familie sowie Gerechtigkeitsfanatismus, für die Entstehung von Depressionen wichtige Faktoren. Nicht wenige depressive Frauen unserer Zeit brauchen unbedingt Sepia. Sie stellen Telefon und Hausglocke ab, wollen keine Kontakte. Die Störung ihrer privaten Sphäre ist unerträglich. Die Sepia-Frau will allein sein, vor allem auch im Bett, obwohl sie dort durchaus ab und zu auch Gesellschaft haben möchte. Wird der Sepia-»Fisch« in seiner Siesta gestört, die er eingebuddelt in dem Meeresboden verbringt, stürzt er heraus, wird äußerst aggressiv und beißt dem Opfer den Kopf ab mit dem scharfen, schneidenden Gebiß. Solche Aggressionen finden wir bei Sepia-Frauen. Sie beißen zwar keinen Kopf ab, können aber jede Lebenskraft aus dem anderen heraussaugen. Dahinter steht eine große Anspruchshaltung. Die Augen der Sepia sind die größten Augen, die es auf der Welt gibt. Sie sehen alles. Auch unser Sepia-Patient sieht alles, daher hat er ein ungemein scharfes Bewußtsein. Viel Glück erlebt der Mensch, der alles so scharf sieht, ob Mann oder Frau freilich nicht.

Wie alle Menschen ist auch Sepia begierig nach Helligkeit, produziert aber Dunkelheit, auch für die Umgebung. Sepia ist für den Menschen und für den Partner manchmal ein Gewinn, aber gleichzeitig eine ungemein schwere Aufgabe.

Kinder

Sepia-Kinder haben eine etwas blasse, rosa getönte Haut und sind von eher zartem Körperbau. Sehr häufig sind es Mädchen. Sie zeigen während der Pubertät manchmal schon Sepia-Symptome wie eine Frau in den Wechseljahren. Als Kleinkinder sind sie erkennbar an der mitunter vorhandenen Lustlosigkeit und ihren Launen. Ein Sepia-Kind weint schnell, schmollt häufig und läßt sich nicht gern trösten, schiebt selbst die Mutter weg und beißt sogar, wenn man es festhalten und trösten will. Als kühles Kind ist es weder leicht zu erziehen noch anlehnungsbedürftig.

Vor der Dunkelheit und dem Alleinsein hat das Sepia-Kind große Angst. Es ist ständig nervös und immer auf die eigene Person konzentriert.

Wie der Sepia-Erwachsene wird das Sepia-Kind erst dann munter, wenn es sich körperlich abreagieren kann. So tanzen diese Kinder - wie die Sepia-Erwachsenen - sehr gerne alleine, aber auch bei gesellschaftlichen Anlässen, beispielsweise einer Geburtstagsfeier.

Gelegentlich finden wir bei Enuresis-Kindern Sepia-Typen, die meist in den ersten Abendstunden beim Einschlafen einnässen.

Erkältungen sind oft von Herpes-Bläschen auf den Lippen begleitet.

Das junge Mädchen hat viele Pigmente, einen matten Teint und schwarz wirkende Augen, einen traurigen Gesichtsausdruck und etwas furchtsame Züge, die nicht ohne Stolz sind. Es ist gefühlvoll, stark von Emotionen bestimmt, wirkt aber nach außen sehr verhalten und dadurch indifferent. Gemütsbewegungen kommen besonders bei ungerechter Behandlung zum Ausdruck: Als Folge treten Wutausbrüche auf. (Bei der Sepia im Meer gibt es ähnliche Reaktionen).

Die Wut ist für das Kind schwer zu ertragen. Sie ist nicht dem warmen Zornausbruch eines Cholerikers gleichzusetzen, der schnell vergeht, sondern eiskalt und zornig und zeigt große Verachtung, mitunter auch Arroganz. So kommt es dazu, daß ein solches Sepia-Mädchen es in der Familie sehr schwer hat. In der Nähe eines so wachen, aufmerksamen und gespannten Wesens, das seine Gefühle sehr stark verbirgt, nicht aber seine spitze Zunge, fühlt man sich nicht sehr wohl. Man meint dann, dieses Kind sei sehr selbstsüchtig, egoistisch und abgekapselt; das ist aber nicht der Fall: Sobald Not am Mann ist, wird es sich sofort hundertprozentig für die ganze Familie einsetzen. Allerdings sind ihm Dankesbezeugungen unangenehm.

Das Sepia-Mädchen ist eine gute Schülerin, aufmerksam, penibel, gewissenhaft. Beim Spiel kann es nicht verlieren und bricht häufig ab, wenn es bemerkt, daß es nicht gewinnen kann. Dieses Symptom ist gerade im Kindesalter sehr wichtig.

Sepia ist nicht sehr gesellig, abgesehen von erotischen Beziehungen, die unter Umständen schon in sehr jungen Jahren entstehen können. Sonst ist Sepia, besonders als Mädchen, gerne ein Einzelgänger mit wenig Freunden, wenig Kameraden, vielleicht einer Herzensfreundin. Sehr gern hat sie einen Freund. Aber sie beansprucht Freundin bzw. Freund ganz für sich. Ist dies nicht gegeben, beendet sie die Freundschaft.

Sepia ist ein Kind, das am Vater hängt und ihn als exakten Bezugspunkt für eine Entscheidung sieht. Ältere bzw. alte Sepia-Patienten erzählen immer wieder von ihrem Vater: Mit dem Tode des Vaters verloren sie alles.

Der Vater ist eine sehr wichtige Figur, besonders wenn er aktiv und energisch, sehr streng, stark, besonders charakterstark und konsequent ist. Solchen Anforderungen sollte man freilich nicht unbedingt gerecht werden; auch kann man ihnen oft nicht genügen. Das Sepia-Kind stellt sie nicht nur an den Vater, sondern auch an sich selbst. Das hat natürlich zur Folge, daß diese Kinder in ihrem Leben furchtbar enttäuscht sind, ein ganzes

Leben lang sucht das Sepia-Mädchen vor allen Dingen nach dem Vater.
An die Stelle des Vaters kann auch der Lehrer in der Schule treten oder der mutige Trainer, der alle Übungen beherrscht und ein wunderbares Vorbild ist. Aber auch der Lehrer bzw. Trainer kann einmal versagen, und dann ist das Sepia-Mädchen, aber auch der Junge, vollkommen enttäuscht. Die Maßstäbe des Sepia-Kindes sind sehr hart und sehr genau, und es wird in seiner Kritik in dem Augenblick unbarmherzig, in dem es enttäuscht ist. Für den, der das Kind enttäuscht hat, wird es fast unerträglich. Das Kind kennt auch seine eigenen Fehler sehr genau und ist auf diese sehr böse. Auf diese Weise erzeugt es Schuldgefühle, die später zu Depressionen führen. Es wird dann undurchsichtig, unliebenswürdig, sogar eiskalt.
Von Psychologen wissen wir, daß in Sepia-Kindern logischer, fast männlicher Geist herrscht. Sie entwickeln starke, überempfindliche Enttäuschungsreaktionen, auch gegen sich selbst und werden dann zerstörerisch tätig, was bis zum Masochismus führen kann: Sie zerstören sich selbst durch dauernde Schuldgefühle, aber auch durch Widersprüche.
Die kritische Phase ist die Pubertät. Das Sepia-Mädchen kann sich von der Mutter trennen, aber nur sehr schwer vom Vater. Es hat immer das Gefühl, sich zu entwurzeln, sucht dann die Charakterbilder des Vaters und tritt genauso auf, will ein männliches Wesen sein.
In der Pubertät erlebt es die große Krise, es wird zur Frau, die Mutter zur Rivalin. Innerlich steht es ganz auf der Seite des Vaters.
Zu einer Freundschaft mit einem Jungen kommt es nur, wenn das Vaterbild unklar wird oder verschwindet. Dann findet Sepia nicht selten auch eine innige Freundin, unter Umständen auf homophiler Basis. Beim Zusammentreffen der beschriebenen psychischen und physischen Phänomene mit einem Ekzem oder Neurodermitis kann Sepia äußerst schnell und sehr gut helfen.

Literatur

Eine geradezu klassische Figur einer Sepia-Frau stellte *Dürrenmatt,* der sicher keinerlei Kenntnisse von der Psora *Hahnemanns* hatte, in seiner fulminanten Komödie »Die Physiker« vor.
Das Werk verdeutlicht die Auswegslosigkeit und Hoffnungslosigkeit der modernen wissenschaftlichen Entwicklung. Die existentielle Auseinandersetzung mit tödlichen Gefahren, verzweifelte Versuche einer Rettung scheitern. Viele Bezüge sind zum antiken Drama zu finden, in dem ebenfalls alle Versuche, das Schreckliche abzuwenden, scheitern. Die Griechen nannten dies »Moira«, das Schicksal. In einer sehr guten Darstellung finden wir in mit Schwung gezeichneter und nur gelegentlich unterbrochener Linie die typische Sepia-Frau.
Dargestellt wird die nervöse Unsicherheit und der unechte, etwas falsche und nur oberflächliche Gefühlsaufwand der Missionarsfamilie *Rose* beispielsweise, dabei die sich übertrieben und sinnlos aufopfernde, sich auf Gott stützende Frau, bieder und wach, verläßlich und unsicher. Darauf folgt eine Phase der großen, echten Gefühle, der überschießenden Reaktion bis zum Mord.
Zentrale Figur ist jedoch die Irrenärztin, das kleine, etwas bucklige Fräulein Dr. Mathilde von Zahnd.
Sie ist zunächst mit leicht skurrilen Zügen behaftet, hat kleine liebenswerte, häufig versteckte Ticks, wirkt bescheiden und führt ohne großen Einsatz ihrer Intelligenz oder Emotion. Später steigert

sich bei aller kühlen Überlegenheit langsam ihre innere Unruhe, eine oft nur mühsam kontrollierte innere Erregung, die schon deutlich hypertrophe Züge zeigt. Diese arten in große, böse Machtgebärden aus, die aus ihr herausbrechen und ihren Wahnsinn verdeutlichen. Seine gläserne Kälte läßt die Gestalt der Irrenärztin zum personifizierten Weltenwahnsinn werden, in dem das namenlose Leid der elenden, verkrüppelten, ungeliebten alten Jungfer doch noch aufklingt, erschreckendes Grauen und gleichzeitig sogar noch Mitleid erweckend. Die beschriebene Gestalt mit den erst psorischen, später deutlich sykotischen Zügen, syphilinischen, höchst destruktiven Gedanken und Äußerungen stellt die multimiasmatische Konstitution einer Sepia vor.
Ein weiteres Sepia-Bild zeichnete Adalbert von Chamisso in seinem Gedicht »Die alte Waschfrau« aus dem Jahre 1833. Das sehr häufig etwas herabgewürdigte Sepia-Bild wird hier in adäquater Weise dem Leser nahegebracht.

»Du siehst geschäftig bei dem Linnen
die Alte dort in weißem Haar,
die rüstigste der Wäscherinnen
im sechsundsiebzigsten Jahr.
So hat sie stets mit saurem Schweiß
ihr Brot mit Ehr' und Zucht gegessen
und ausgefüllt mit treuem Fleiß
den Kreis, den Gott ihr zugemessen...

Sie hat den kranken Mann gepflegt,
sie hat drei Kinder ihm geboren,
sie hat ihn in das Grab gelegt
und Glaub und Hoffnung nicht verloren.

Da galt's die Kinder zu ernähren.
Sie griff es an mit heitrem Mut,
sie zog sie auf in Zucht und Ehren,
der Fleiß, die Ordnung sind ihr gut.
Zu suchen ihren Unterhalt
entließ sie segnend ihre Lieben
so stand sie nun allein und alt
ihr war ihr heiterer Mut geblieben...«

Arzneimittelbild

Wichtige Symptome

Gefühl von Schwere und Abwärtsdrängen, als wolle der Inhalt des Unterleibs aus dem Körper herausfallen.
Gelbe Flecken wie Leberflecken, besonders auffällig im Gesicht, wo sie mit Vorliebe Sattelform annehmen, gelegentlich auch als Schmetterlingsform auftreten, an Wangen, Nase und um den Mund herum.
Ekzeme in den Falten fast aller Gelenke mit Exkoriationen.
Steifheit und Schwere in den Extremitäten, besonders nach dem Schlaf.
Gelenkschwäche. Die Gelenke knicken beim Gehen leicht um.
Gefühl eines Fremdkörpers, einer Kugel, an verschiedenen Körperteilen, besonders im Rektum, aber auch im Larynx.
Die Kleidung scheint zu eng, daß man sie lockern muß.
Übelriechende Schweiße, besonders in Achselhöhle und an den Knien.
Neigung zu Übelkeit und Erbrechen, bei allen seelischen, aber auch bei körperlichen Ursachen, besonders beim Anblick oder Geruch von Speisen.
Gefühl von Leere im Magen mit Durst.
Die Speisen erscheinen häufig versalzen.
Unverträglichkeit von Fett und Fleisch.
Widerwillen gegen Milch, die nicht vertragen wird.
Die Schmerzen machen sich oft in der Ruhe bemerkbar, aber Bewegung bessert nicht immer. Die Schmerzen strahlen immer von einer Körperstelle zur Wirbelsäule hin aus, sie sind von Frösteln begleitet und rufen das Gefühl von Schwere hervor.

Der Stuhlgang wird, selbst wenn er nur weich ist, mit Mühe entleert, notfalls ist manuelle Nachhilfe notwendig.
Manchmal ist ein Gefühl vorhanden, als laufe eine Maus am Bein auf und ab.
Gegenmittel bei großem Tabakabusus, besonders bei Frauen im Klimakterium mit sitzender Beschäftigung, die hoher geistiger Beanspruchung standhalten müssen.

Modalitäten

Verschlimmerung: morgens, abends, bei Mondwechsel, kalter Luft oder trockenem Ostwind, in Ruhe, bei schwülem, feuchtem Wetter, vor einem Gewitter, nach sexuellen Exzessen.
Besserung: nachmittags, durch körperliche Bewegung, Bettwärme, heiße Auflagen, viel Gymnastik, Tanz und andere Bewegung.

Sepia als dreimiasmatisches Mittel

Durch die oft schwierig gewordene Therapie versuchte Hahnemann Einsicht in die wahre Beschaffenheit der chronischen Krankheiten zu gewinnen. Nach Hahnemann entstehen die chronischen Krankheiten durch Miasmen, von denen er drei unterscheidet:

- die Psora,
- die Sykosis,
- die Syphilis.

Bei Sepia finden sich alle drei Miasmen wieder. (Sepia wird auch »multimiasmatisches Mittel« genannt.) Symptomatik und Modalitäten sind der Aufstellung *S. 54* zu entnehmen.

Sepia

Psorisch	Sykotisch	Syphilinisch
Müdigkeit Nat. Mur.	Noetische Vigilanz und Kraft wechselt Nat.-Sulf.	Aktivität fällt andern auf die Nerven Argent
Schlaffheit-Schwäche Kal.-C. Nat.-Mur	Lügenhaft oberflächlich Calc.-Phos.	Argwöhnisch, grausam Arg.
Gleichgültigkeit-Unglücklich Nat.-Mur.	Wechselnde Kalorik Nat.-Sulf.	Hitzen u. Schweiße Jod
Frostigkeit Cal.-C. Kal.-C. Mag.-C.	überschießende Sexualität Cupr.	Sexuelle Aggression Plat.
Genitale Schwäche Impotenz Cal. Kal.-C. Nat.-Mur.	Geheule, Geplärre Nat. Sulf.	Erethische Depression Aur. Plat.
Traurigkeit – Melancholie Calc.C. Nat.-Mur.	Lauter Ärger (Türe schlagen) Magn. sulf.	Wütender, zerstörender Ärger Jod.
Ärger (Verhaltene Reizbarkeit) Calc.-C. Nat.-Mur.	Überaktivitäten Calc. Phos.	Streitsüchtig, Rechthaberei Jod
Versagerbewußtsein Kal.-C. Nat. Mur.	Unkontrollierte Extrovert. Calc.-Phos. Cupr.	übertriebene Euphorie Jod
Unsicherheit Kal.-C. Nat. Mur.	Vergeßlich, flüchtig, oberfl. Cal.-Phos.	Belästigt ständig die Umgebung Jod
Introvertiert Cal.-C. Kal.-C. Nat.-Mur. Nachtragend lehnt Trost ab Nat.-Mur.	Krämpfe Cupr.	Grenzenloser Haß bis zum Tötungswunsch Jod. Plat.

Sepia

Symptome		Modalitäten	
		1. Besserung	
Widerwillen gegen Milch (wird nicht vertragen)	Calc.-C. Nat.-Carb.	Bei heftiger Bewegung	Arg./Cal./ Mang./Kal.-C.
Glottiskrampf	Cupr.-Jod. Calc.-Phos.	Laufen im Freien	Arg./Jod./ Nat.-Mur.
Katarrhe, Sekret stinkt Husten, Auswurf	Calc. Nat.-Mur.	Lokale trockene Wärme Gegendruck	Calc.-Phos. Kal.-C. Kal.C./Cupr.
Diese Symptomatik ist nicht statisch. – Sie ist variabel = inkonstant			
		2. Verschlimmerung	
Ekzeme in Gelenkbeugen	Nat.-Mur. Calc.	Abend Nachts	Arg. Mang. Nat. Mur Arg. Jod. Cup. Plat.
Urticaria – Jucken	Nat.-Mur. Calc.	Ruhig sitzen	Cal.-C. Cupr. Mang. Jod
Herpes	Nat.-Mur.	Beim Essen	Ca.-C. Nat.-Mur. Kal.C.
Achselschweiße stinkend	Calc.	Nach dem Essen	Calc.-C. Nat.-Mur. Mang. Jod
Haarausfall	Nat.-Mur.	Vollmond	Cal.-C.
Kopfschmerzen	Calc.-Phos. Nat.-M.	Neumond	Cal.-C. Cupr.
Weint viel	Nat.-Mur.	Kälte	Kal.-C. Cal.-C. Mang. Nat.
Kreuzschmerzen	Kal.-C. Cupr.	Zugluft Vor den Menses	Calc.-Phos. Kal.-C. Nat.-M. Cal.-C. Cal.-Phos. Cupr. Mang.-C. Nat.-Mur. Plat.

Toxikologie

Die Wirkungsmechanismen von Sepia sind deswegen so schwer zu beurteilen, weil die chemische Konstitution der Wirkstoffe noch nicht gesichert ist. Unwahrscheinlich ist, daß Melanin für eine Wirkung auf den menschlichen Organismus verantwortlich ist.

Wichtige Indikationen

Wichtigstes Mittel bei allen klimakterischen Störungen und bei Störungen während und nach der Schwangerschaft.
»Immer krank seit der Hysterektomie.«
Hormonell abhängige Pigmentveränderungen.
Schmerzhafte Dysmenorrhö vor der Regel mit dem Gefühl, die Vulva stände offen.
Amenorrhö, Amenorrhagien, wenn sie durch venöse Stauungen verursacht sind.
Pfortaderstauung mit Leberschwellung und Gallensteinleiden.
Dyspepsie mit Gefühl von Leere und Herabsinken des Magens, mit saurem oder bitterem Geschmack im Mund. Mit Verlangen nach sauren Speisen und scharfen Gewürzen sowie bei Meteorismus.
Erbrechen schon bei geringfügigen Ursachen, wie Zähneputzen und Geruch von Speisen, auch bei unangenehmen Nachrichten.
Unverträglichkeit von Milch; sie verursacht saures Aufstoßen und Durchfall.
Halbseitenkopfschmerz mit klopfenden Schmerzen über einem Auge, meist mehr auf der linken Seite.
Hypotonie mit Kollapsneigung, meist in Verbindung mit dem allgemeinen Hormongeschehen.
Ekzem am Kopf, Gesicht, in Gelenkfalten, an der Vulva und am Anus. Trokkene, schuppige, schwer und langsam sich lösende Krusten, besonders dann, wenn uterine Erkrankungen parallel laufen. Das Ekzem hat häufig ringförmigen Charakter, besonders in den Gelenkfalten, und zeigt eine deutliche Verschlimmerung während der Menstruation, aber auch bei Bettwärme. Die Hauterscheinungen variieren gern mit genitalen Störungen.
Plötzliches Nachlassen der Sehkraft und andere Sehstörungen im Zusammenhang mit Unterleibserkrankungen.
Melancholie und Depressionen, insbesondere im Zusammenhang mit der Vernachlässigung familiärer Pflichten und dem beginnenden Klimakterium, aber auch danach.

Pflanzliche Stoffe

Die Kenntnisse der Heilkräfte der Natur waren schon im Altertum vorhanden. Manchmal ein natürlicher Trieb, unverdorben durch Zivilisation, manchmal auch der Zufall führten zur Auffindung von Heilkräutern, die schmerzlindernd wirkten, aber auch bestimmte Funktionen und Organe beeinflussen konnten.

In der frühen Antike waren die wirksamen Stoffe der Pflanze und deren pharmakologische Eigenschaften überhaupt nicht bekannt. Die Menschen suchten damals Heilung in Magie und Mystik.

Allerdings waren sie begabt mit ungemein guter Naturbeobachtung und hatten praktische Erfahrung sowie eine intuitive Ahnung von den wirklichen vorhandenen Kräften der Pflanzen.

In früheren Zeiten wurden die Heilkräfte der Pflanzen vor allem zur Wundbehandlung eingesetzt. Es ist zweifelsohne das Verdienst von Hippokrates, erstmals die nicht traumatischen Krankheiten vom göttlichen Schicksal losgelöst, deren wirkliche Ursache erforscht und dieser durch eine sorgfältige durchdachte medikamentöse Therapie entgegengewirkt zu haben.

Eine klassische Lehre von Heilpflanzen beginnt freilich erst mit Theophrastos und erreicht ihren Höhepunkt mit Dioskorides, der über 500 und somit 8 % der damals im griechischen Raum existierenden Kräuter gegen Erkrankungen des menschlichen Körpers gezielt einsetzen konnte.

Seine Arzneimittellehre zeichnet sich dadurch aus, daß man hier eine deutliche Einteilung von Pflanzen nach evtl. wirksamen Stoffen und medizinischen Eigenschaften vorfindet. Gegen über 50 Erkrankungen des Menschen, vom einfachen Kopfschmerz bis zu Gelbsucht, Entzündung der einzelnen Organe, Nierensteine und Darmgeschwüre, hatte er ein geeignetes Mittel.

Heute sind von den etwa 600 000 bekannten Pflanzenarten nur etwa 5 % pharmakologisch untersucht.

Ein weiterer großer, bahnbrechender Arzt war Claudius Galenus. Er hatte Philosophie bei Aristoteles und Theophrastos, dem Schüler Aristoteles, studiert, wandte sich dann der Medizin zu und ging aus diesem Zweck nach Smyrna, Korinth und Alexandrien. Durch diese Studien konnte er später die medizinischen Grundsätze des Hippokrates um die bei den Alexandrinern in Anatomie und Physiologie erlernten Fortschritte bereichern.

Galen beschreibt 304 einfache Mittel aus dem Pflanzenreich und über 155 weitere Substanzen aus dem Reiche der Natur. Dieser Arzneischatz wurde durch eine Menge von komplizierten Arzneimischungen bereichert, die als Pharmaka zusammengesetzt wurden und eigentlich die Vorstufen moderner Arzneimittel darstellen.

Kenntnis und Pflege der Heilkunde wurden in der Antike den Göttern zugeordnet. Dem jüngsten der griechischen Götter, Asklepios, einem Sohn des Apoll, wurden an besonders anmutig gelegenen Orten, an Flüssen, Quellen und schattenspendenden Hainen, eigens zu diesem Zweck eingerichtete Heiligtümer gewidmet, wo die Hilfesuchenden in Opfern und Gebeten von ihren Leiden Gesundung erhofften. Inkubationen durch die Erscheinungen von göttlichen Offenba-

rungen konnten auch stellvertretend von dritten Personen ausgeführt werden.
Krankengeschichten aus Epidaurus, aus der 2. Hälfte des 4. Jahrhunderts, ist zu entnehmen, daß auch Wunderheilungen stattfanden, so die Heilung der einäugigen Ambrosia von Athen, die nach Aufschlitzen ihres kranken Auges und Einträufeln eines Heilmittels wieder sehen konnte.
Dem sich seiner Glatze schämenden Heraius aus Mytilene salbte Gott den Kopf und ließ ihm über Nacht Haare wachsen.
Asklepios hatte bei dem weißen Zentauren Chiron die Heilkunde und somit die Kräfte der Wurzeln, die Säfte der Kräuter kennengelernt. Auf dem Höhepunkt seiner Kunst versuchte er jedoch die menschlichen Schranken zu durchbrechen und bereits Verstorbene wieder zum Leben zu erwecken. Damit zog er sich den Zorn des Herrschers des Hades zu, der die Entvölkerung seines Schattenreiches fürchtete. Er zerschmetterte Asklepios, der die Macht über den Tod an sich reißen wollte, mit dem Donnerkeil.
Neben der rein mystischen Medizin entwickelte sich bei den Göttern und Helden sehr frühzeitig eine Heilkunde, die auf tatsächlichen Heilkräften der Pflanzen basierte. Man nahm an, daß die Heilkräuter ein Geschenk der Götter waren, und konnte nun an Hand der Formen von Blättern und Blüten die Heilwirkung auf entsprechende Organe richten.
Paeon, einer der ältesten Heilgötter der Weltgeschichte, heilte Hades und Ares auf dem Olymp mit einem Balsam, als diese im Kampf um Troja verwundet wurden. Seinen Namen führt heute noch die Pfingstrose (Paeonia).
Auch Artemis, die Zwillingsschwester Apolls, wurde als Heilgöttin verehrt und vollbrachte sehr viele Heilungen. Weitere Heilgötter und -göttinnen waren Apoll, Hades, Dionysos, Persephone; bei ihnen wirkten vor allem die Traumorakel als Heilkräfte.
Herakles, ein großer Held, gilt als der Entdecker der Heilquellen und von Hyoscyamnus albus, dem Bilsenkraut.
Castor und Pollux wußten ebenfalls von den Heilkräften der Natur redlich Gebrauch zu machen.
In der christlichen Kultur wurden sie von Kosmas und Damian abgelöst.
Die Söhne des Asklepios, Mahaon und Podalirius, von Homer einige Male als Kämpfer und Heerführer benannt, übten ihre medizinische Tätigkeit nebenbei aus und behandelten die Verletzungen ihrer Mitkämpfer. In der Ilias lesen wir viel von der Heilkunde. So lesen wir in Vers 4.217:

»Als der die Stelle besehen,
wo der spitzige Pfeil ihn verwundet,
sog er das Blut und legte die
kundige Hand /
in die milden Kräuter darauf,
die Chiron als Freund seines
Vaters ihm gegeben.«

Vers 11.844 beschreibt, wie der verwundete Patroclos von seinem Freund Achilles behandelt wird:
»Bettet ihn und schnitt mit dem Messer
den scharfen, stechenden Pfeil
aus dem Schenkel
und spülte davon mit erwärmten
Wasser das schwärzliche Blut,
zerrieb die bittere Wurzel,
legte sie auf, die schmerzstillende,
welche die Schmerzen alle bezwang.
Da versiegt das Blut und vernarbte
die Wunde.«

War in der Antike die Heilung von Krankheiten vor allem den Göttern und Zauberern überlassen, entwickelte sich mit der Zeit über Jahrhunderte hinweg aus Kenntnis der Tatsachen und Erfahrung eine medizinische Wissenschaft. Sie kann aufgrund der Inhaltsstoffe und der homöopathischen Arzneimittelprüfung genaue Hinweise geben über die starken Kräfte, die solchen mitunter kleinen, bescheidenen und kaum sichtbaren Pflänzchen eigen sind.

Amanita phalloides (Agaricus phalloides)

Ursprung

Amanita (Agaricus) phalloides, der Fliegenpilz, hat einen leuchtend orange- bis scharlachroten, weißgefleckten Hut, der im Laufe des Jahres am Rand gelblich wird. Der Pilz ist ein ausgesprochener Waldbewohner. Der Fruchtkörper erscheint von Ende August bis etwa Oktober.

In unseren Breiten ist Amanita phalloides immer seltener zu finden.

Wann der Pilz erstmals als Heilmittel gedient hat, ist kaum zu ermitteln. Als Giftpilz ist er schon im 17. Jahrhundert erwähnt. Haehl gibt an, daß er in der alten Volksmedizin bei schweren Vergiftungen und nach Verbrennungen, aber auch als Salbe und bei Rheuma Verwendung fand. Paracelsus verwendete ihn und empfahl ihn als Vorbeugungsmittel gegen Lungenphthise.

Bei den alten Nordgermanen steigerte er die Kampfeslust zu höchster kriegerischer Wut. Sibirische Nomaden verwenden ihn auch heut noch als Rauschmittel. Eingehende Darstellungen über diese Pilze und ihre Verwendung als Rauschmittel finden sich bei Howorka und Kronfeld.

Persönlichkeitsportrait

Erwachsene

Agaricus, in früheren Zeiten im Mittelalter auch als Rauschgift benutzt, kann zu erheblichen psychischen Reaktionen führen.

Im Vordergrund steht dabei eine große körperliche und auch geistige Schwäche. Diese Trägheit und Mattigkeit ist nicht selten die Folge von Überempfindlichkeit des ganzen Körpers bei Beanspruchung durch übergroße geistige Tätigkeit, häufiger aber die Folge von Alkohol oder von sexueller Überreizung.

Auf der einen Seite immer das triebhafte, fast animalische Vegetativum, das alle Emotionen bestimmt, auf der anderen Seite die Schwäche, die sehr lange andauert und einhergeht mit fibrillären Muskelzuckungen, besonders im Gesicht, in den Augenlidern, aber auch im Bereich des Trigeminus. Diese Menschen geraten auch ohne Alkohol in delirante Zustände und fallen durch ihre Grimassierungen und gelegentlichen spinalen Affektionen auf.

Bestimmt werden von ihrer großen Furcht vor Krankheiten. Sie können völlig inaktiv werden, sich nur noch mit ihrer Krankheit beschäftigen und von Arzt zu Arzt laufen, um sich beweisen zu lassen, daß sie nicht krank sind. Trotzdem suchen sie weiter.

Hin und wieder, wenn viele Ärzte ihnen bewiesen haben, daß sie gesund sind, verliert sich die Furcht für kurze Zeit. Dann fühlen sie sich ungeheuer wohl und wollen das Leben bis zur Neige auskosten. Es ist schwer, die Psyche eines solchen Menschen zu begreifen. Er befindet sich in der einem Rauschzustand ähnlichen Verfassung, die daran erinnert, daß der Fliegenpilz in alten Zeiten auch als Rauschgift verwendet wurde. Sehr deutlich gegeben sind jedoch die somatischen Zeichen, wie Eisnadelgefühle am ganzen Körper, am Kopf, an den Lippen, im Mund, an der Zunge, selbst an den Innereien. Manche Patienten beschreiben

auch das Gefühl, als ob heiße, glühende Nadeln stächen.
Dabei bestehen nicht selten deutliche Rückenschmerzen mit einer überaus großen Berührungsempfindlichkeit einzelner Wirbel an seinem Dornfortsatz.
Die Empfindlichkeit der Patienten ist besonders bei kalter Luft sehr groß.
In der Gesamtbetrachtung zeigt Agaricus ein etwas befremdendes Bild. Man hat zunächst den Eindruck, er sei rauschgiftsüchtig. Allein dieser Eindruck reicht manchmal schon aus, um etwas Gespenstisches an ihm zu entdecken: Neben der erregenden, aufwühlend exaltierten Art steht die ängstliche, bis zur Morbidität neigende Eskalation der Ambivalenz. Hier sollte der Arzt seinen eigenen Geist sehr schärfen, um aus dem Verständnis der somatischen Symptome den geistigen, seelischen und emotionellen Bereich erfassen zu können.

Kinder

Agaricus-Kinder weisen eine deutlich verzögerte körperliche und geistige Entwicklung auf. Sie sprechen undeutlich und lernen sehr spät laufen, sind sehr ungeschickt, lassen alles fallen, bewegen sich hastig. Ihre Gedächtnisschwäche ist so stark, daß sie kaum die erste Klasse besuchen können. Dazu kommt noch eine erhebliche Empfindlichkeit gegen Kälte und ein dauerndes Frösteln. Kinder haben neben ihrer so verspäteten Entwicklung häufig Chorea minor-Zustände mit Lidzucken und einem Tic. Auch Krämpfe, besonders nach Tadel oder nach Schreck, sind vorhanden. Im ersten Schlaf setzen sie sich oft schreckhaft im Bett auf. Im Wachstumsalter klagen sie über Knochenschmerzen.

Arzneimittelbild

Wichtige Symptome

Muskelkrämpfe, Muskelzittern, koreatische Bewegungen.
Liderspasmen, Nystagmus, Doppeltsehen.
Das Gefühl, als würde man von Eisnadeln gestochen, am ganzen Körper, immer wechselnd, dabei Brennen, Jukken und Schwellungen der Finger, Zehen und auch Füße.
Der Patient hat große Angst vor, vor allem vielzitierten, Krankheiten. Vor Jahren war es der Krebs, jetzt ist es Aids.
Der Patient spricht fortwährend, beantwortet keine Fragen, redet einfach, kann keine Pause finden, dabei auch gelegentlich lachen, sogar singen, z. B. bei Fiebererkrankungen. Häufiges Zittern, plötzliches Aufschrecken kurz vor dem Einschlafen.
Trotz all dieser Beschwerden kann der Patient aber gut schlafen und alle Beschwerden, auch das Zittern und Zukken, die Muskelkrämpfe, hören während des Schlafens auf.

Modalitäten

Verschlimmerung: in kalter Luft, nach der Mahlzeit, geistiger Anstrengung, Koitus, vor Gewitter.
Besserung: durch langsame Bewegung, im Schlaf.

Toxikologie

Die Giftwirkung von Agaricus ist von den verschiedenen wirksamen Bestandteilen abhängig, die in ihrem prozentualen Anteil sehr wechseln können und somit ganz verschiedene Vergiftungsbilder erzeugen.
Auch die Form der Anwendung ist nicht ohne Einfluß. So erhält man zum Bei-

spiel nach subkutaner Injektion des Extraktes vermehrte Darmperistaltik, aber keine narkotische Wirkung.
Vergiftungserscheinungen, die schon durch den Genuß kleiner Mengen verursacht werden, wurden nach dem Genuß frischer Fruchtkörper sehr rasch, manchmal aber auch erst nach einer halben Stunde beobachtet. Auch eine Latenzzeit von bis zu zehn Stunden ist möglich. Der Tod kann schon nach dem Genuß von vier frischen Pilzen eintreten.
Die ersten Symptome sind Ekel, Erbrechen, Brennen im Magen, Durst, verstärkter Speichelfluß, sehr starke Schweißausbrüche ohne vorhergehende Temperaturerhöhung, ebenso Steigerung aller übrigen Sekretionen. Dann folgen gastroenteritische Erscheinungen mit Koliken, Durchfällen, schleimigblutigen Stühlen, schließlich rauschartige Zustände mit Umhertorkeln, als wäre man betrunken. Leberschäden sind nicht bekannt.
In der zweiten Periode kommt es zu Zittern und tetanieartigen Zuständen, die schon durch geringste Reizung der Sinnesorgane ausgelöst werden können. Später erfolgen Muskelzuckungen, und Trismus. Durch den Wasser- und Elektrolytverlust kommt es schließlich zu Kreislaufkollaps nach Wadenkrämpfen und Oligurie.
Die dritte Periode ist charakterisiert durch kollapsartige Ohnmachten, rauschartige Endzustände, Betäubung und Bewußtseinsverlust. Der Puls wird langsam, es kommt gelegentlich zu Sehstörungen, schließlich erfolgt diastolischer Herzstillstand.

Wichtige Indikationen

Muskelkrämpfe, besonders mit Spasmen im Gesicht, bei Blepharospasmus, aber auch bei allen Formen von Chorea immer dann, wenn die Krämpfe, das Zucken und Zittern während des Schlafes aufhören.
Frostbeulen, die unerträglich jucken.
Plötzlich auftretende Spasmen der glatten und auch der gestreiften Muskulatur.
Unerklärliche Furcht vor schweren Krankheiten. Diese Furcht verschwindet auch nicht bei Vorlage aller Untersuchungen, die ein negatives Ergebnis zeigen.

Anamirta cocculus (Cocculus)

Ursprung

Anamirta cocculus ist ein Schlingstrauch mit herzförmigen, hellgrünen Blättern und rispigen Blütenständen, der giftige Früchte, die Kockelskörner, trägt. Er wächst in Vorderindien, Ceylon und im malaiischen Archipel.

Im 16. Jahrhundert wurden Kockelskörner als Droge zunächst in Venedig unter dem Namen »Cracole« eingeführt. Später finden wir sie in Deutschland als »Crana cocculi«, zuerst in einem Verzeichnis der Ratsapotheke in Braunschweig (1528). Zu Beginn war nicht die arzneiliche Wirkung der Kockelskörner gefragt, sondern mehr ihre Wirkung auf Fische, die, damit betäubt, auf dem Rücken schwimmen und so sehr leicht gefangen werden können. Man nannte diese Art des Fischfangens »kockeln«.

In Norwegen verwendeten Seeleute die Kockelskörner gegen die Seekrankheit, in England wurden sie um des bitteren Geschmacks willen manchmal dem Bier zugesetzt. In Ostindien galten Wurzel und Stengel als Heilmittel. Der Stengel wurde zu einem Mittel gegen Wechselfieber verarbeitet. In der alten Medizin wurden die Kockelskörner als Mittel gegen Läuse,bei Hauterscheinungen und zur Entkrampfung empfohlen. Sie waren in den Apotheken zu kaufen und wurden auch gegen Rheuma, Epilepsie und Gliederkrämpfe angewendet.

Im Samen von Anamirta cocculus ist der Bitterstoff Pikrotoxin als stark wirksames Krampfgift enthalten. Es kommt als Mischkristallisat verschiedener Ausgangsstoffe nativ vor.

Aufgrund seiner chemischen Konstitution ist es vom Verdauungstrakt kaum, auf dem subkutanen Wege über das Gewebe jedoch rasch resorbierbar. Die Elimination erfolgt über die Niere. Wirkungsrichtung und pharmakologische Wirkung ähneln dem Strychnin.

In der Homöopathie beschrieb Hahnemann Anamirta cocculus in seiner »Reinen Arzneimittellehre« aus dem Jahre 1811. Später wurden von verschiedenen Autoren Arzneimittelbilder nach entsprechender Arzneimittelprüfung aufgestellt.

Persönlichkeitsportrait

Erwachsene

Sowohl bei Männern als auch bei Frauen finden wir dem Arzneimittelbild ähnliche Typen. Die Frauen sind sehr sensibel, haben romantische und eigenbrötlerische Züge. Meist sind sie nicht verheiratet und leiden unter sehr starken Menstruationsbeschwerden, bei einer Gravidität unter heftigen Schwangerschaftsbeschwerden. Ihre Menses ist unregelmäßig.

Auch die Männer sind eigenbrötlerisch und verhalten sich als »Playboys«, die als Lebemänner ihr Glück suchen. Sie haben Erfolge, solange sie noch jung sind, zumal sie ungemein viel lesen und sich auch in wissenschaftliche Probleme vertiefen. So gelten sie als recht belesen und intelligent und finden auch von dieser Seite her Anklang.

Im Vordergrund steht allerdings ihr triebhaft-somatisches Leben, in dem sie völlig

aufgehen. Erst wenn sie durch zu viele erotische Ausschweifungen und sexuelle Exzesse geschwächt sind, kommt es zu einer Abschwächung ihrer Lebenskraft. Auch ihre Lebensqualität wird dann geringer. Sie haben, auch bei den Damen, keinen Erfolg als Lebemann, werden müde, etwas zittrig sogar und sind dann leicht erregbar. Melancholisch, mutlos, ja sogar verzweifelt ziehen sie sich zurück zu ihren Büchern, denen sie dann völlig verfallen. Sie vergessen die Zeit während der geistigen Auffrischung und Weiterbildung und verlieren so unendlich viele Stunden des Schlafes, lesen und arbeiten bis zu den Morgenstunden. Die Folgen dieser geistigen Anstrengungen, des Schlafdefizits und der dadurch verursachten körperlichen Belastungen zeigen erhebliche Beschwerden, wie krampfartige Muskelbeschwerden an Waden, Nacken oder Armen, fibrilläres Muskelzucken, Schwindel und Appetitmangel.
Ihre Arbeitswut entspricht in der Intensität dem Liebesleben ihrer jungen Jahre und verursacht die gleichen Erscheinungen. Die Zeit vergeht ihnen viel zu schnell. Dies führt dazu, daß sie äußerst schnell und hastig sprechen, sich dabei verhaspeln und die Sätze nicht recht zu Ende führen können.
Sie wollen unendlich viel arbeiten, sind dazu aber nicht in der Lage. Der ganze Körper wird matt, es fällt ihnen jetzt schwer, Haltung zu bewahren: Sie knikken nach vorne um und fühlen sich zu schwach, um sich aufzurichten oder sogar um zu sprechen.
Schon beim Aufstehen ist ihnen schwindlig, als wären sie betrunken. Im Auto, auf einem Schiff oder im Flugzeug können Schwindel, Übelkeit, Erbrechen aufkommen.
Je älter sie werden, desto weniger können sie Widerspruch vertragen. Sie sind dann leicht beleidigt und ärgern sich beim geringsten Anlaß.
Sowohl der nur dem Leben und der Liebe zugewandte, als auch der nur mit Büchern und Wissenschaft beschäftigte Typus hat weder zum Essen, noch zum Trinken, zum Rauchen oder zum Schlafen Zeit; auch das Sprechen ist ihm lästig. Aufgrund fehlender Gewöhnung erfolgt eine Verschlimmerung aller Beschwerden bei Nahrungsaufnahme, langen Unterhaltungen und passiver Fortbewegung.

Kinder

Anamirta cocculus-Kinder sind oft so erschöpft, daß sie alles fallen lassen und ihren Kopf nicht gerade halten können. Aufgrund einer Muskel- und Bänderschwäche laufen sie gebeugt und knicken in den Fußgelenken und Knien häufig ein. Wenn sie frühzeitig aufstehen, wird ihnen schon beim Aufsitzen schwindlig und sogar übel. Auch im Auto bzw. im Kinderwagen kommt es auf schlechter Straße zu Übelkeit.
Besonders in den Morgenstunden haben sie keine Lust zu essen und sind häufig sehr erschöpft, besonders, wenn die Nachtruhe gestört war. Weiterhin leiden sie unter starker Flatulenz mit Leibschmerzen.
Bei Kleinkindern mit Beschwerden an der Halswirbelsäule oder Symptomen für eine Bandscheibenerkrankung, wie eingeschlafene Hände und Füße bzw. Ameisenlaufen, zeigt sich Anamirta cocculus sehr wirksam.
Für alle Unternehmungen, so auch für den Schulbesuch, sind diese Kinder zunächst mit großen Schwierigkeiten zu gewinnen, weil sie immer zu schwach und zu müde sind und in hohem Grade körperlich erschöpft. Die geistige

Erschöpfung steht hier nicht im Vordergrund.

Arzneimittelbild

Wichtige Symptome

Große Schwäche infolge nervöser Erschöpfung, infolge Schlafmangel durch Nachtwachen, durch Überarbeitung oder sexuelle Exzesse.
Schwindel, Übelkeit, Erbrechen beim Fahren, im Wagen, in der Eisenbahn oder im Flugzeug.
Kinetosen.
Starker Speichelfluß mit Durst.
Taubheitsgefühl und Zittern.
Leeregefühl im Bauch.
Die Zeit vergeht viel zu schnell.
Abneigung gegen alle Speisen, Übelkeit.
Der Leib ist sehr aufgetrieben.
Eigentümliches Symptom: Heftiges Verlangen nach Bier, wenn Kopfschmerzen vorhanden sind.

Modalitäten

Verschlimmerung: durch passive Fortbewegung im Wagen, Schiff, Eisenbahn oder Flugzeug, lange Nachtwachen, beim Aufrichten aus der horizontalen Lage.
Besserung: Bei ruhigem Liegen oder im Sitzen.

Toxikologie

Kockelskörner riefen früher, als sie in England dem Bier zugesetzt wurden, häufig Vergiftungen hervor. Sie äußerten sich als schwere Konvulsionen in den Extremitäten, starke tonische Rigidität im Masseter-Bereich und als kurze Tetanusanfälle (Trismus).

Wichtige Indikationen

Alle Kinetosen. Schwindel.
Nervöses Erbrechen und Übelkeit.
Schädliche Folgen von Schlaflosigkeit, große Nachtwachen, Schlafmangel. Großes Schlafdefizit.
Eisige Kälte der Extremitäten mit Hitzeanfällen und vielen Schweißen, heftiger Durst.
Kopfschmerzen am Hinterkopf mit Leeregefühl des Kopfes, Kopfschmerz besonders bei Schlafmangel.

Arnica montana (Arnica)

Ursprung

Nach allen bisherigen Erkenntnissen steht fest, daß Arnica erst zu Beginn des 18. Jahrhunderts in der Medizin eingeführt wurde.
Die in der Volksheilkunde so hervorragende Droge Arnica montana (Bergwohlverleih) ist weder bei den alten Römern noch in den alten Botanikbüchern des Mittelalters zu finden. Der Name ist vermutlich erst im Mittelalter entstanden und kommt angeblich vom griechischen »arnakis«, d.h. Lammpelz, wahrscheinlich aufgrund der weißhaarigen, wolligen Blütenhülle.
Als Inhaltsstoffe sind verschiedene ätherische Öle, Karbonsäuren, Phenolsäuren und Sitosterol, ferner Inoline, Fruktose, Saccharose und Phytomelane zu nennen. In der Asche finden wir Mangan.

Persönlichkeitsportrait

Arnica wird sehr häufig für die Folgen von Traumata verwendet. Diesem Mittel entsprechen die vollblütigen, plethorischen Personen, dem Aurum gar nicht unähnlich, häufig athletisch gebaut. Man kann sie auch als kongestionierten Typus betrachten.
Diese Menschen lassen die Welt um sich kreisen, sind mürrisch, reizbar, mitunter auch schreckhaft und wollen in Ruhe gelassen werden. Sie haben keine Lust, sich mit irgendjemand zu unterhalten, wollen auch nicht berührt werden und sind von sich selbst sehr überzeugt. Falls sie einmal ein Trauma hatten, halten sie über Monate und Jahre daran fest, um die ihnen dadurch zugefügten Beschwerden immer wieder zu erleiden. Ihre Selbstgefälligkeit führt bis zur Selbstüberhebung. Sie kultivieren ihr eigenes Ich auf ganz besondere Art, wollen keine Widerrede, sondern regen sich sofort auf, wenn jemand widerspricht. Selbstlosigkeit oder Altruismus fehlen ihnen völlig. Sie treiben einen Eigenkult bei deutlicher Selbstüberschätzung.
Diese Selbstsucht bringt sie der narzißtischen Persönlichkeit sehr nahe. Sie sprechen immer nur von sich selbst, beschäftigen sich immer nur mit sich selbst, können auch stundenlang vor dem Spiegel stehen. Einmal um sich selbst zu bewundern, aber auch, um festzustellen, wieviel Mitleid bzw. Anerkennung sie eigentlich bräuchten. Vor dem Spiegel pflegen sie dann auch ihre »Reden an das Volk« zu halten, zumal sie dann nicht mit einer Widerrede rechnen müssen.
Häufig haben sie einen auffällig roten und heißen Kopf, wogegen die Extremitäten, besonders die Beine bis über die Knie hinauf, kalt sind.
Als Arzt erkennt man sie daran, daß sie immer behaupten, sie wären eigentlich gesund, obwohl sie unter vielen Beschwerden leiden.
Die genannten Symptome zeigen Arnica-Persönlichkeiten nicht nur nach einem Trauma, sondern häufig auch nach einer Apoplexie. Oft frönen sie auch dem Äthanol und bekommen danach erhebliche Beschwerden mit den besprochenen Symptomen.
Auffallend sind bei ihnen die Blutungen aus der Nase, an Konjunktiva oder Retina und sogar beim Zähneputzen. Gelegentlich kommt es auch zu ganz kleinen,

äußerst schmerzhaften Furunkeln, die immer wieder auftreten und den Patienten, wie alle anderen Beschwerden, äußerst mürrisch und reizbar machen.
Nach Schlaganfällen finden wir auch dementielle Erkrankungen mit all den Symptomen, bei denen die Persönlichkeit nicht immer voll gewahrt ist und deren Ursachen vaskuläre Erkrankungen, aber auch präsenile Degenerationserscheinungen sind.
Für diese Patienten ist dann nur noch das eigene Ego wichtig.

Literatur

In Shakespeares Drama »Wie es Euch gefällt« (2. Akt, 3. Szene) wird die Rüstigkeit eines Achtzigjährigen dargestellt. Der treue Diener Adam bietet dem verstoßenen Orlando seine Dienste an:

»Sehe ich gleich alt, bin ich doch stark
und rüstig;...
Drum ist mein Alter wie
ein frischer Wind,
kalt, doch erquicklich.«

Signifikant ist die Kälte am ganzen Körper, lediglich das Gesicht ist warm, manchmal sogar heiß. Im übrigen überwiegt bei aller Zerschlagenheit große Frische nach dem Motto: »Er sagt, ihm fehle nichts«.

Toxikologie

In therapeutischen Dosen wirkt Arnica nicht toxisch.
Bei innerlicher Anwendung sind toxische Wirkungen der Sequiterpenlaktone zu erwarten: Gastroenteritis, Tachykardie, Kollaps. Unverdünnte Tinktur bewirkt Rötung der Haut mit Blasenbildung, auf Schleimhäuten auch starke Reizerscheinungen. Die sensibilisierende Wirkung der Helenalin-Ester ist beachtlich, so daß nach wiederholter Anwendung der Tinktur immer mit dem Auftreten einer allergenen Kontaktdermatitis gerechnet werden muß. Von der Verwendung von Arnica bei vielen Kosmetika muß daher abgeraten werden.

Arzneimittelbild

Wichtige Symptome

Große Schmerzen, Zerschlagenheitsgefühl und Quetschungsgefühl am ganzen Körper.
Außerordentliche Empfindlichkeit am ganzen Körper. Sogar das Bett ist zu hart.
Auch enge Kleidungsstücke können nicht ertragen werden (Gürtel, Kragen etc.).
Starke Kongestion des Kopfes mit Hitzegefühl. Heißer Kopf. Aber alle Extremitäten, sogar der Körper mitunter, sehr kalt.
Bei geringer Belastung durch Druck oder Anstrengung kommt es zu Ekchymosen.
Platzangst.
Narzißtische Persönlichkeitstendenz.

Wichtige Indikationen

Alle Folgen von Trauma, Gewebsdefekten, Blutergüssen.
Apoplexien mit Folgeerscheinungen.
Hypertonus mit der individuellen Prägung, wie sie im Persönlichkeitsportrait dargestellt ist.
Stauungserscheinungen, besonders bei Varizen mit Unterschenkelekzem bei plethorischen Patienten.
Rezidivierende Furunkulose mit winzig kleinen, äußerst schmerzhaften Furunkeln.

Atropa belladonna (Belladonna)

Ursprung

Atropa belladonna (Tollkirsche), wie Hyoscyamus und Stramonium aus der Familie der Solanaceae (Nachschattengewächse), ist eine der bedeutendsten europäischen Giftpflanzen. Sie hat im Mittelalter bei den Hexenprozessen viele Todesopfer gefordert. In der Medizin spielte sie als krampflösendes Mittel und als Narkotikum eine Rolle. Auch als Rauschgift war sie interessant.

Versuche mit Belladonna ließen Hahnemann erkennen, daß die Arznei dynamisch wirke, d.h. nicht mechanisch und nicht mechanistisch. Im Jahre 1801 schrieb er an Hufeland auf dessen Frage, was denn 1/100 000 Gran Belladonna bewirken könne:

»Eine recht hart getrocknete Pille des Belladonna-Dicksaftes bewirkt bei einem robusten, ganz gesunden Landmann gewöhnlich nichts, jedoch wird er heftig und gefährlich krank, wenn ein Gran Dicksaft in zwei Pfund Wasser aufgelöst und fünf Minuten geschüttelt eingenommen werden. 1 Tropfen jetzt davon in einer Unze Wasser (20 000 Tropfen) wieder unter intensivem Schütteln aufgelöst und aus dieser Lösung einige Teelöffel entsprechend einem Millionstel Gramm. Von dieser unvorstellbar kleinen Menge wird er an den Rand des Grabes kommen, wenn er vorher recht ordentlich krank war und seine Krankheit von der Art ist, daß Belladonna auf sie paßt.«

Hahnemann hat hier deutlich erkannt, daß eine Substanz, die an sich schon giftig ist, durch Verdünnung bzw. Potenzierung nicht mehr toxisch oder mikrotoxisch, sondern darüberhinaus dynamisch wirkt, was zu schwersten Zuständen führen kann.

Verwendet werden Blätter und Wurzeln.

Wirksame Inhaltsstoffe sind L-Hyoscyamin, das Racemat Atropin, weitere Tropan-Alkaloide in geringeren Mengen, darunter auch Scopolamin, weiterhin Flavonoide und Cumarin-Derivate, z. B. Scopoletin.

In der frischen Pflanze überwiegt zum Erntezeitpunkt das Hyoscyamin. Dieses Alkaloid wirkt als kompetitiver Hemmstoff, indem es mit Acetylcholin um die postganglionären Rezeptoren konkurriert. Alle muskarinartigen Acetylcholin-Wirkungen werden dadurch abgeschwächt, die parasympatholytische Wirkung äußert sich an verschiedenen Organen in unterschiedlicher Weise. So ist es verständlich, daß Belladonna in verschiedenen Zubereitungen für sehr viele Indikationsbereiche Gültigkeit hat.

Am Auge wirkt Atropin als Mydriaticum, am Herzen wird der Einfluß des Nervus vagus dosisabhängig reduziert, die Herzfrequenz heraufgesetzt.

Bei bradykarden Rhythmusstörungen, die durch erhöhten Vagotonus bedingt sind, ist Atropin das Mittel der Wahl.

Die Drüsen, vor allem Speichel-, Haut- und Bronchialdrüsen, schränken unter dem Einfluß des Alkaloids ihre Tätigkeit stark ein und vermindern ihr Sekret. Die Magensaftsekretion wird erst bei der Gabe von hohen Dosen vermindert, ohne daß dabei die Protonen-Konzentration erniedrigt ist.

Spasmen glattmuskeliger Organe werden durch Tonusverminderung beseitigt, sind in Magen-Darm-Kanal, Gallenwegen und Harnblase zu beeinflussen, Bronchi-

almuskulatur-Spasmen dagegen nur, wenn sie vagusbedingt sind.
Die antiemetische Wirkung ist bei Scopolamin ausgeprägt.
Als Anti-Parkinson-Mittel werden Atropin, Scopolamin oder Belladonna-Wurzelextrakte eingesetzt, um das cholinerge System zu hemmen.
In hohen Dosen wirkt Atropin erregend auf das ZNS, so daß es zu Halluzinationen, sogar zu Tobsuchtsanfällen kommen kann.

Persönlichkeitsportrait

Erwachsene

Verhältnismäßig wenige Erwachsene zeigen das Portrait eines Belladonna-Patienten. Umso häufiger finden wir jedoch bei Kindern ein entsprechendes Bild.
Bemerkenswert bei Erwachsenen ist vor allem die Psyche. Sie haben eine lebhafte Phantasie, die den Eindruck vermittelt, der Patient befinde sich auf der Reise in eine Traumwelt. Der geringste Reiz auf die Sinnesorgane kann dann zu Wutanfällen mit Schreien führen. Der Patient ist kampfeslustig, verhält sich aggressiv und destruktiv, wie ein tollwütiger Hund. Sehr interessant ist, daß diese Patienten sehr oft und fast immer von Hunden träumen.
Im Bereich dieser Träume gibt es auch aggressiv-erotische Komponenten. Das Animalische kommt dann sehr stark zum Vorschein. Mitunter richtet der Patient die Aggressionen gegen sich selbst. Er reißt sich die Haare aus und ist erstaunt, wenn er am nächsten Tag mit schläfriger Benommenheit erwacht, Kopfschmerzen hat und gar nicht mehr weiß, was vorgefallen ist.
Die Pupillen sehen bei seinem solchen Anfall aus, als seien sie schreckhaft aufgerissen, sind also sehr groß und verweisen in besonderem Maße auf Atropa belladonna als Arzneimittel.
Aus dem Mittelalter, in dem Belladonna zur Zeit der Hexen als Rauschmittel des kleinen Mannes diente, wissen wir, daß es zu intensiven Halluzinationen führte. Der Mensch verwandelte sich in eine Tiergestalt, sah Gesichter, schwebte mit großer Geschwindigkeit nach oben, um dann wieder abzustürzen in große Tiefen. Daneben erlebte er im Traum oder Rauschzustand dionysisch-venerische orgastische Feste mit Tanz, Musik und Liebe, wie wir sie aus den Hexenprozessen als Aussagen der durch die »Hexensalbe« toxisch geschädigten Menschen nachlesen können.

Kinder

Belladonna wird bei sehr vielen Kinderkrankheiten angewandt. Die Kinder, besonders die Kleinkinder, die uns einen Prototyp eines Belladonna-Portraits zeigen, sind sehr lebhaft, intelligent und aufgeweckt und empfinden alles sehr intensiv. Sie sehen blühend aus. Der Kopf scheint etwas zu dick für den zierlichen Körper, die Pupillen sind weit. Im ersten Schlaf schwitzen sie gern am Haaransatz über der Stirn. Beim Spielen schwitzen sie am ganzen Kopf. Sinneseindrücke wie Geräusche, Licht und Berührung, auch Sonnenbestrahlung, können Krankheiten verursachen. Sie überhitzen sich tagsüber durch ihre Motorik und durch ihre geistige Lebhaftigkeit, schwitzen dann sehr und kühlen sich plötzlich ab. Kommen sie dann in kalten Wind, hat dies im ersten Schlaf ein Aufschreien wie aus einem heftigen Alptraum zur Folge, verbunden mit fieberhafter Phantasie. Die Temperatur ist dann sehr hoch.
In dem beschriebenen Fieberdelirium ergeben sich die Krämpfe, die sehr gefürchtet werden von den Eltern. Zit-

tern und Zuckungen werden durch irgendeinen Sinnesreiz ausgelöst. Man braucht nur das Bett zu berühren, den Patienten laut anzusprechen. Dieser Zustand ist dem der Keuchhusten-Kinder vergleichbar, die in konvulsivischen Stadien sind: Unter wild-wütend-bellenden Hustenstößen stoßen die Kinder alle weg, die ihnen hilfreich zur Seite stehen wollen. Sie werfen dann mit Gegenständen, knirschen mit den Zähnen und zeigen alle Anzeichen eines unglaublich aggressiven Menschen, wobei auch hier die Pupillen sehr groß sind. Sie schwitzen sehr stark.

Alle Krankheitssymptome treten plötzlich auf und sind häufig von Krämpfen begleitet.

Um zu erfahren, wie stark Belladonna wirkt, sollte man einmal abends, wenn man etwas ausgeruht ist, keine anstrengenden geistigen und körperlichen Arbeiten verrichtet und keinen Alkohol oder andere Reizgifte zu sich genommen hat, Atropa Belladonna C30 einnehmen. Dadurch werden Erlebnisse ausgelöst, die unwahrscheinlich sind, wenn man sie wieder mit klaren, nüchternen Augen betrachtet.

Literatur

Im Erlkönig fürchtet sich der Sohn:
»Mein Vater, mein Vater, jetzt faßt er mich an! Erlkönig hat mir ein Leid getan!«

In solchen Situationen, bei solch halluzinatorischen Gedanken, ist Belladonna das Mittel der Wahl. In der Vertonung kommt deutlich das rauschende, lebhafte, das faszinierende und orgastische Element zum Ausdruck, auch der Zusammenbruch und die Trauer.

Die in den Phantasien von Belladonna auftretenden Hunde, Ochsen, Wölfe und Stiere erscheinen in einem roten Hof. Patienten, die ein solches Erlebnis haben, haben einen ganz »stieren« Blick und fallen deswegen auf.

Hier sei an die Sage der Europa erinnert, die von Zeus als Stier entführt wird. Sie enthält viele Atropa belladonna-Symptome und Motive, die wir schon kennengelernt haben.

Europa träumt in den Stunden nach Mitternacht von zwei Weltteilen, die in einer Frauengestalt erscheinen und sich darum streiten, die Frau zu besitzen. Das Arzneimittelbild von Belladonna enthält die Wahnidee, der Patient sei durchgeschnitten in zwei Teile. Schließlich umfaßt ein Unbekannter Europa und raubt sie, ohne daß sie zu widerstreben vermag. Dies entspricht der Wahnidee, gefangengenommen und vom Teufel geholt zu werden. Aus diesem Traum schreckt Europa mit klopfendem Herzen auf (Herzklopfen und Traum im Arzneimittelbild), sitzt aufrecht in ihrem Bett und starrt vor sich hin (Belladonna). Vor ihren weit offenen Augen (Belladonna) stehen noch die beiden Frauen.

Mit ihren Gespielinnen geht Europa durch blumenübersäte Wiesen hinunter zum Meer. Alle tragen golddurchwirkte und blumenbestickte Gewänder.

Zeus sieht diese Schönheit und ist von ihr ergriffen. Er verwandelt sich in einen herrlichen Stier mit Hörnern, die wie Juwelen aussahen. Es gelingt ihm, Europa dazu zu verleiten, auf seinem breiten Rücken Platz zu nehmen. Ehe sie sich besinnen kann, galoppiert er davon, springt schließlich ins Meer und schwimmt mit seiner Beute davon. (Belladonna hat Halluzinationen von Rennen, Laufen, Gehen, Schwimmen.)

Daraufhin verschwindet der Stier und an seiner Stelle tritt ein herrlicher, göttergleicher Mann hervor, der erklärt, daß er der Beherrscher der Insel Kreta sei und

sie schützen werde, wenn auch er durch ihren Besitz glücklich würde. In ihrer trostlosen Verlassenheit reicht sie ihm die Hand, Zeus hat somit sein Ziel erreicht.
Am nächsten Tag erwacht Europa, sucht ihre Heimat und ruft nach ihrem Vater, meint, alles nur im Traum erlebt zu haben. Verzweifelt befürchtet Europa, nun bliebe ihr nur noch der Tod. Hier erscheinen drei Wahnideen von Belladonna: die Ansicht, jetzt sei die Zeit zum Sterben gekommen, der Glaube und die Vorstellung, von zu Hause weg zu sein.
Plötzlich erscheint Aphrodite, ihren kleinen Sohn, den Liebesgott, mit gesenktem Bogen zur Seite, und erklärt Europa, daß sie die irdische Gattin des großen, unbesiegten Gottes Zeus sei. Ihr Name werde unsterblich, da der Erdteil, der Europa aufgenommen habe, nach ihr benannt ist und »Europa« heißt.
Europa gebar schließlich Minos, den späteren König von Kreta, der wiederum mit Pasaphea, der Tochter der Sonne, Ariadne und Glaukos zeugte.
Belladonna ist somit für Säuglinge und Kinder des heutigen Europa von therapeutischer Bedeutung. Freilich scheint es auch wichtig zu sein in der Wiege Europas, der minoischen Kultur auf Kreta.

Arzneimittelbild

Wichtige Symptome

Delirante Zustände, Wahnvorstellungen.
Kongestion des Kopfes mit Rötung und manchmal Schwellung des Gesichtes, dabei Karotidenklopfen und oft das Werfen des Kopfes nach hinten.
Überempfindlichkeit und Erregbarkeit aller Sinne bei geringstem Reiz wie Licht, Berührung, Stoß, Geräusch etc. Der Belladonna-Kranke will Ruhe, Schweigen und Dunkelheit: »Herr Doktor, bitte nicht ans Bett stoßen!«
Heftigkeit aller Krankheitserscheinungen, gleich welcher Art. Sie kommen plötzlich, gehen aber auch plötzlich. Belladonna krampft, sowohl kleine Spasmen an den Körperöffnungen, Pharynx, Ösophagus, Anus als auch an den Muskeln.
Trockenheit der Schleimhäute, starker Durst, Konstriktionsgefühl und Trockenheit im Schlund.
Die Haut ist rot, glatt, glänzend, warm und feucht. Wer sie anfaßt, hat das Gefühl, sie brenne.
Starke Empfindlichkeit des Bauches, schon beim Erzittern des Bettes.
Kann leiseste Berührung nicht vertragen.
Die Schmerzen sind sehr heftig und plötzlich, von kurzer Dauer, bohrend oder lanzierend.

Modalitäten

Verschlimmerung: durch geringste äußere Einflüsse wie Geräusche, Licht, Berührung, Anfassen, Erschütterung, Luftzug, Kälte; nach Mitternacht und gegen 15.00 Uhr.
Besserung: durch Wärme, Ruhe, in einem warmen Zimmer, bei hohem Fieber.

Toxikologie

Während bei therapeutischen Dosen (½ bis 2 mg Atropin) die Wirkung im wesentlichen auf das periphere Nervensystem beschränkt bleibt, wirkt Atropin in toxischen Dosen vor allem auf das zentrale Nervensystem.
Bei Applikation weniger Milligramm Atropin treten zunächst noch die peripheren Wirkungen in Erscheinung: Trokkenheit im Mund und Rachen durch Versiegen der Speichelsekretion, Kratzen im Hals und Kehlkopf, heisere Stimme in-

folge Hemmung der Bronchialsekretion. Durch Atmungslähmung wird die Atmung zunächst verlangsamt, der Puls frequent, die Haut brennend heiß und rot. Nach Zentrigrammdosis hingegen treten Erscheinungen von seiten des Gehirns in den Vordergrund. Vor allem ist der Zustand hochgradiger Aufregung mit Trübung des Bewußtseins auffällig; es gibt Zeichen von Verwirrtheit, Zwangsbewegung, Halluzinationen, Sehstörungen und Delirien. Der Tod erfolgt durch Atmungslähmung, wenn die Lähmung auf das Atemzentrum selbst übergreift. 0,05 g bilden den Anfang einer lebensgefährlichen Dosis, 0,1 g wird allgemein als Dosis Letalis bezeichnet.

Atropin als Antidot bei Vergiftungen mit Cholinesterase-Hemmern vom Organophosphat-Typ (E 605 o. ä.) erfordert die Gabe von bis zu 100 mg pro Tag, verteilt auf mehrere Dosen.

Wichtige Indikationen

Plötzliches hohes Fieber mit heißer Haut, feucht.

Angina mit Erdbeerzunge, sehr schmerzhaft, plötzlich beginnend.

Otitis Media mit flammend rotem Trommelfell und klopfenden Schmerzen.

Sinusitis, häufig nach Schweißunterdrükkung oder nach Unterdrückung von Schnupfen.

Gesichtsneuralgien, die plötzlich auftreten und ebenso plötzlich verschwinden.

Trockener Husten mit Trockenheit der Schleimhäute, äußerst starkem Kitzeln und erschütternden, bellenden Krampfhustenanfällen.

Gallenblasen- und Gallenwegskoliken.

Dysmenorrhöen.

Fieberdelirien.

Cimicifuga racemosa (Cimicifuga)

Ursprung

Cimicifuga racemosa (Wanzenkraut) gehört zu den Ranunculaceae. Es ist in Nordamerika beheimatet und wird in Europa nur kultiviert. Verwendet wird der frische Wurzelstock mit Wurzeln.
Diese alte Heilpflanze der Indianer Kanadas und Missouris wurde früher gegen die Folgen von Schlangenbissen angewendet, weswegen sie in Amerika auch Schlangenwurzel genannt wird. »Wanzenkraut« heißt sie wegen ihres stinkenden, abstoßenden Geruches.
Heute ist sie in der Schulmedizin kaum noch vertreten, gelegentlich allerdings in Hustentees und Elixieren enthalten.

Persönlichkeitsportrait

Cimicifuga kommt fast ausschließlich bei Frauen in Frage, die kurz vor oder in den Wechseljahren stehen bzw. auch danach ein Arzneimittel benötigen. Diese Menschen leben offenbar in Disharmonien mit sich selbst, die auf Hormonverschiebungen beruhen. Sie sind unausgeglichene Wesen, die sehr zeitig aufwachen und nicht wissen, ob sie früh aufstehen oder noch liegenbleiben sollen. Sie denken dann über vieles nach und schlafen nicht. Sie sind ziellos, auch beim Spazierengehen. Wollen sie ins Kino gehen, lassen sie sich auf dem Weg noch überreden, doch lieber ein Kaffeehaus aufzusuchen. Nehmen sie sich beispielsweise vor, Briefe zu schreiben, so entwickeln sie nach dem Heraussuchen der Couverts und des Papiers wieder neue Ideen. Sie sind sehr unruhig, tun viele Dinge gleichzeitig, sind dabei aber sehr oberflächlich und wissen nicht, was sie eigentlich wollen.
Cimicifuga-Persönlichkeiten leben in einer sehr unglücklichen eigenen Gemütsverfassung. Sie erwarten dauernd ein Unglück, ja sogar eine Katastrophe. Während der Menstruation haben sie große Schmerzen, die umso intensiver sind, je stärker die Regel ist. Hinzu kommen fast nicht auszuhaltende Migräneschmerzen, die das Gefühl vermitteln, das Hirn wäre zu groß bzw. die Schädeldecke würde herauf- und hinabgestoßen. Wird die Regel unterdrückt, reicht jedoch eine kleine Aufregung, ein winziger Schreck, eine fast nicht sichtbare Sorge, eine leicht deprimierende Nachricht, sogar eine Erkältung mit einem Schnupfen, daß alles im Bereich der Vernunft und des Denkens aussetzt.
Alle hormonalen Belastungen, sowohl das Klimakterium als auch schon der Hormonwechsel im Intermenstruum, die Schwangerschaft, eine Geburt oder gar eine Schwangerschaftsunterbrechung, verschlimmern den Zustand der Patientin. Dies gilt auch für die Einnahme der Ovulationshemmer sowie die Entfernung der Ovarien, z. B. bei Totaloperationen. Die Aufgeregtheit der Patientin steigert sich ständig und führt zu einer Angst, nie mehr gesund oder wahnsinnig zu werden, zu sterben. Sie träumt nur noch von drohendem Unheil, Katastrophen, Weltuntergang.
Die angespannten Patientinnen fallen in tiefe Depressionen, die das Gefühl auslösen, eine dunkle Wolke umhülle den Kopf. Freunden gegenüber sind Cimicifuga-Persönlichkeiten mißtrauisch. Sie

haben sogar Angst davor, Medizin einzunehmen, weil sie denken, davon vergiftet zu werden *(s. Hyoscyamus).*
Mit der Depression geht oft Schlaflosigkeit einher, besonders in den frühen Morgenstunden zwischen 2.00 und 6.00 Uhr, während des Klimakteriums auch häufig Migräne. Auch die operativ vorgezogene klimakterische Situation, z.B. nach Totaloperationen, bewirkt diese Symptome.
In der Schwangerschaft leidet Cimicifuga unter großer Angst vor der Geburt und vor einem eventuell behinderten Kind. Nach der Entbindung folgt häufig eine Wochenbett-Psychose, vor allem bei Frauen, die ihr erstes Kind sehr spät und bei der Geburt Krampfwehen bekommen. Der psychische Zustand kann so weit alteriert sein, daß richtiger Haß auf das Neugeborene entsteht. Auf der anderen Seite steht eine plötzlich auftretende, kaum verständliche Nymphomanie. Körperliche und seelische Beschwerden wechseln miteinander ab. Bessert sich der psychotische Zustand, so kommt es zu einer fast choreatischen Unruhe in den Gliedern, zu einer völligen Erschöpfung, bei der bis zur Verzweiflung treibende Ohrgeräusche auftreten.
Schließlich ergeben sich Muskelschmerzen bei besonderen Anstrengungen wie Schreibmaschineschreiben oder Tanzen. Alle Beschwerden werden besser durch die Bewegung in frischer Luft, Essen wärmende Umhüllungen und lokale Wärmeanwendung. Eine Verschlimmerung tritt auf bei naßkaltem Wetter, Aufregung und vor allem nicht aufkommender Menstruationsblutung.
Becker rät, sich das Krankheits- oder Persönlichkeitsbild von Cimicifuga am »Wolkenkratzer« zu verdeutlichen. Die Pflanze wird über 2 m hoch. Man bekommt das Gefühl, die hohe Blüte verhalte sich »wahnsinnig«, zumal in einem der obersten Stockwerke eines Wolkenkratzers, wo er schon in kleine Wölkchen eingehüllt ist, zielloses, regelloses, auch manchmal zügelloses und hektisches Treiben herrscht. So meint Becker, daß gerade in New York und vielen Großstädten mit Wolkenkratzern sehr viele Frauen Cimicifuga brauchen. Diese Frauen nehmen ständig die Pille, haben Angst vor einer Schwangerschaft, aber auch vor dem Weltuntergang und lassen sich totaloperieren, um ja kein Kind zu bekommen. Oder aber sie »programmieren« ihr Kind und das erst dann, wenn sie nicht mehr sehr jung und deprimiert, schlaflos sind, Migräne haben und Ohrgeräusche, sogar Wahnideen und ganz und gar eingeschnürt sind in ein Netz von Drähten – wie ein Wolkenkratzer. Sie haben große Angst, wenn sie ihr Kind bekommen. Das Herz ist unruhig, sie sind geistig, beruflich, aber auch manchmal körperlich völlig überanstrengt, haben einen steifen Nacken und Kopfschmerzen.

Arzneimittelbild

Wichtige Symptome

Auffallend sind schwermütige Traurigkeit, Launenhaftigkeit sowie Ruhelosigkeit und Bewegungsdrang.
Geschwätzigkeit, häufiger Wechsel der Beschwerden.
Der gesamte klimakterische Symptomenkomplex von Arthralgien, Myalgien und Neuralgien bis zu allgemeiner Schwäche. Endogen bedingte Kopfschmerzen und Herzneurosen.

Modalitäten

Verschlimmerung: durch Erregung und Kälte.
Besserung: durch lokale Wärmeanwendung.

Toxikologie

Wirksame Inhaltsstoffe sind Triterpen und Glykoside, z. B. Actein und Cimicifugosid, außerdem Harzsubstanz. Therapeutische Dosen erzeugen keine Nebenwirkung, selbst nicht bei einer Langzeittherapie.

Wichtige Indikationen

Klimakterische Beschwerden mit neuralgisch-rheumatischen Syndromen.
Rheumatismus der Kleingelenke.
Klimakterische Kopfschmerzen mit Bewegungsverschlimmerung.
Nervöse Schlaflosigkeit.
Linksseitige Neuralgien und Rheumatismus.
Schwangerschaftsmittel.

Claviceps purpurea (Secale cornutum)

Ursprung

Die Stammpflanze ist Claviceps purea (Schlauchpilz). Sie schmarotzt auf Getreide, hauptsächlich auf Roggen und zerstört dort den Fruchtknoten der jungen Roggenblüte vollständig.
Daraus entsteht ein Gebilde, das in seinem unteren Teil einem jungen Getreidekorn ähnelt, aber aus verflochtenen Pilzhyphen besteht. Hier findet eine überreiche Erzeugung von Konidien statt. Gleichzeitig wird ein süßer Honigtau abgesondert und von Insekten aufgenommen, die auf diese Weise die Konidien auf andere Blüten übertragen. Im Laufe des Sommers trocknet dieser Honigtau und der obere Myzelteil ein, der untere wächst zu einem dunkelviolett gefärbten, gekrümmten harten Körper, dem Secale cornutum (»Mutterkorn«) heran und ragt aus der reifen Ähre hervor. Secale cornutum ist über alle Erdteile im Gefolge der Roggenkultur verbreitet, vielfach auch an bestimmte Sorten gebunden.
Das Mutterkorn führte in früheren Jahrhunderten durch ungenügende Säuberung des Brotgetreides zu schweren Krankheitsschäden, die epidemisch auftraten.
Auffallend dabei waren Zuckungen, teilweise auch Nekrosen ganzer Gliedmaßen, der Ergotismus gangraenosus. Volkstümlich wurde der Ergotismus als »Kribbel-Krankheit« bezeichnet. Der Zusammenhang dieser Krankheit mit Secale cornutum wurde erst später erkannt. Zunächst kannte man die Krankheit als »Ignis sacre« oder »St. Antonius-Feuer« und sah sie als Strafe des Himmels an, die meist das arme Landvolk betraf, weil seine Äcker stärker mit dem Pilz verseucht waren.
Schon im 16. Jahrhundert war Secale cornutum als Wehenmittel bekannt.
Für seine Anwendung als Blutungsmittel bei Lungenkrankheiten haben wir Mitteilungen aus späteren Jahrhunderten. Verwendet wurde es auch als antikonzeptionelles Mittel, als Abortivum und zur Anregung der Geburtswehen in Ostasien. Eine gefährliche Rolle spielte es wegen seiner Giftwirkung.
Erst im 19. Jahrhundert wird das Mittel offizinell. Im Jahre 1906 ist das erste Alkaloid, das Ergotoxin gefunden, kurze Zeit auch das Hydroergotinin, dann das Ergotamin und schließlich das Ergobasin. Secale cornutum enthält drei Alkaloidgruppen: die Ergotoxin-Gruppe mit den Lysergsäure-Derivaten Ergotamin und Ergosin, weiterhin Ergochristin, Ergokryptin und Ergokornin, schließlich die Ergometrin-Gruppe. Ferner enthält es verschiedene Amine und Clavin-Alkaloide.

Persönlichkeitsportrait

Diese Menschen, die dem Secale-Arzneimittelbild ähneln, sind sehr alte, ungeheuer schwache und kraftlose Menschen mit einer dünnen kraftlosen Muskelfaser. Sie erscheinen wie ausgezehrte Gestalten, haben ein blasses und eingefallenes Gesicht, sind reizbar bei nervösem Temperament, das sich sehr schnell erschöpft infolge der Kraftlosigkeit. Bei ihnen erscheint alles schlaff, sie sind kaum zu einer Tätigkeit fähig, haben ein Brennen in allen Körperteilen, die sich eiskalt anfassen. Die ganze Haut am ganzen Körper ist eiskalt, trotzdem verträgt der Patient keine warme Decke, keine warme Anwendung. Alles Warme ist ihm zuwider, er möchte nur kalte Anwendungen haben, weil dann das Brennen besser wird, auch wenn die Kälte voll erhalten bleibt.

Die Gesichter sind fahl und totenbleich, eingesunken, sie sehen abgehärtet aus, eine richtige Fascies hypocratica. Die Augen sind tief eingesunken und zeigen eine Halonierung, wie wir sie sonst kaum finden.

Bei dieser großen Schwäche fällt auf, daß sie einen unnatürlichen großen Hunger entwickeln, der allerdings sehr schnell wieder gestillt ist, weil sie zu schwach sind zum Essen. Sie haben einen ungemein großen Durst und verlangen immer wieder etwas Erfrischendes, etwas Saures zum Trinken. Zitronen lutschen sie völlig aus, lieben sogar eine ganze Menge Obstessig mit Wasser vermischt. Sie sind dann einige Minuten lang zufrieden, bis neuerlich Hunger und Durst auftreten.

Sie kollabieren sehr oft, weil sie sich bei geringem Kraftaufwand und kleinen Kraftanstrengungen einfach nicht halten können, kippen dann einfach um.

Am liebsten gehen sie an die kalte Luft. Wenn sie das nicht können, im Winter beispielsweise, weil es eisglatt ist und man nicht gehen kann, lassen sie sich gerne in der kalten Luft herumfahren. Dann nehmen sie die Decke, die man ihnen überlegt, damit sie bei Wintertemperaturen nicht frieren, weg, weil sie sich erst dann richtig wohlfühlen.

Im Sommer bleiben sie lieber zu Hause, weil sie schon Temperaturen um 20 Grad als viel zu unangenehm empfinden. Ich erinnere mich an einen 88jährigen Patienten, der ein Secale-Portrait darstellte, im übrigen keinerlei Krankheiten hatte. Er litt lediglich gelegentlich an Nasenbluten oder einer Hautverletzung und blutete, ohne daß man die Blutung kurzfristig stillen konnte. Er war einfach entkräftet und alt, war immer müde und konnte immer schlafen. Und seine glücklichste Stunde war, wenn er ein kaltes Bad nehmen konnte und man ihm dabei half, sich von oben bis unten mit einer kalten Dusche zu erfrischen. Danach ein Glas kalte Zitronenlimonade, zwei Zitronen für ein Glas Wasser, dann war er für einige Zeit ein froher und glücklicher Mensch.

Arzneimittelbild

Wichtige Symptome

Große Kälte der ganzen Körperoberfläche, dennoch kann der Kranke das Zugedecktsein nicht ertragen (ähnlich wie Camphora und Nicotiana).

Taubheit und Ameisenkribbeln in den Gliedmaßen.

Abmagerung und Schwäche trotz großem Appetit mit großem Durst.

Gefühl von Brennen an allen möglichen Körperstellen, als wenn glühendes Eisen darauf gefallen wäre.

Besserung durch kalte Anwendungen.

Modalitäten

Verschlimmerung: durch Wärme, warmes Zudecken und Bewegung.

Besserung: durch Kälte, Aufdecken der kranken Körperteile, kaltes Baden. Dieses letzte Symptom widerspricht dem pathologisch-physiologischen Geschehen und ist deshalb ein ganz wichtiges Leitsymptom.

Toxikologie

Aufnahme größerer Mutterkornmengen bewirkt Übelkeit, Speichelfluß, Erbrechen, Schweißausbrüche, harten, langsamen Puls, Augenflimmern, tonische Muskelstarre, Parästhesien, auch Muskelzuckungen, epileptiforme Krämpfe, Lähmungen und Delirien, die schließlich zum Tode im Kollaps führen können. Bei Frauen auch Gebärmutterkontraktionen, die bei Schwangeren zu Aborten führen können, wobei ein ausgesprochener Tetanus Uteri auftreten kann mit nachfolgender Ruptur.
Bei den seltenen gangränösen Formen der Vergiftung, dem Ergotismus gangränosus, sind die Parästhesien unter furchtbaren, brennenden Schmerzen, das Schwarzwerden und der trockene Brand der Glieder anzuführen.
Vergiftungsepidemien, wie sie früher vorgekommen sind, sind selten, doch hören wir gelegentlich in jüngster Zeit über Beimengungen von Mutterkorn in Getreide aus alternativem Anbau. Über Intoxikationen ist aber hier noch nichts bekannt.

Wichtige Indikationen

Altersgangrän. Die Extremitäten können noch so kalt sein, verschlimmern sich aber durch warmes Zudecken und bessern sich durch kaltes Bad oder Kälteanwendungen.
In der Geburtshilfe ist Secale nützlich in homöopathischer Dosierung, wenn die Wehen kraftlos sind oder gar fehlen bei schwachen Frauen.
Außerdem nach der Entbindung in hohen Potenzen, wenn die Wehenschmerzen anhalten.
Bei entsprechender Modalitäten-Ähnlichkeit und Symptom- Ähnlichkeit können auch Sensibilitätsverlust oder Parästhesien und fehlende Reflexe, wie bei einer Paraplegie, an Secale denken lassen.
Kopfschmerzen, besonders supraorbital oder okzipital mit Hemikranie und Übelkeit.

Conium maculatum

Ursprung

Conium maculatum (Gefleckter Schierling) ist eine etwa 1 bis 2 m hohe kahle Krautpflanze mit einem dicken runden Stengel, der im unteren Teil rotgefleckt und gerillt ist. Die Blätter sind fiederspaltig mit lanzettartigen Zipfeln. Die Dolden, vor allem die kleineren sind häufig zurückgeschlagen. Die Blüten riechen betäubend, die Doppelfrucht ist grün, später braun.
Der Schierling kommt an sehr verwüsteten Plätzen und Hecken in Europa, Asien, Nordafrika und Nordamerika vor.
»Conium« kommt von griechisch »koneion« und wird entweder von »konos«=Kreisel oder Schwindel oder von »kone«=Tötung abgeleitet.
Schon im Altertum wurde der Schierlingsbecher als Hinrichtungsmittel benutzt. Von den Klassikern schilderte Platon im »Phaidon« erstmalig diese Art der Todesstrafe, zu der Sokrates verurteilt wurde, weil er gottlos gewesen sei und die Jugend verdorben habe.
Dioskorides und Plinius beschreiben die Wirkung auf Hoden und Brustdrüsen und berichten über eigenartige mentale Erscheinungen nach dem Genuß.
Lonicerus und Mathiolus warnen vor Conium.
Zeitweilig wurde es bei Krebs und Skrophulose verwendet, bei Lupus in Form von Salbe.
Das Kraut enthält das Alkaloid Coniin sowie Conhydrin und Pseudo-Conhydrin, Flavone Chlorogensäure und Apfelsäure, sehr wenig ätherische Öle und wahrscheinlich auch Vitamin C.
Hahnemann beschrieb Conium in seiner »kleinen Arzneimittellehre« aus dem Jahre 1818 sowie in den »Chronischen Krankheiten« (1837). Weitere Autoren wie Ellen, Hering, Dahlke, Mesch und Börike, stellten ebenfalls genaue Beschreibungen und Arzneimittelprüfungen vor.

Persönlichkeitsportrait

Persönlichkeiten, die dem Conium-Arzneimittelbild entsprechen, sind meist ältere bzw. alte Menschen, die ihr Leben alleine verbrachten. Sie haben ein schlaffes Gewebe und sind leicht erregbar. Diese Menschen zeigen ausgesprochene Schwächezustände, die freilich manchmal erst nach Verletzungen, Stürzen oder anderen Unfällen auftreten. Sie neigen nicht zum Studieren, zum Lernen oder zum Durchführen von Geschäften und sind von äußerster Interesselosigkeit. Werden sie älter, so interessiert sie sogar die Zeitung nicht mehr.
Für den Arzt ist die große Indolenz interessant. Conium-Patienten lächeln und empfinden es als angenehm, wenn man ihnen eine Spritze gibt.
Geistige Belastung wird kaum ertragen. So sind lange Unterhaltungen unmöglich und es besteht Gedächtnisschwäche. Will man einen Sachverhalt jedoch nochmals erklären, ist Conium leicht beleidigt und äußerst verdrießlich. Weiterhin ist er trotz der nachlassenden mentalen Kräfte tyrannisch und streitsüchtig, kann keinen Widerspruch vertragen. Jede Aufregung verursacht noch größere Schwäche.

Wichtig und interessant ist, daß diese Menschen nicht allein sein können, aber nur sie in allen Dingen bejahende Gesellschaft akzeptieren. So verkehren sie nur mit Menschen, die ihnen zuhören, zustimmen und in knechtisch untergebener Weise für sie da sind.
Immer steht der Schwindel im Vordergrund, der vor allem im Liegen vorhanden ist und heftig auftritt, wenn man den Kopf oder auch nur die Augen bewegt bzw. sich im Bett umdreht. Conium muß seinen Kopf völlig ruhig halten; nur dann ist er einigermaßen beschwerdefrei.
Bei diesen Menschen wird gelegentlich die sexuelle Aktivität unterbrochen, so beispielsweise bei unterdrückter oder im Klimakterium nicht mehr auftretender Menses. Die mangelnde Befriedigung des Geschlechtstriebes, aber auch seine exzessive Befriedigung führt besonders im Alter zu teilweise sehr großer Mißlaunigkeit. Auch das plötzliche Ende einer noch bestehenden Liebesbeziehung bzw. sexuellen Beziehung durch Tod eines Partners z. B., kann erhebliche Beschwerden auslösen. Conium ist dann äußerst hilfreich.
Auch im Klimakterium empfinden sowohl Frauen als Männer Conium oft als Balsam für Seele und Körper.
Conium-Persönlichkeiten haben eine erhebliche Abneigung gegen das Licht; manchmal besteht sogar eine Fotophobie, d. h. sie wollen im Dunkeln sitzen und möglichst nicht gestört werden in ihren Gedanken.
Bei jungen Menschen ist Conium als Persönlichkeit kaum einmal zu finden.

Arzneimittelbild

Wichtige Symptome

Schwäche, bei den Frauen besonders nach der Menopause, aber auch bei Männern, nach schweren akuten Krankheiten, besonders bei älteren Menschen. Infolge sexueller Ausschweifung bei älteren Menschen, aber auch Menschen, die sich sexuell selten betätigen.
Drüsenverhärtungen. Brustdrüsen und Hoden, vor allem nach Stoßverletzungen.
Schmerzen der Brüste. Sie sind sehr voll, angespannt,und der Schmerz wird durch Gehen und leichte Erschütterungen verschlimmert.
Starker Schwindel, besonders im Liegen, bei jeglicher Bewegung des Kopfes, auch bei Bewegung der Augäpfel.
Erhebliche Potenzstörungen. Es besteht eine sehr heftige Libido, jedoch kann der Akt nicht durchgeführt werden, weil die zunächst noch normale Erektion mit Beginn des Koitus sofort aufhört. Oder aber schon eine unfreiweillige Ejakulation bei geringster Berührung oder beim Anblick eines gefälligen Menschen.
Sehr starke Schweiße bei Tag und bei Nacht, besonders in Ruhe, beim Schließen der Augen, beim Einschlafen.
Ziemlich großer Salzhunger mit Abneigung gegen Milch. Die Milch wird sehr schlecht vertragen.

Modalitäten

Verschlimmerung: nachts, wenn der Kopf im Liegen bewegt wird, durch plötzliche sexuelle Enthaltsamkeit, nach übermäßiger sexueller Betätigung.
Besserung: durch Bewegung, Wärme, Druck, Spazierengehen, in der Dunkelheit.

Toxikologie

Vergiftungen kommen vor durch Verwechslung der Wurzeln und Blätter mit Petersilie, Sellerie, Pastinak und Kerbel.

Bisher kaum bekannt sind Mordversuche mit Conium maculatum.
Coniin ist sehr giftig. Der Vergiftete schwankt beim Gehen, dann versagen die Knie. Die Sehkraft wird gestört, schließlich sieht er Doppelbilder. Auf der Haut können durch das Alkaloid sehr stark jukkende papullöse Ausschläge entstehen. Erhalten bleibt der klare Verstand, der keinerlei Exazerbationen zeigt. Die letale Dosis bewirkt zunächst eine Lähmung des Ganglion lenticularis, so daß die Augenlider sich senken, die Bewegung des Augapfels sich verändert und die Pupillen sich erweitern. Vorübergehend entsteht Speichelfluß und Kopfdruck. Der Tod, wie ihn auch Sokrates beschreibt, erfolgt unter zunehmender motorischer Lähmung und bei vollem Bewußtsein durch Lähmung des Atemzentrums.

Auch bei äußerlicher Anwendung wird die Haut trocken und schuppig. Festzustellen sind Ausschläge und eine starke Reizung der Haut, die kupferfarben wird und das Bild einer Lepra vortäuscht.

Wichtige Indikationen

Schwindel, entsprechend den Leitsymptomen und Modalitäten.
Tumoren, auch gutartige Tumoren der weiblichen Brust, gutartige Tumoren der Hoden.
Gesichtsneuralgien.
Verschiedene Augenerkrankungen, Lichtscheu, Hyperästhesie sowohl des äußeren Auges als auch der Netzhaut.
Akkomodationsschwäche.
Trockener Husten, der für alle Menschen im Liegen und bei Lagewechsel unerträglich wird. Conium ist hier eines der besten Mittel.

Datura stramonium (Stramonium)

Ursprung

Datura stramonium, »Stechapfel«, »Tobkraut« oder auch »Zigeunerapfel« genannt, ist ein bis zu 1 m hohes Kraut. Schon die Ägypter verwendeten es ähnlich wie Bilsenkraut zur Schmerzbekämpfung. Die Römer lernten seine Wirkung auf einem Feldzug des Antonius gegen die Parther im Jahre 33 v. Chr. kennen: Datura stramonium verursacht Geisteskrankheiten und absolutes Vergessen bisheriger Ereignisse. Den Griechen scheint diese Pflanze unbekannt geblieben zu sein.

In China wurde Stramonium gegen Schmerzen in der Leber und im Bauch angewendet, aber auch bei Patienten mit Hirnfieber, die irre redeten und Waden- bzw. Fußkrämpfe hatten.

In der Volksheilkunde wird Stramonium wegen seiner Giftigkeit nicht verwendet. In früheren Zeiten diente es hier oft als Liebes- oder Betäubungstrank. In der Schulmedizin wurde Stramonium noch gelegentlich bei »Asthma-Zigaretten« gebraucht.

Die Inhaltsstoffe sind etwa die gleichen wie bei Atropa belladonna und Hyoscyamus. Lediglich die prozentualen Quantitäten der wichtigsten Alkaloide L-Hyoscyamin, Scopolamin und Atropin sind etwas verschoben.

Persönlichkeitsportrait

Erwachsene

Datura stramonium, eines der großen Mittel aus der Familie der Solanaceen (Nachtschattengewächse), zeigt bis zur wahnsinnigen Raserei alle Stufen, Nuancen und Facetten hypomanischer, manischer Reaktion bis zu destruktiven Wutausbrüchen und rücksichtslosen Brutalitäten. Es sind ungeheuer aktive, auch sehr kreative Menschen, deren Kreativität sich bei bestimmter agitierter Getriebenheit in zerstörerischer und bösartig destruktiver Art äußert. Es sind Patienten, die, wenn sie in einen solchen Zustand hineingeraten, ohne sich kontrollieren zu können, beißen, schlagen, schreien, fluchen, alles zerreißen. Ihr Grundgedanke ist nur zu zerstören.

In der Materia medica haben wir einige solch gewalttätige, hyperaktive, äußerst agile und hypermotorische Arzneimitteltypen, so aus der Gruppe der Solanaceen Belladonna, das als deutliches Symptom das Bedürfnis zeigt, sich zu schlagen, aber auch Wahnvorstellungen ganz besonderer Art entwickelt, z.B. in Fieberdelirien aus dem Bett herauszusteigen, zu versuchen, die Wand heraufzuklettern.

Hyoscyamus kann ebenfalls gewalttätig werden, besonders bei rasender Eifersucht oder anderen Extremsituationen. Die gleiche Raserei, Gewalttätigkeit und auch Zorn finden wir bei Tarantula, Veratrum album, Acidum nitricum und vielen anderen Mitteln, die aber alle nicht so gewalttätig, nicht so destruktiv hyperaktiv und hypermotorisch sind wie gerade Stramonium.

Stramonium kann ein gutes Hilfsmittel sein bei Patienten, die in der Psychoanalyse plötzlich das unkontrollierte Hervorbrechen des Unbewußten spüren, das dann zu gewalttätigem und aggressiven Verhalten führt.

Der gesunde Mensch hat sich erziehungsbedingt durch soziale oder religiöse Einflüsse unter Kontrolle.
Hier, im kranken Zustand, wird jeder Kontrollmechanismus unterbrochen; der animalische Instinkt kommt mit plötzlicher Gewalt zum Ausbruch und bezwingt den Patienten. Es sind aber nicht nur diese außerordentlichen, an der Grenze geistiger Gesundheit einherlaufenden Geschehnisse, die uns an Stramonium heranführen. Auch beim gesunden Menschen ist der Einfluß des Unbewußten schon vorhanden, ohne daß sich solche destruktiven Verhaltensweisen deutlich zeigen. So besteht Angst vor der Dunkelheit; die ganze Nacht muß Licht brennen, damit man überhaupt schlafen kann. Da ist die Angst vor Friedhöfen, vor geschlossenen Räumen, davor, einen Lift zu benutzen oder mit der Bahn durch einen Tunnel zu fahren. Die große Angst aber auch vor Wasser, großen Seen, dem Meer und schließlich vor Hunden.
Alle die genannten Angstobjekte sind in der Lage, tatsächlich eine Verschlimmerung auszulösen, wenn sie in Erscheinung treten.
Umgekehrt sind alle diese kleinen Symptome auch für den behandelnden Arzt ein Hinweis, hier aufzupassen, um evtl. ungezügelte, in Gewalttätigkeiten mündende Ausbrüche vielleicht verhindern zu können.
Bei manchen Patienten, insbesondere bei Kindern, finden wir eine deutliche Hydrophobie, die sich nicht nur darin äußert, daß die Patienten Angst haben, ins Wasser zu gehen, sich auch nicht gern waschen. Sogar Wasser trinken ist mit ungeheuerer Abneigung verbunden.
Alle Persönlichkeiten, die etwas mit Stramonium zu tun haben, sind deutlich in ihrem Unbewußten, in ihrem Animalisch-Triebhaften zu betrachten bzw. in diesem Bereich auch zu explorieren. Man wird es nicht schwer haben, die entsprechende Symptomatik zu erkennen, denn Stramonium ist gern bereit, alles, so auch die Intimsphäre, auch aus kriminellen Wünschen und Handlungen heraus, deutlich darzustellen und mitunter mit obszönen Worten weitschweifend auszuführen.
In der körperlichen Ebene haben wir nur wenige Besonderheiten und Symptome, die Stramonium-Gaben erfordern. Stramonium-Persönlichkeiten sind redselige Menschen, die nicht gern allein sind, Verlangen nach Gesellschaft und nach Licht haben und sich immer schlecht fühlen in Dunkelheit und Einsamkeit. Sie sind geneigt, ständig zu reden, sobald jemand zuhört, sind gesellig, gutherzig, freundlich und gemütlich, häufig heiter bis humoristisch und lebhaft. Selten zeigen sie Traurigkeit und reden nicht gerne über Krankheiten. Ihre Einstellung ist sehr sozial, sie sind voller Arbeitsfreude und praktischer Energie, die sich nicht auf großen Ehrgeiz gründen, sondern auf emsigen Arbeitsgeist in einem von sich selbst überzeugten Menschen. Der brennende Durst nach hochgesteckten Zielen fehlt. Asoziale Eigenschaften sind sehr selten anzutreffen. Manchmal besteht Umtriebigkeit und Geschäftigkeit. Man spricht von Charakteren, die gerne »auf zwei Hochzeiten tanzen«. Gelegentlich findet man Verschwendungssucht, manchmal erotische Zügellosigkeit, aber auch sehr Begabte, die weit über den Durchschnitt tüchtig sind.

Kinder

Stramonium-Kinder sind sehr lebhaft, motorisch häufig kyperkinetisch. Sie neigen zu Krämpfen, fahren selbst in der Nacht aus dem Schlaf mit Schreien auf, knirschen mit den Zähnen und rollen

den Kopf hin und her und sind sehr unruhig.
Diese Kinder brauchen immer eine offene Türe in einem Schlafzimmer, ein brennendes Licht oder wollen zumindest durch den Türspalt das Licht auf dem Flur sehen. Sie werden nie einschlafen ohne Licht.
Die Hyperkinetik wird deutlich schlimmer durch glänzende Gegenstände wie Wasser, Sonnenschein oder Spiegel größerer Art. Schreck kann hier auch Krämpfe auslösen. Schließlich können diese Kinder kaum, nur sehr selten oder nur kurze Zeit allein bleiben.
Vordergründig ähnlich wie bei Hyoscyamus ist die Hydrophobie. Sie zu waschen oder dazu zu bringen, sich zu waschen, sie gar in die Badewanne zu stecken, ist jedesmal mit einer ungeheueren Überredungskunst verbunden. Sie weigern sich sogar einfach, Wasser aus der Leitung zu trinken.

Literatur

Theophrastus stellt in seinen »Charakteren« den »Redseligen« als Stramonium-Menschen vor:
»1. Die Redseligkeit ist die Verbreitung langer, unbedachter Reden, der Redselige ist aber einer,
2. der sich zu einem Unbekannten setzt und zuerst ein Loblied auf seine eigene Frau singt. Dann erzählt er, was er nachts im Traum gesehen hat, dann schildert er im einzelnen, was es zu essen gab.
3. Dann spricht er davon, wie viel schlechter die Menschen heute sind als früher, wie billig der Weizen auf dem Markt ist, wie viele Fremde in der Stadt sind, und das Meer sei seit den Dionysien schiffbar. Und wenn Zeus es mehr regnen ließe, würde die Ernte besser werden. Er werde nächstes Jahr ein Feld bestellen, und das Leben sei sehr schwer, und Damippos habe bei den Mysterien die größte Fackel aufgestellt und so und so viele Säulen seien am Hodeon. Gestern habe er erbrochen. Dann erzählt er, welcher Tag heute sei, daß die Mysterien im September seien, die Apaturien im Oktober, die ländlichen Dionysien im Dezember. Und wenn einer bei ihm bleibt, läßt er ihn nie mehr los.»

Arzneimittelbild

Wichtige Symptome

Geschwätzigkeit wie delirant.
Furcht vor Wasser und Abneigung gegen alle Flüssigkeiten, selbst Unruhe, wenn Wasser fließt.
Glänzende Gegenstände können Krämpfe auslösen.
Schwanken in Dunkelheit und bei geschlossenen Augen.
Völliges Fehlen von Schmerzen.
Erbrechen beim Heben des Kopfes.
Heftigkeit aller Symptome.
Große Angst, will nicht alleine bleiben.
Äußerste Empfindlichkeit gegen alle Sinneseindrücke.
Bei Sonnenschein Traurigkeit und Melancholie.
Eigentümliches Symptom: Husten wird durch strahlende Lichtquelle ausgelöst.

Modalitäten

Verschlimmerung: in der Dunkelheit, bei Alleinsein und fließendem Wasser, beim Anblick glänzender oder leuchtender Gegenstände, Schlucken und nach Schlaf.
Besserung: bei Licht, in Gesellschaft, durch Wärme.

Toxikologie

Nach Möchlin steht die lähmende Wirkung des Scopolamin im Vordergrund, so daß Krämpfe fehlen. Im übrigen gilt für die grobe Toxikologie das gleiche Vergiftungsbild wie für Atropa belladonna und Hyoscyamus.

Levin beschreibt mehrere Vergiftungsfälle nach dem Genuß von Samen oder Tee, wenn die Blätter mit Brennesseln verwechselt wurden. Neben weiten, reaktionslosen Pupillen und schnellem Puls bestand Schwere in den Beinen, Verwirrung, irre Reden, Erregungszustände, die nur durch Narkose gemindert werden konnten. Weiterhin waren Gesichts- und Gehörtäuschungen, Kopfschmerzen, Schwindel, Zähneknirschen zu beobachten. Die Lippen bewegten sich ständig. Harndrang und reichliche Urinentleerung waren gegeben. Nach etwa 24 Stunden klangen die Symptome ab. Kinder sind sehr empfindlich und können schon nach dem Genuß von vier, fünf oder zehn Samen sterben, die sie gelegentlich mit Mohnsamen verwechseln.

Delphinum staphisagria (Staphisagria)

Ursprung

Delphinum staphisagria (Stephanskraut) wächst als zweijährige, dem Rittersporn nahestehende Staude an den Berghängen der Mittelmeerzonen. Sie hat zottigbehaarte Stengel. Die Kronenblätter zeigen wechselnde Formen, verschiedene Farben und sind auch in der Zahl unterschiedlich.

Verwendet werden die getrockneten, reifen Samen, die ausgesprochen widerlich riechen und brennend, scharf und bitter schmecken.

Der Name stammt von griechisch »staphis« d.h. »getrocknete Weinbeere« und »agrios« zu deutsch »wild« und »scharf schmeckend«. Der ebenfalls bekannte Name »Läusezahn« bezieht sich auf die Verwendung gegen Ungeziefer, wofür die Pflanze schon von den griechischen und römischen Ärzten gebraucht wurde.

In den alten Kräuterbüchern von Lonizerus, Bock und Matthiolus werden die Körner zur Heilung von Zahnschmerzen und als Salbe gegen Hautjucken und zur Tötung von Läusen empfohlen. Innerlich wurde es früher als Emeticum und gegen Hydrops gegeben.

Persönlichkeitsportrait

Erwachsene

Staphisagria wird selten als Konstitutionsmittel verwendet und fehlt bei Beuchelt sowie den Kindertypen von Bohrland. In Frankreich wird es häufiger als Konstitutionsmittel gebraucht; dort spricht man von zwei verschiedenen Typen. Der eine ist rasch wütend und sehr zornig, gegenüber der geringsten Kränkung sehr empfindlich. Er lebt in ewiger Sorge um die Zukunft. Der andere dagegen ist apathisch, gedächtnisschwach, möglicherweise infolge von geschlechtlichen Exzessen und hypochondrisch.

Erst in letzter Zeit finden wir in der Literatur häufigere Angaben in Richtung von Persönlichkeitsportraits und Konstitutionsmitteln. Suchen wir nach einem roten Faden des Persönlichkeitsportraits von Staphisagria, so finden wir einmal die fehlende Anerkennung der eigenen Person mit der Folge, daß das Selbstwertgefühl ungeheuer stark leidet und großer Ärger vorherrscht. Weiterhin werden ganz persönliche, mitunter auch intime Gefühle stark unterdrückt.

Anzuführen sind hier auch die ständig vorhandenen, äußerst quälenden sexuellen Gedanken, durch die die entsprechende Persönlichkeit bis zur Selbstbefriedigung getrieben wird, was aber den Allgemeinzustand nicht bessert, sondern die Persönlichkeit weiter erotisiert. Daraus resultieren ganz erhebliche Schuldgefühle.

Staphisagria-Persönlichkeiten sind sehr gefühlsbetont, äußerst zart besaitet und sehr feinfühlig. Sie kommen im allgemeinen sehr gut an, sind um andere besorgt, möchten selbst niemandem zur Last fallen und werden deshalb ihre eigenen Probleme anderen auch nicht gleich präsentieren. Das bedeutet aber nicht, daß sie verschlossen sind.

Sie wollen auch ihren Arzt nicht belasten. Erst wenn von seiten des Arztes ehrliches Interesse besteht für alle ihre Kümmernisse, ihren Gram, die Gefühle, die sie unterdrücken, ihren Ärger, öffnen sie sich voll und gestatten Zugang in die tiefsten Tiefen ihrer Seele. Die Ähnlichkeit mit Ignatia ist groß, allerdings verhält sich Ignatia zwiespältig.

Beleidigungen, Streitereien oder Unterdrückung werden hingenommen, ohne sich dagegen zu wehren. Die Bitterkeit wird nicht demonstriert, bleibt aber schmerzhaft und quälend unter der Oberfläche weiter bestehen.

Das Gefühl der verletzten Ehre, kann sich nicht abreagieren, trotz überempfindlichen und übersteigerten Selbstwertgefühls. Im Vordergrund steht sein ständiges Denken an sexuelle Inhalte und Aktivitäten. Das Problem liegt bei diesen Patienten außerhalb ihres eigenen Ichs. Es spornt sie auf der einen Seite an, hält sie aber auch meist in Zaum. Und so kommt es schließlich zu einer Verhärtung im geistigen und seelischen Bereich. Die Empfindsamkeit nimmt immer weiter zu, und die Wunden und Narben, die im Gefühlsbereich bestehen und zurückbleiben, heilen nie ganz aus, machen immer Beschwerden, und Gefühle werden durch diese seelische Verhärtung immer weiter unterdrückt.

Auch äußerlich heilen Wunden schwer. Sie eitern nicht unbedingt, sondern werden hart. Chronische Indurationen aller Art treten auf, besonders im Bereich der Sexualorgane, im Testis-, Uterus- und Ovarbereich. Das ist zu erwarten, da sehr viele starke erotische, romantische und sexuelle Erregungen im Vordergrund des Gefühlslebens stehen.

Schon als Jugendlicher begeistert Staphisagria sich sehr für romantische Beziehungen. Das Traumreich wird stimuliert. Den ganzen Tag denkt man an den Geliebten oder die Geliebte. Es kommt aber zu Problemen, wenn die Beziehung realisiert werden soll. Trotz aufgewühlter Gefühle fühlt man sich wohler, wenn man dem Geliebten nicht nahe ist. Diese Persönlichkeiten empfinden häufig im Bereich platonischer Beziehung große Freude und großes Glück und genießen dies bewußt. Da bei der vorhandenen Begeisterung die Gefühle somit kein natürliches Ventil haben, legen diese Persönlichkeiten ungeheuren Wert auf Äußerlichkeiten, Kleinigkeiten. Hier verlassen sie das Reich der romantischen und geistigen Vorstellungen. Es kommt zu Enttäuschungen, zumal die Verletzlichkeit dann zunimmt, und schließlich bricht die Beziehung ab. Dadurch entstehen bei Staphisagria viele romantische Enttäuschungen. Wo so widersprüchliche Situationen zwischen Geist und Körper auftreten, bleibt das einzige Ventil häufig die Eigenliebe, die schließlich auch zur Krankheit führen kann.

In der Phase, in der man dem eigenen Selbstgefühl dann doch eine sehr schöne Fassade geben kann, wird man dann zum edlen Ritter. Ob als Soldat oder als Student, ist man dann enttäuscht und sofort beleidigt, wenn man zurechtgewiesen wird. Man kann sich seinem Lehrer, dem Vorgesetzten gegenüber nicht äußern, wird leer, gleichgültig, wird Mitglied einer Burschenschaft. Mit Schmissen und glatten Schnitten als Zeichen der Ritterlichkeit und Ehre fühlt man sich dann wohler. (Glatte Schnitte nach Operationen können mit Staphisagria behandelt werden.)

Junge Mädchen sind dann ebenfalls leicht beleidigt und in ihrem Stolz gekränkt. Sie können mit niemandem über ihre Empörung reden und sind launisch. Häufig umgeben sie sich dann mit Hunden oder sind in Pferde vernarrt. Sie werden zu Amazonen. Ein harmloses Wort kann sie zutiefst beleidigen. Der kleinste Liebeskummer sticht sie tief ins Herz. Männer sind ihnen zuwider, Tiere lieben sie umso mehr.

Nach der Verheiratung merkt Staphisagria wie schwer es ist, bei ihrer Unfähigkeit zur Auseinandersetzung, mit Ärger fertigzuwerden. Jede kleine Bemerkung wird als Beschuldigung aufgefaßt. Der Ärger wird geschluckt, die Schuld beim anderen gesucht. Mittels Wutausbrüchen versuchen sie zwar, sich aus der Affäre zu ziehen; dabei zielen sie aber nur noch mit leeren Worten auf den Gegner, der es eigentlich gar nicht wert ist, daß man ihn überhaupt ansieht. Es kommt schließlich zu selbstzerstörerischen Selbstvorwürfen.
Interessant ist in diesem Zusammenhang das Verhalten beim Geschlechtsverkehr. Man wünscht ihn sich sehr, aber er ist eigentlich unter der eigenen Würde. Die Möglichkeit, daß man sich völlig öffnet, muß ausgeschlossen werden. Dabei fällt es äußerst schwer, sich gerade bei dieser Gelegenheit so im Zaum zu halten.
Dieser Ärger verursacht Koliken, in Darm, Magen, an der Gallenblase; aber trotz vollem Magen muß man weiteressen. Verstopfung oder Durchfall sind Manifestationen der Beleidigung.
In höherem Alter entwickelt sich die Prostatahypertrophie oder bei den Witwen die Ovarialbeschwerden mit neuralgischen Schmerzen, auch Kondylome. Auch in höherem Alter können sexuelle Gedanken noch einmal sehr aufdringlich werden. Man glaubt, man habe etwas wesentlich Besseres verdient und und dürfe mehr auf diesem Gebiet erleben, zumal man sich doch immer so im Zaum gehalten und angespornt, aber keinerlei Erfolge gehabt habe. Auch hier findet sich das Grundmotiv von Staphisagria, die Empörung, der geschluckte Ärger, die Unfähigkeit zu Auseinandersetzungen, weil alles unter der eigenen Würde ist. Unter diesem Blickwinkel sind verschiedene eigenartige Symptome zu betrachten: die Angst vor dem eigenen Schatten, die Wahnidee, daß man verfolgt wird, auch die peinliche, zwanghafte Ordnung, die man von jedem anderen unbedingt fordert.
Zu bedenken ist, daß die Sexualität, die bei Staphisagria so eine große Rolle spielt, bis zum Laster degenerieren kann, bis zur totalen Hingabe, auch in mehreren Beziehungen. Plötzlich spürt dann der Staphisagria-Mensch, daß alle anderen über ihn bestimmen und es entsteht ein Zustand, in dem er nicht mehr über sich verfügen kann. Er kommt in Situationen, in denen er nichts mehr ablehnen kann, und daraus entstehen neue Probleme, vor allen Dingen auch im Bereich der Sexualität, allen damit in Verbindung stehenden Gefühlen und dadurch unterdrückten Handlungen. Staphisagria ist in der Lage, gerade in diesem Bereich äußerst positiv zu wirken.

Kinder

Staphisagria ist das Kummer- und Ärgermittel. Kinder, die dieses benötigen, sind nicht selten. Wachsen sie in einer autoritären Familienatmosphäre auf, in der sie ständig getadelt oder barsch zurückgewiesen, bestraft, vielleicht sogar schikaniert werden und sind gleichzeitig schulisch stark gefordert, verhärten sie sich, wie die Narben an der Haut oder Schleimhaut.
Wie Chamomilla und Lycopodium sind sie häufig übel gelaunt, dabei aber schüchtern und sehr gehemmt. Körperlich sind sie wenig leistungsfähig, sehen müde aus und haben immer etwas halonierte Augen.
Im Vordergrund steht ihre Überempfindlichkeit gegen alles, was nicht so abläuft, wie sie es sich wünschen. Alles, was sie tun, halten sie für richtig und sind bei jeglichem Tadel und Vorwurf sofort beleidigt. Sie ziehen sich dann in ihre eigene

Welt zurück, antworten nicht mehr und verhalten sich solange ganz still und ruhig, bis man ihnen geduldig die jeweilige Handlungsweise erklärt hat. Ihr versteckter Ärger zeigt sich meist in stark juckenden Hautausschlägen oder wenn sie sich die Haare ausreißen.
Wird das Staphisagria-Kind streng erzogen, so entsteht aufgrund des empfindsamen Selbstwertgefühls ein Kampf, das Kind leidet, weil es Bevormundungen und Forderungen nachkommen soll und wird reizbar.
Diese Kinder verlangen ungebührliche Aufmerksamkeit. Straft man sie, provoziert man nur geheime Vergeltungsakte, bis das Kind völlig versagt. Es kann sich nicht mehr abreagieren, wird vielleicht zum Bettnässer, spielt ständig mit seinem Glied, was es natürlich nicht darf, oder reißt sich wiederum die Haare aus. Dies alles, weil sein Selbstwertgefühl unterdrückt wird.
In der Pubertät wird es noch schwieriger. Moralpredigten von seiten der Eltern, der Schule oder des Internats unterdrücken alle Bedürfnisse, die immer stärker werden. Selbst die sexuellen Gedanken drängen sich immer mehr in den Vordergrund. Bei Masturbation kommt es zu starken Schuldgefühlen. Schließlich finden wir einen hohläugigen, lustlosen, blassen, weichen Knaben mit tiefliegenden halonierten Augen, der einfach nicht weiß, was er mit seinen sexuellen Bedürfnissen anfangen soll. Religion, Schule und Eltern verschüchtern diesen Knaben weiter, und er wird zum Staphisagria-Naturell.
Sehr deutlich finden sich Veränderungen an den Zähnen. Schon bald nach Durchbruch der ersten Zähne findet sich bei diesen Kindern eine Karies. Das Zahnfleisch scheint eigenartig schwammig.

Literatur

Bei Staphisagria denken wir wegen des Grundmotivs des gesamten Arzneimittelbildes zuerst an die Sage um Pegasus, Medusa und Perseus. Hier handelt es sich um einen multilateralen Beziehungsmythos mit verschiedenen sexuellen Imaginationsvehikeln wie Schlange, Pferd, Tarnkappe.
Perseus, einer der vielen Söhne des Zeus, wurde, weil ein Orakel Unheil versprach, von seinem Großvater zusammen mit seiner Mutter in einer großen Kiste aufs Meer geworfen. Ein anderer König fand sie, nahm sie auf, vermählte sich mit seiner Mutter und versuchte, ihn loszuwerden, in dem er ihn zu einem Helden erzog und dann zu Heldentaten überredete.
So machte er auch den Vorschlag, Perseus solle das Haupt der Medusa abschlagen. Auf dem Weg dorthin kam dieser zunächst zu Ungeheuern, die nur ein Auge und nur einen Zahn hatten, den sie sich gegenseitig ausliehen. Sie zeigten ihm den Weg zu den Nymphen, denen er dann ihre Flügelschuhe entwendete. Mit denen konnte er nun überall hinfliegen. Er hatte einen Sack als Tasche, in den er alles hineinstecken konnt, was *nicht gesehen werden sollte.* Einen Helm trug er aus Hundefell, der ihn unsichtbar machte. So kam er zu Medusa, deren Haupt mit Drachenschuppen bedeckt war. (Das Arzneimittelbild zeigt manchmal ein krustiges Ekzem auf dem Kopf bei Kindern, die sich leicht ärgern und sich die Haare ausreißen.)
Statt Haaren wuchsen Schlangen auf ihrem Haupt. Sah sie irgendjemand an, so wurde er in Stein verwandelt. Da kam Perseus und wandte sich ihr mit dem Rücken entgegen. Er betrachtete lediglich ihr Spiegelbild auf seinem silbernen Schild, den er von Hermes geschenkt be-

kommen hatte und begann einen Kampf, in dem er ihr Haupt abschlug. In diesem Augenblick entsprang dem Ungeheuer aus dem blutigen Nacken heraus ein kleines Roß mit Flügeln: Pegasus, jenes Pferdchen, auf dem angeblich Dichter ritten, wenn sie besonders gute Einfälle hatten.
Später befreite Perseus Andromeda, die, an einer Meeresklippe gefesselt, einem sehr großen, gefährlichen Fisch ausgeliefert war. Den Fisch tötete er durch tiefe Stichwunden, heiratete später Andromeda. Doch nach der Hochzeit gab es einen langen mörderischen Kampf gegen ihren Onkel und seine Mannen. In der allergrößten Not zog er das Haupt der Medusa aus dem Sack und zeigte es diesen Mannen, die allesamt zu Steinen und Marmor verwandelt wurden.
Der Onkel entsetzte sich darob und flehte nun in knechtig demütiger Haltung um sein Leben.
Beim Diskuswurf traf er, ohne überhaupt hingesehen zu haben, seinen Großvater. Danach lebte er glücklich und zufrieden mit Andromeda.
Pegasus duldete als menschlichen Reiter nur Elerophontes, der müde von seinen vergeblichen Anstrengungen eingeschlummert war, als Athene ihm im Traum das Zaumzeug gab und ihn wieder anspornte.
Als Elerophontes übermütig wurde durch Erfolge seiner Heldentaten, wollte er sich zum Olymp aufschwingen. Pegasus aber bäumte sich auf und warf ihn herab. So mußte er nun einsam umherschweifen, dem Himmlischen, den Menschen ausweichen und sich langsam in einem ruhmlosen und kummervollen Alter dahinquälen.
Nach Becker finden wir hier zweimal das Staphisagria-Grundmotiv in ganz deutlicher Form. Er macht auch darauf aufmerksam, daß Staphisagria im Volksmund als »Läusekraut« gekennzeichnet wird und tatsächlich früher gegen Läuse Anwendung fand. Läuse sind ja wohl auch Reiter, die sich nicht gern abschütteln lassen, und ihre Beine sind zu Klammerwerkzeugen umfunktioniert.
Interessant dabei auch die psychischen Auswirkungen einer Auseinandersetzung mit Filzläusen. Kaum ein Mann oder eine Frau kommen primär wegen eines solchen Parasitenbefalles in die Praxis; gelegentlich wird man aber die kleinen Tierchen entdecken, wenn über Ekzeme in den Augenbrauen oder im Schambereich gesprochen wird. Außerdem finden wir gerade bei Staphisagria-Patienten gern einmal Träume von Läusen.

Arzneimittelbild

Leitsymptome

Im frühen Kindesalter, schon nach der ersten Zahnung, werden die Zähne schlecht, sie werden kariös an den Rändern, zerbröckeln stückweise und werden schwarz. Brennen in der Urethra, aber nur, wenn man nicht uriniert, während des Wasserlassens hört das Brennen auf. Schon geringe Bewegungen verursachen Herzklopfen.
Mürrische Laune, übertriebene Empfindsamkeit, manchmal auch Möglichkeit, in Zorn zu geraten. Verdrießliche Kinder stoßen einen noch eben verlangten Gegenstand zurück.
Ist ständig von sexuellen Vorstellungen und erotischen Gefühlsexplosionen geplagt, mit buntgefärbten Wollustwünschen. Hier alle Krankheiten infolge sexueller Ausschweifung.
Geschlechtsorgane sind ungeheuer empfindlich, Ovarien und Testis schmerzhaft. Geistige und seelische Entgleisung infolge dauernder gemüts- und gefühlsmäßiger Erregungszustände im erotischen Bereich.

Ein eigentümliches Symptom ist das Gefühl, als kriechen Würmer auf der Haut herum.

Modalitäten

Verschlimmerung: durch Zorn, Ärger, Kummer, geschlechtliche Exzesse, Nikotin; durch geringste Berührung der Geschlechtsteile oder erkrankter Körperteile; durch geringe Mengen flüssiger oder fester Speise; bei Neumond.
Besserung: durch Ruhe und nach dem Frühstück.

Toxikologie

Hauptwirkstoffe sind Alkaloide, vor allen Dingen Delphinin, Staphisagrin, ferner Delphisin und Delphinoidin und einige noch unbekannte Alkaloidbasen.
Das Delphinin ähnelt in seinen Vergiftungserscheinungen dem Akonitin und erzeugt schlaffe Lähmung der Herzmuskulatur. Es ist aber ohne Einfluß auf das Auge. Die Beeinflussung der Gefäße durch Delphinin ist ungleich stärker als durch Akonitin und beruht auf einer Wirkung auf das Rückenmark oder die peripheren Gefäßnerven, ist aber unabhängig vom Vasomotorenzentrum. Die bei Staphysagria beobachtete Atemnot ist außer auf Delphinin auch auf Staphysagrin zu beziehen.
Äußerlich verursacht es starke Entzündungen der Haut. Durch Staphisagria bewirkte Entfernung der Krätzmilben und deren Eier beruht also auf einer sekundären mechanischen Abschuppung der Haut. Beim Tierversuch treten Verlust des Bewegungsvermögens und der Stimme, Muskelzuckungen und unfreiwilliger Harnabgang, Diarrhö, dann allgemeine, völlige Unempfindlichkeit, Muskelschwäche und schließlich der Tod ein. Därme und andere innere Organe sind dann entzündet. Das Kraut ist sehr giftig.
Erste Hilfe: Magenspülung, Instillation von Kohle und Natriumsulfat unter Elektrolytsubstitution. Acetoseausgleich mit Natriumbikarbonat. Bei Krämpfen Diazepam, notfalls Sauerstoffbeatmung nach Intubation.

Klinische Indikationen

Sehr wichtige Indikationen: Folge von Verletzungen, wenn die Wunde glatt und tief ist und durch einen schneidenden Gegenstand hervorgerufen wurde: Schmerzen und Folgen von chirurgischen Eingriffen, besonders nach Laparotomie.
Atonischer Ileus nach Bauchoperationen (D4 i.v.).
Alle Erkrankungen infolge eines lange Zeit unterdrückten, in sich hinein gefressenen Ärgers oder Kummers.
Koliken, auch gelegentlich Durchfälle nach Ärger. Durchfall bei Kindern. Schneidende Schmerzen vor und nach Stuhlentleerung.
Schmerzen im Bereich der ableitenden Harnwege, mit Verschlimmerung nachts im Bett und morgens vor dem Aufstehen.
Erkrankung der Augen. Die Augen brennen und verursachen ein Gefühl großer Trockenheit, obgleich reichliche Tränenbildung besteht.
Gerstenkörner, Hagelkörner, wobei eines nach dem anderen folgt.
Nervöse Depressionen infolge sexueller Ausschweifung, exzessiver Masturbation, mit Abmagerung, halonierten Augen, traurig und reizbar, Hang zur Einsamkeit.
Hauterkrankung. Ekzeme am Kopf, an den Ohren. Warzen und Kondylome.
Prostataerkrankung bei alten Männern.
Fleischgenuß verursacht alle möglichen

Verdauungsstörungen, wie Schmerzen, Übelkeit und Erbrechen.
Kopfschmerzen mit dem Gefühl eines Bleiklumpens vorne in der Stirne.
Husten, ganz trocken, mit einem Kitzel im Kehlkopf ausgelöst, schlimmer durch Tabakrauch.
Narzißmus-Symptomen Komplex.

Hyoscyamus niger (Hyoscyamus)

Ursprung

Hyoscyamus niger (Bilsenkraut) zählt zu den ältesten bekannten Heilpflanzen. Seine Entdeckung wird Herakles, dem Spender und Beschützer der Heilquellen, zugeschrieben. Schon im Jahre 2700 v. Chr. wurde es auf assyrischen Tontafeln genannt und im Papyrus Ebers zur Beseitigung von Schmerzen empfohlen. Auch Hippokrates kannte Hyoscyamus als Schmerzmittel. In Zusammenhang mit Belladonna und Stramonium war es das Narkosemittel ägyptischer und griechischer Ärzte, das dem Patienten als Trunk verabreicht wurde. Auch wurden mit Hyoscyamus und anderen Mitteln zusammen getränkte Textilfäden dem Betroffenen in die Nase gesteckt.

Plinius berichtet, daß bereits wenige Blätter von Hyoscyamus die Sinne verwirren können und Wahnideen hervorrufen. Im Mittelalter und in der beginnenden Neuzeit wurde das Kraut in einer Verarbeitung als »Hexensalbe« mit anderen Drogen zusammen sehr beliebt. In Form eines Trunkes erzeugte es Rauschzustände mit stark erotisch gefärbten Bildern.

Der Name »Hyoscyamus« kommt aus dem Griechischen von »hys, hyos« = Schwein und »kyamos« = Bohne. Diese »Schweinsbohne« wirkt tatsächlich sowohl auf Menschen als auch auf Schweine giftig. Möglicherweise beruht der Name des Krautes auch darauf, daß es bei seinem Genuß zu seelisch geistigen Verirrungen und Wahnideen kommt und man sich dann benimmt »wie ein Schwein«.

Als Odysseus mit seinen Freunden bei der Zauberin Circe landete, empfing diese sie zu einem köstlichen Mahl, in das sie einen Extrakt einer Pflanze gemischt hatte, worauf alle Männer in Schweine verwandelt wurden. Es ist anzunehmen, daß sie Hyoscyamus verwendet hatte und die Männer sich wie Schweine benommen hatten. Das entspräche dem Arzneimittelbild und den Rauschzuständen von Hyoscyamus. Schließlich wurde Circe von Odysseus besucht, der durch das Kraut Moly geschützt wurde, das er von Hermes mitbekommen hatte. Er konnte alle Speisen genießen, ohne selbst verwandelt zu werden. Nach langer Zeit intimer Verbundenheit mit Circe erfüllte sie seine Bitte, alle seine Freunde wieder in Menschen und Helden zurückzuverwandeln.

Persönlichkeitsportrait

Nach Pilling gibt es keine Hyoscyamus-Konstitution. Allen bezeichnet reizbare und hysterische Personen mit sanguinischem Temperament, Hering hellhaarige Patienten, hysterische Frauen, junge Mädchen, alte Männer und Trinker als Hyoscyamus-Typen.

Ich meine, daß es einen deutlichen Hyoscyamus-Persönlichkeitstypus gibt, zumindest aber ein Profil, an dem man sich orientieren kann.

Vor allem psychische Zustände verweisen auf Hyoscyamus als Arzneimittel. Im Vergleich zu anderen Solanaceen, wie Belladonna oder Stramonium, ist Hyoscyamus jedoch weniger aktiv, gewalttätig und besitzt weniger Energie. Hyoscyamus-Persönlichkeiten zeigen in ihren Psychosen, die sich meist als Depressionen oder Manien leichterer Art erweisen, einen sehr passiven Charakter. Sie sind nach innen gekehrt, bleiben allein und erzählen manchmal unsinnige Dinge. Dabei zupfen sie beispielsweise an der Bettdecke oder an ihren Kleidern herum, oder sie zählen Geld, das nicht vorhanden ist. Sie interessieren sich nicht für ihre Umwelt, murmeln vor sich hin und sprechen mit Personen, die gar nicht vorhanden sind. Nur, wenn man ihn sehr reizt, reagiert ein Hyoscyamus-Typ emotionell geladen, extrovertiert.

Drei Wesenszüge sind bei Hyoscyamus vordergründig auszumachen: die erotische Manie bzw. ihre Folgen, wie Verliebtsein, Enttäuschungen und Frustrationen in der Liebe und Wochenbettpsychose, weiterhin ein starkes Mißtrauen gegenüber Familienangehörigen, Freunden, Bekannten, Kollegen oder sogar Fremden und schließlich die Eifersucht.

Die für Hyoscyamus typische erotische Manie zeigt sich bei den Erwachsenen als Exhibitionismus, bei den Kindern als andauerndes Spiel mit den Geschlechtsorganen. Bei den Patienten in geschlechtsreifem Alter und jenseits der Wechseljahre wird das ganze Verhalten durch manisch gesteigerten Sexualtrieb bestimmt. Auch ihre Äußerungen sind sexuell geprägt. Dabei sind sie an der Reaktion ihrer Umgebung völlig uninteressiert. Oft haben diese Menschen ein sehr ansprechendes Äußeres und sind sehr temperamentvoll mit hoher erotischer und sexueller Aktivität und Neigung zu obszönen Reden, unzüchtigen Witzen und Schamlosigkeit. So empfängt dieser Patient Besuche oder sogar den Arzt, während er nackt im Bett liegt, und redet sofort nur über erotische und sexuelle Dinge.

Auch Pygmalionismus und Sodomie sind bei Hyoscyamus auszumachen.

Das Unterbewußtsein, das vielleicht durch Erziehung und mitunter starken Willen unter Kontrolle gehalten wurde, wird hier im Bereich des Urtriebes plötzlich frei, ohne allerdings gewalttätige Züge zu zeigen. Nur Instinkte, spontane Triebe, Launen werden hier wach.

Dies führt häufig zu Konfliktsituationen, besonders bei intellektuellen Menschen, die sich in ihrem Triebleben schamlosen Perversionen hingeben. »Grüne Witwen« und junge Witwen, die allein bleiben, erleben diesen spontanen Trieb, aber auch alte Menschen, ja sogar fromme, ihr Leben lang unangefochtene Würdenträger können plötzlich eine derartige Verstrickung erleben. Sie verwandeln sich beispielsweise nach kleinen Schlaganfällen oder ähnlichen somatischen Störungen mit psychischer Beteiligung schlagartig in fast kindlich triebhafte Wesen, die alles auf einmal nachholen wollen, was sie ihr Leben lang versäumt haben.

Wie das Kind zeigt dann der alte Patient plötzliches Einnässen oder Einkoten.

Das als zweites wesentliches Symptom hervorgehobene Mißtrauen zeigt sich in einer Form, die fast an paranoide Schübe denken läßt. Hyoscyamus mißtraut allem und jedem, sogar dem Arzt, aus Angst, vergiftet zu werden. Medikamente und Essen werden verweigert, weil sie möglicherweise Gift enthalten.

Die Eifersucht betrifft sowohl Ehepartner als auch Kollegen. Ihnen mißtraut man, wenn sie mit jemand anderem sprechen, man ist eifersüchtig auf den jeweiligen Gesprächspartner. Kontakte der Ehefrau bzw. des Ehemannes werden unterbunden. Die Zwangsvorstellung, der Ehepartner betrüge ihn andauernd und überall, zwingt den Hyoscyamus-Patienten, beispielsweise den Partner auf dem Weg in den Keller zu begleiten, wenn er eine Flasche Wein holt, um den dort möglichen Kontakt zu Nachbarn oder Hausmeister zumindest zu beaufsichtigen. In diesem eigenartigen Zustand hat Hyoscyamus sonderbare Einfälle: Er kann die Wand anstarren und sieht dort Schaben und Würmer, Ratten und Mäuse laufen über Boden und Decke. Er meint, man könnte mit ihnen spielen, wird also plötzlich ganz kindlich.

In Erzählungen schwebt sein Geist in völlig anderen Sphären. Er beschreibt völlig unwichtige Vorkommnisse mit derart blumigen Phrasen, daß er hierin von keinem anderen Arzneimittelportrait übertroffen wird.

Die Hyoscyamus-Persönlichkeit leidet oft an Muskelzuckungen, die in ein stuporöses oder komatöses Stadium überleiten können, ist dann allerdings ansprechbar und kann Fragen beantworten.

Zu erwähnen ist weiterhin die Furcht vor allem, was mit dem Element Wasser verbunden ist. Angst und Scheu überkommen den Patienten, wenn irgendwo Wasser läuft, das es Krämpfe oder einen Tick auslöst, der sich als Urinabgang erweisen kann. Der Patient will nicht im Meer baden.

Kinder

Ein Hyoscyamus-Kind ist nur schwer zu umreißen. Es gibt nur einige Hinweise darauf. Manche sehr aktiven, ruhelosen, zum Teil aggressiven Kinder benötigen Hyoscyamus. Nach ihren Aktionen sind sie dann sehr erschöpft und schlafen stundenlang. Sie können sich nur kurze Zeit mit einem Spielzeug beschäftigen und neigen dazu, es zu zerstören. Dabei führen sie meist sehr dumme Reden, begleitet von unmotiviertem Lachen oder Weinen und einem etwas läppischen Benehmen.

Die Kinder sind eifersüchtig, sehr mißtrauisch und fangen schon in Kindheitstagen an, zu onanieren.

Literatur

Die psychischen Symptome Schwatzhaftigkeit, das Reden ungereimter Dinge, Niedergeschlagenheit, Unruhe, Selbstvorwürfe, Angst und Furcht vor Vergiftungen stehen bei Hyoscyamus sehr im Vordergrund. Als somatische Hinweise finden sich vor allem der reißende oder stechende Schmerz in den Ohren und ein pustelartiger Hautausschlag, wie Pocken aussehend und sich nach vier Tagen schuppend.

Diese Symptome sind in Shakespeares »Hamlet« nachzulesen und werden in Akt 1, Szene 5 von einem Gespenst geäußert, das das Aussehen des kürzlich verstorbenen König Hamlet hat. Prinz Hamlet, der Sohn des Königs, kommt mit dem Gespenst in ein Gespräch und erfährt folgendes:

Ich bin Deines Vaters Geist:
Verdammt auf eine Zeit lang nachts
zu wandern
und tags gebannt zu fasten in der Glut…
Es heißt, daß, weil ich schlief
in meinem Garten,
ein Wurm mich stach: so wird das Ohr
des Reichs
durch den erlogenen Hergang
meines Todes
schmählich getäuscht…
Kurz laß mich sein: – – – da ich im
Garten schlief…
beschlich Dein Oheim meine
sichere Stunde,
mit Saft verfluchten Bilsenkrautes
im Fläschchen,
und träufelt in den Eingang
meines Ohres

das schwärende Gebräu,
wovon die Wirkung
so mit des Menschen Blut
in Feindschaft steht,
daß es durch die natürlichen Kanäle
des Körpers hurtig wie Quecksilber läuft
und wie ein saures Lab, in Milch
getropft,
mit plötzlicher Gewalt gerinnend macht
das leichte, reine Blut...
Und Aussatz schuppte sich mir
augenblicklich...
ganz um den glatten Leib.
So ward ich schlafend und
durch Bruderhand...
in meiner Sündenblüte hingerafft,
ohne Nachtmahl, ungebeichtet,
ohne Ölung,
die Rechnung nicht geschlossen,
ins Gericht
mit aller Schuld auf meinem
Haupt gesandt!

Auch in den Worten des Hamlet-Gespenstes sind alle genannten psychischen Symptome sowie die Hinweise auf Ohr und Haut enthalten. Besonders sehen wir Halluzinationen sowie das Gefühl, sich vom Leib zu lösen, Schwatzhaftigkeit, Selbstvorwürfe, Unruhe und Vergiftungsfurcht.

In Goethes »Faust« finden wir ebenfalls ein von verschiedenen Wahnvorstellungen geprägtes Persönlichkeitsportrait in der Kerkerszene: Gretchen verkennt den Geliebten, indem sie ihn für den erwarteten Henker hält. Dieses Verkennen ist Teil einer psychiatrischen Krankengeschichte. Goethe schildert hier kraft seines dichterischen Genies ein delirantes Zustandsbild, lange bevor die Psychiatrie als Fachbereich existierte.

Ein Höhepunkt des psychotischen Erlebnisses steht am Anfang der Kerkerszene:

»Meine Mutter, die Hure,
die mich umbracht hat!
Mein Vater, der Schelm,
der mich gessen hat!
Mein Schwesterlein klein,
hub auf die Bein,
an einem kühlen Ort;
da ward ich ein
schönes Waldvögelein,
fliege fort, fliege fort.«

Gretchen äußert sich dann zu Faust:

»Wer hat dir, Henker, diese Macht
über mich gegeben!
Du holst mich schon um Mitternacht,
erbarme dich und laß mich leben...
Ich bin nun ganz in deiner Macht,
laß mich nur erst das Kind noch tränken,
Ich herzt es diese ganze Nacht;
sie nahmen mir es, um mich zu kränken
und sagen nun,
ich hätte es umgebracht!...
Sieh! Unter diesen Stufen,
unter der Schwelle,
siedet die Hölle!...«

Hier haben wir alle für eine symptomatische Psychose charakteristischen Einzelheiten, wie sie im Arzneimittelbild deutlich werden. Die ängstliche Stimmung, der plötzliche Stimmungswechsel mit Sinnestäuschung, Todesangst, delirantes Höllenerlebnis. Auch Halluzinationen erlebt sie; so sieht sie das Blut ihres Bruders an Faustens Hand, ihre Mutter neben sich oder ihr Kind. Auch ihr Gesang ist typisch: der Vater habe sie gegessen, die Mutter sie umgebracht. Es sind inkoherente, schreckhafte, fast unmögliche oder als unmöglich erkannte Erlebnisse, die mit deliranten Zuständen eine große Verwandtschaft besitzen. Wir kennen diese Erlebnisse auch aus Traum und Rausch.

Daß bei dieser Gretchenszene Mephisto immer im Hintergrund steht, dieser

Böse, der auch bei der Krankheit von Gretchen seine Hand im Spiel hatte, sollte uns zu denken geben, wenn wir hier das Persönlichkeitsportrait eines Heilmittels haben, das eigentlich im Mittelalter ein Zaubermittel war, ein Bestandteil der Hexensalbe. Es gehört zu jenen teuflischen Pflanzen, die nicht nur Heil- sondern auch Zauberpflanzen waren. Somit spüren wir die Nähe zum Simile der Arzneimittelsymptomatik noch stärker als bei anderen Mitteln.

Arzneimittelbild

Wichtige Symptome

Ängstliche, gereizte, angespannte Menschen, die häufig schlaflos sind, eine überreizte Phantasie haben und unter Artikulationsstörungen und erotischer Manie mit Eifersucht leiden.
Allgemeine Hydrophobie (waschen, baden, bootfahren, übers Meer fliegen).
Allgemeine Hyperästhesie; Larynx und Trachea sind besonders berührungsempfindlich.
Schlafstörung. Das Einschlafen wird gestört, weil er im Augenblick des Einschlafens Muskelzuckungen bekommt und aufschreien muß. Kontraktionen sämtlicher Muskeln von Kopf bis zu den Füßen.
Krämpfe der unwillkürlichen Muskulatur, schon beim Anblick von Wasser, aber auch beim Hören von fließendem Wasser (Wasserhahn).
Im Fieberdelirium entkleidet sich der Patient, wahrscheinlich wegen Überempfindlichkeit der Haut gegen Druck.
Die Schleimhäute sind sehr trocken, Mund und Zunge wie rissiges Pergament, manchmal auch blutend.
Die Füße werden abwechselnd auf den Boden gestampft.
Schmerzen sind nur geringfügig; im Leib aber heftige Schmerzen in Form starker Koliken.
Stuhlgang: unfreiwillige Durchfälle, deutlich schlimmer während oder nach Gemütserregung, unfreiwilliger Stuhlabgang.

Modalitäten

Verschlimmerung: nachts, während der Ruhe, bei seelischen Affekten, Eifersucht, unglücklicher Liebe und beim Niederlegen, durch Kälte.
Besserung: durch Vorbeugen des Kopfes, besonders beim Sitzen; durch Wärme.

Toxikologie

Die niedrigste toxische Dosis liegt bei etwa 5 mg Scopolamin. Bereits nach zehn Minuten kommt es zu Verwirrung und Unruhe, die Pupillen sind weit und starr, das ganze Verhalten ist das eines Betrunkenen. Nach einer halben Stunde tritt ein tiefer Schlaf ein.
Noch größere Dosen bewirken in wenigen Minuten völlige Bewußtlosigkeit, nach mehreren Stunden tritt dann allmählich Erholung ein.
Die letale Dosis liegt bei etwa 100 mg.

Wichtige Indikationen

Typhöse Zustände, man kann den Patienten ansprechen, er reagiert auch, schläft aber sofort wieder ein.
Delirium tremens.
Hochgradige Eifersucht und ihre Folgen.
Nymphomanie.
Ein wertvolles Mittel bei leichteren Formen geistiger Störung, besonders bei Kindern, vor allem, wenn der Schlaf keine Erholung mit sich bringt, weil er

von zahllosen Träumen erfüllt ist, die die Erholung deutlich stören.
Bei Kindern nützlich bei Strabismus, bei Grimassenschneiden, (der lokalen Chorea); muskuläre Zuckungen während des Schlafes, wachen erschreckt auf.
Alle Folgen von Schrecken mit Krämpfen.
Aphonie als Folge von seelischer Erregung, besonders bei Angst, Furcht.
Herzklopfen und Arrhythmie beim Niederlegen.
Keuchhusten, wenn das Kind sich nicht hinlegen kann, ohne daß sofort der Husten einsetzt; der Husten hört erst auf, wenn das Kind sich wieder hinsetzt.
Krämpfe der unwillkürlichen und willkürlichen Muskulatur.
Unwillkürlicher Stuhl- und Harnabgang.

Lilium lancifolium (Lilium tigrinum)

Ursprung

Lilium lancifolium (Tigerlilie) gehört zur Gruppe der Zwiebelgewächse, die häufig giftig sind. Der Name kommt von griech. »liros«, d. h. zart, dünn, sowie von griech. »tigris«, d. h. getigert.
Sie kommt in Ostasien, in Korea, der Mandschurei, China und Japan vor sowie im östlichen Nordamerika.
In der Gegend des Fujiyama findet man zu Ende des Frühjahres inmitten blühender Rhododendronsträucher bis zu einem Meter hohe, blühende Tigerlilien in großer Zahl. In unserer Voralpenlandschaft trifft man eine nahe Verwandte, Lilium martagon (Türkenbundlilie). Die Tigerlilie wird in Europa lediglich kultiviert.
Im 1737 gedruckten »Loniceri adami« von Adamus Lonicerus finden wir folgenden Hinweis:
»Im Anfang des April des 1582. Jahres in dem Garten weiland Johann Nesen Apothekers Wittiben haben wir zum ersten Male diese vom fernen Osten kommende Lilie gesehen«.
Zur Arzneibereitung wird die frische, blühende Pflanze verwendet.
Lilium lancifolium ist ein altes chinesisches und japanisches Heilmittel. Insbesondere in Ostasien wird die Zwiebel als Hustenmittel sehr geschätzt.
Die Inhaltsstoffe von Lilium lancifolium sind die gleichen wie bei anderen Lilienarten: Saponine, Liligenin und Juccagenin, außerdem das Enzym Arginase, Stärke und Glukomannane.

Persönlichkeitsportrait

Um die Persönlichkeit von Lilium lancifolium zu verstehen, müssen wir uns die Pflanze in der Natur anschauen. Es muß Nacht werden, damit diese eigenartige Lilie anfängt zu duften. Wenn sich alle anderen Blumenkelche schließen, die Blütenköpfchen sich zur Erde neigen, das Summen der Insekten verstummt, sendet sie ihre Signale hinaus in die Dämmerung und lockt späte Schwärmer an.
Diese stolze Einzelgängerin beugt so dem Besuch von Insekten-Ungeziefer vor und verhindert, daß sie mit gewöhnlichen Pollen befruchtet wird.
Auch Lilium lancifolium-Persönlichkeiten sind Einzelgänger. Es sind fast immer Frauen, die stolz sind wie die Blume, aber auch sehr hastig und heftig sein können, sehr reizbar, dabei auch weinerlich. Sie haben Furcht vor unheilbaren Leiden und verzweifeln an ihrem Seelenheil. Abends werden sie jedoch plötzlich zu nymphomanen Wesen, nachdem sie nachmittags bis in den späten Abend hinein vielerlei Beschwerden und Klagen hatten. Nachts verlieren sie ihre Beschwerden, und wie Lilium lancifolium senden sie lustvoll ihre Lockrufe aus. Lilium lancifolium entfaltet seine Wirkung im körperlichen wie auch im seelischen Bereich ausschließlich bei Frauen.
Im körperlichen Bereich finden wir unter anderem verschiedene Menstruationsstörungen von der Amenorrhö bis zur Metrorrhagie sowie Uterinkongestion und chronische Metritis. Dabei stehen Krämpfe an allen möglichen Körperöffnungen, der Blase, am After im Vorder-

grund, schließlich auch das Gefühl, das Herz würde ganz heftig in einer eisernen Klammer zusammengedrückt, meist dann wenn die Seelenwünsche, die libidinösen Gelüste nicht erfüllt oder befriedigt werden.

Dabei kommt es zu Pulsbeschleunigungen bis zu 150 Schlägen in der Minute, der ganze Körper pulsiert und klopft. Schmerzen an kleinen umschriebenen Stellen kommen häufig und rasch, verschwinden aber genauso schnell.

Im seelischen Bereich breitet sich Angst um das eigene Seelenheil, die Furcht vor ewiger Verdammnis aus und manifestiert sich als Herzbeschwerden, nervöse Herzstörungen mit Angstgefühlen, die die Patienten häufig durch einen heftigen Schmerz aus dem Schlaf herausreißen und das Gefühl vermitteln, das Herz werde immer wieder durch eine Faust gepackt, dic langsam wieder locker läßt. Aufgrund der Heftigkeit dieser Herzsymptome werden häufig Uterus und Ovarien sowie ihre Bedeutung für den hormonalen und seelischen Bereich übersehen.

Die Beschwerden lassen nach durch Reiben oder Pressen der Herzgegend mit der Hand bei frischer Luft.

Der Beginn der Nacht bringt sämtliche Beschwerden, wenn die Begierden und libidinösen Gefühle nicht anderweitig abgelenkt sind. Man hört dann auch das Symptom des »verrückten Gefühls im Kopf«. Dieses besteht in einer Verwirrung des Geistes, als ob der Kranke jede Konstellationsfähigkeit verloren hätte.

Mitunter kommen auch ein Schwindel hinzu und leichte Kopfschmerzen.

Bei Lilium lancifolium, diesem so nymphomanen Mittel, ist es wichtig, die bipolaren Spannungsstörungen und ihre Bedeutung im Leben einer Frau zu betrachten, sowohl im Bereich der Sexualität als auch im Vegetativum.

Der rhythmische Funktionswechsel ist für den wichtigsten Lebensabschnitt der Frau, für die Phase der Geschlechtsreife, charakteristisch. Der Gesamtorganismus paßt sich in adäquater Form den an ihn gestellten Anforderungen an. Die Schwankungen spielen sich normalerweise in physiologisch bestimmten Grenzen ab.

Ist die vegetative Ausgangslage jedoch in der einen oder anderen vegetativen Richtung verschoben, sei es konstitutionell oder funktionell oder durch verschiedene Umstände im Verlaufe des Lebens begründet, durch biographische Krisensituationen etwa, dann kann es zu einer pathologischen, das physiologische Maß überschreitenden Spannungserhöhung in einem der beiden vegetativen Systeme kommen.

Es handelt sich dann um eine vegetative Funktionsstörung, deren Reiz vom Organismus nicht adäquat beantwortet wird. Wissenschaftliche Untersuchungen haben gezeigt, daß bei der Untersuchung der Sexualität und vegetativer Reaktionslagen sehr deutlich unterschieden werden muß zwischen Libido und Orgasmus. *Hauser* findet beim Koitus eine allgemeine Überfunktion des sympathisch adrenergischen Systems, die Libido wird in erster Linie vom parasympathischen System gefördert. Der Koitus geht mit einer generellen sympathischen Hypertonie einher, der Orgasmus ist als eine sympathikotrope Entladung zu betrachten.

Für die Fortpflanzung ist aber nicht so sehr der Orgasmus als vielmehr die Libido entscheidend. Hier zeigt sich eine sinnvolle und zweckmäßige Auswirkung der vegetativen Rhythmusschwankungen im Verlaufe des Zyklus:

Infolge der parasympathikotropen Pendelschwingung in der Follikelphase ist die Libido in der ersten Zyklushälfte größer als in der zweiten und nimmt gegen

die Ovulation hin zu. Wo körperliche und seelische Sphäre sich im Lilium tigrinum-Portrait begegnen, sehen wir starke Reizzustände i. S. sexueller Erregung mit erheblicher Steigerung des Geschlechtstriebes. Libido bis zur Unersättlichkeit, erotische Vorstellungen können sogar Fluor verursachen. Moral und Erziehung, Wille und Haltung werden hinweggefegt, wenn leidenschaftliche Erregung die Lilium-Persönlichkeit packt. Sie ist unberechenbar, führt obszöne Reden, wechselt schnell aus der sexuellen Erregung in einen Zustand des schlechten Gewissens hinüber. Vom Sexualismus wechselt sie zu Erotismus, den angeblich reinen Gefühlen der platonischen Liebe und wünscht sich schließlich im sexuellen Wahn sogar die Selbstvernichtung.
Trotz der Ruhelosigkeit, des Getriebenwerdens, der inneren Hast, wie unter dem Druck drängender Pflichten, ist diese farbige, buntschillernde, hemmungslose Lilium-Patientin nicht in der Lage, geistiger Arbeit nachzugehen. Sie ist kraftlos, fürchtet, verrückt zu werden, zeigt vielfältige, hysterische Gemütssymptome.
Später kommt es zu einem Wechsel zwischen wilden sexuellen Gelüsten und fantastischen religiösen Extremideen, die dann eine Qual darstellen. Die Lilium-Frau verfällt in religiöse Melancholie und versteift sich auf verrückte Ideen hinsichtlich Religion und Lebensweise. Sie ist unvernünftig und unlogisch. Sie schreibt und spricht fehlerhaft, kann sich nicht mehr konzentrieren, spricht nur noch von einem »unheimlichen Gefühl« im Kopf, ist gleichgültig und antriebslos, will aber nicht stillsitzen. Muß sie stillsitzen, brütet sie nur nach über Dinge, die sie beunruhigen und melancholisch machen.
Gewohnte Sicherheitsparadigmen wie Objektivität, Wissenschaftlichkeit, gesellschaftlicher Anstand, Erziehung, Religion können den Arzt im Falle Lilium lancifolium auf die falsche Fährte führen. Diese Persönlichkeiten fordern die sexuelle Annäherung eines männlichen Wesens unter Vorspiegelung platonischer und transzendentaler Zielrichtung.
Eros, Sexualität und Verliebtheit sind die wesentlichen Formen unseres menschlichen Trieblebens, deren Äußerungen, wenn sie krankhaft werden, unsere Behandlung brauchen. Der Lilium lancifolium-Typus ist eine in dieser Hinsicht krankhafte Persönlichkeit.

Literatur

Die ganze lebendige Kraft eines Dichters und seine künstlerische Intuition finden wir konzentriert in einer Figur, die wir neben das Arzneimittelbild von Lilium lancifolium stellen können: Bei der Lektüre von Kleists »Penthesilea« können wir das Arzneimittelbild von Lilium tigrinum deutlich verstehen.
Penthesilia zeigt hysterische Charakterzüge besonderer Prägung. Ihr Verhalten, der Widerspruch in ihr zieht sich als roter Faden durch das dramatische Geschehen.
Bereits in der ersten Szene der Tragödie schildert Diomedes das eigentümliche, Penthesilea und Achill verbindende Verhältnis mit folgenden Worten:

»Oft, aus der sonderbaren Wut
zu schließen,
mit welcher sie, im Kampfgewühl,
den Sohn
der Thetis *(den Achill)* sucht,
scheint's uns, als ob ein Haß,
persönlich wider ihn die Brust ihr füllt...
doch jüngst in einem Augenblick,
da schon sein Leben war in ihre
Macht gegeben,

gab sie es lächelnd, ein Geschenk,
ihm wieder:
Er stieg zum Orkus, wenn sie ihn
nicht hielt…«

Hier finden wir das Kernstück des immer wiederkehrenden Verhaltens Penthesileas: den Widerspruch in sich selbst.

»Will ich ihn dann zum
Orkus niederschleudern?
Ich will ihn ja, ihr ewigen Götter, nur
an diese Brust will ihn niederziehen!«

Die widerspruchsvolle Zerrissenheit Penthesileas drückt sich auch in dem Wunsch aus, gleichzeitig ruhmreiche Kriegerin und betörende Frau zu sein:

»Laßt ihn mit Pferden häuptlings
heim mich schleifen,
den Hunden mag er ihn zur
Morgenspeise,
dem scheußlichen Geschlecht der
Vögel bieten,
Staub lieber als ein Weib sein,
das nicht reizt!«

Der 15. Auftritt mit einer unvergleichlich zarten Liebesszene steht in seltsamem Gegensatz zu den schwertklingenden und blutigen Auftritten der übrigen Tragödie, und trägt zum Verständnis des Arzneimittelbildes bei:
Sie bekränzt ihren Geliebten mit roten Rosen und erzählt ihm, sie wolle ihn einige schöne, unbeschwerte Wochen lang in den Armen halten, wie beim Rosenfest der Amazonen:

»Ich dachte so: Wenn sie sich allzusamt,
die großen Augenblicke der Geschichte,
mir wiederholten, wenn die ganze Schar
der Helden, die die hohen Lieder feiern,
herab mir aus den Sternen stieg',
ich fände,
doch keinen trefflicheren,
den ich mit Rosen
bekränzt, als ihn,
den lieben, wilden, süßen,
schrecklichen,
den Überwinder Hektors!«

Letztlich zerbricht Penthesilea an ihrer Liebe und vernichtet sich selbst:

»Denn jetzt steig ich in meinen
Busen nieder,
gleich einem Schacht und grabe,
kalt wie Erz,
mir ein vernichtendes Gefühl hervor.
Dies Erz, dies läutere ich in der
Glut des Jammers,
hart mir zu Stahl; tränk es
mit Gift sodann,
heiß ätzendem, bereue
durch und durch;
trag es der Hoffnung
ewigem Amboß zu
und schärf und spitz es mir
zu einem Dolch;
und diesem Dolch jetzt reich
ich meine Brust!«

Die letzten Worte Penthesileas verdeutlichen wieder den widersprechenden Charakter des Arzneimittelbildes.

»Glut des Jammers!«
»Kalt wie Erz!«

Kleist schildert mit Penthesilea das, was den Charakter, die Psyche als auch die Physis betrifft. Penthesilea steigert sich in exaltierte Zustände hinein. Die sich dann einstellende Überzeugung von der Echtheit des Erlebten verleihen der Hysterie einen schillernden Akzent und das immer wieder zu zweispältiger Beurteilung herausfordernde Kolorit.
Die Erregung, äußerst exaltiert, finden wir immer wieder in maßlos übertriebe-

nen Ausbrüchen Penthesileas, auf dem Gebiet der Liebe und der Sorgen, wie auch im Bereich der Verzweiflung. Penthesilea ist nicht verrückt, sondern reagiert nur entsprechend ihres hysterischen Charakters.
Die dramatischen Äußerungen sprengen zwar Grenzen bürgerlicher Alltagsgefühle, zeigen aber auch ganz deutlich, welche Spannungsbögen von Leidenschaft in menschlichen Herzen bestehen können.

Arzneimittelbild

Wichtige Symptome

Der gesamte Inhalt des kleinen Beckens scheint nach unten gezogen zu werden; diese Empfindung wird gespürt im Mastdarm, im After und in der Scheide.
Menstruationsblutung fließt nur beim Gehen, hört auf beim Stehen.
Häufiges Verlangen zu urinieren.
Gefühl, als würde das Herz in einer eisernen Klammer zusammengedrückt.
Pulsbeschleunigung, besonders im Bett, dabei manchmal rasch vorübergehende Herzschmerzen. Dies alles mit Pulsieren, Klopfen und Völlegefühl im ganzen Körper.
Schmerzen an umschriebenen Stellen, die rasch und plötzlich ihren Platz wechseln.
Afterkrampf, zusammen mit Blasenbeschwerden krampfartiger Natur.
Große Furcht um das Seelenheil, Angst vor ewiger Verdammnis.

Modalitäten

Verschlimmerung: Wärme, nachts, periodisch, Rückenlage, Mitternacht, nachmittags 17–20 Uhr

Besserung: im Freien, in der frischen Luft, Bewegung, Liegen auf der linken Seite.

Toxikologie

Aus der Toxikologie von Lilium lancifolium ist nur weniges bekannt. Leeser schreibt über durch Pollen ausgelöste tödliche Vergiftungen und bezieht sich dabei auf *Path.*
Nach *Hegnauer* ist für Lilium-Arten eine Akkumulation von Methylen-Glutamin-Säure charakteristisch.
Eingehende Arzneimittelprüfungen zeigen deutlich die gesamte Symptomatik.

Wichtige Indikationen

Uterusprolaps. Dabei werden die auftretenden Beschwerden um einen Großteil gemindert.
Schwindelanfälle junger Mädchen mit Amenorrhö.
Bei großer sexueller Erregung und Nymphomanie kann es die emotionellen und geistigen Symptome deutlich herabsetzen.
Funktionelle Herzstörungen, ähnlich wie bei einer Hyperthyreose.
Depressive Verstimmungszustände mit Ängstlichkeit und vielem Weinen.
Neigung zu fluchen, um sich schlagen.
Exaltierte Erregtheit.
Hysterische Reaktionen.
Widerspruchsvolle seelisch-geistige Zerrissenheit.

Lycopodium clavatum (Lycopodium)

Ursprung

Lycopodium clavatum gehört zur Familie der Bärlappgewächse. Verwendet werden die getrockneten Sporen des Bärlapps, gelegentlich auch das Kraut. Wirksame Inhaltsstoffe sind fettes Öl, Sporopollenine in den Sporen, Alkaloide, darunter Lycopodin und Flavonoid LYC. Die Sporen sind pharmakologisch indifferent.

Persönlichkeitsportrait

Erwachsene

Gerade an der Lycopodium-Persönlichkeit zeigt sich, daß es doch fast ein unhaltbares Unterfangen ist, einen Menschen in Psyche und Physis zu typisieren, da jeder Mensch in seiner Entwicklung vom Kind bis zum reifen, alten Menschen sehr viele verschiedene Stadien des psychischen und körperlichen Reifungsprozesses durchläuft.

Die Erfahrung zeigt aber auch, daß man einen bestimmten Typ dabei herauskristallisieren kann. Hierbei ist anzumerken, daß die Beschreibung eines Arzneimittelbildes immer subjektiv geprägt ist und somit verschieden akzentuiert sein kann.

Nach meiner Erfahrung fallen Lycopodium-Menschen immer wegen ihrer faltigen, gelblich-schmutzigen Haut und ihrer Augenringe auf. Häufig sehen sie viel älter aus als sie sind. Der Lycopodium-Mensch ist von sehr scharfem Verstand und einer Ironie, die bis zum Sarkasmus reichen kann. Daneben besteht eine körperliche Schwäche, die fast mitleiderregend ist.

Trotz seiner Melancholie ist er sehr reizbar und kann bei Widerrede aufbrausen und aggressiv sein. Er hat sehr großen Hunger, besonders Verlangen nach Süßigkeiten, aber ist schnell wieder satt, empfindet dann ein großes Völlegefühl und verträgt nicht einmal den Druck eines Gürtels.

Der Erwachsene leidet meist an Leberbeschwerden, die sich als Stauungen oder Entzündungen äußern. Auch Beschwerden von seiten der Gallenblase sind möglich. Venöse und hepatische Stasen sowie hepatische Grundstörungen liegen vor. Er verträgt warme Speisen und Getränke besser als kalte, hält sich gerne an der frischen Luft auf und liebt lockere Kleidung. Eine Verschlechterung, besonders am Nachmittag zwischen 16.00 und 20.00 Uhr wird in allen Arzneimittellehren beschrieben und ich habe dies in meiner Praxis deutlich bestätigt gefunden, so daß ich gerade meine Lycopodium-Patienten auf der Karteikarte rechts oben mit einem roten »L« bezeichne: Solche Patienten sollten nicht nachmittags nach 15.00 Uhr einberufen werden.

Wie viele große Mittel, die auch als Polychreste doch multimiasmatische Wirkungen haben, stellt sich auch Lycopodium im Laufe der einzelnen Lebensjahre ganz unterschiedlich dar.

Lycopodium spürt seine Unzulänglichkeit, stellt sich aber den anderen gegenüber als stark, tüchtig und mutig dar. Trotzdem hat er ständig Angst, daß andere seine Schwäche entdecken. Kraft seiner Intelligenz und seiner intellektuellen Einstellung kann er sehr wohl alle seine Aufgaben erfüllen, lebt aber immer in Angst vor der Verantwortung. Aus dieser Angst sowie der Unzulänglichkeit und seiner Art, sich anderen gegenüber als große Persönlichkeit darzustellen, resultiert die Eigenschaft des Patienten, gern zu bluffen. Sie übertreiben und erzählen Unglaubliches. Ihr eigenes Ich wird überhöht. In späteren Jahren erfährt der Lycopodium-Mensch auch das Verlangen nach Macht, die er dann liebt. Hier kompensiert er die innere Schwäche im geschäftlichen, politischen und geistigen Bereich. Er wird diktatorisch, tyrannisch gegenüber Mitarbeitern und Untergebenen oder auch Familienmitgliedern. Später kann die Ängstlichkeit und die innere Schwäche auch zur Hypochondrie, zur Neurose führen. Man wird zum Einzelgänger, hat Angst um die Gesundheit und vor dem Lebensende, das plötzlich kommen könnte.

Die beschriebene Energieverschwendung führt zu einer Abschwächung, später auch einmal zur Störung der geistigen Funktionen.

Auf der einen Seite ladet der Patient sich anderen gegenüber nach außen hin auf, auf der anderen Seite wird er auch von innen aufgebläht: Er ist immer voller Winde und muß seine Nahrungsmittel mit Bedacht auswählen, um keine großen Beschwerden zu bekommen. Diese Verdauungsschwäche ist fast immer die Folge eines Leberleidens.

Die Lycopodium-Persönlichkeit ist in ihrer Überheblichkeit gelegentlich äußerst ironisch, manchmal sogar sarkastisch. Manche Autoren sehen als herausragendes Merkmal des Lycopodium-Patienten die Feigheit. Ich lehne das ab und meine, daß bei Lycopodium die Schwäche im körperlichen Bereich eine große Rolle spielt. Im geistigen Bereich ist er durchaus stark und kann ein recht anspruchsvoller intellektueller Gesprächspartner sein.

Ich persönlich glaube, daß gerade ein Mensch, der ironisch ist und bei seiner Intellektualität bis zum Sarkasmus geht, Mut beweist, wenn er dem anderen zeigt, wo er ihn einstuft. Der Intellektuelle wird, wenn er feige ist, sich hüten, ironisch oder spöttisch zu werden, denn das könnte sehr schnell in eine Reactio umschlagen. Allenfalls kann man ihn als diplomatisch vorsichtig bezeichnen. Niemals aber als feige. In diesem Zusammenhang ist zu erwähnen, daß einige meiner Lycopodium-Patienten während des Krieges hochdekorierte Offiziere an vorderster Front waren oder auch Pfarrer bzw. Staatsanwälte, die kraft ihrer Intellektualität wirklich mutig waren.

Lycopodium-Persönlichkeiten besitzen einen Sinn für Ordnung und Autorität und damit für Disziplin, solange sie diese als gerecht und logisch erachten. Die Anerkennung von Disziplin bedeutet keine Feigheit, sondern Mut: Bei Lycopodium sind Gelegenheiten für Konflikte sehr häufig, denn seine intellektuellen Fähigkeiten, sein Widerspruchsgeist und sein Eigensinn lassen ihn oft rechthaberisch und frei erscheinen – zum Schrekken seiner Vorgesetzten.

Er kann keine Ungerechtigkeiten ertragen, auch im Hinblick auf seine Mitmenschen, für die er sich dann einsetzt. Freilich steht im Gegensatz hierzu seine Empfindlichkeit beim Spiel: Er ist ein sehr schlechter Verlierer. Zusammenfassend ist festzuhalten, daß die Lycopodium-Persönlichkeit ein großes Maß an Hochmut und Eitelkeit besitzt und ein sehr ausgeprägtes Ego hat, immer besteht das große Bedürfnis nach Gewißheit und Wahrheit, das von anderen nicht immer leicht zu befriedigen ist. Die Neigung zu Zweifeln und die Unzufriedenheit sind schon sehr früh vorhanden.

In älterer Zeit wurde aufgrund dieser Symptomatik Lycopodium als *Sulfur vegetabile* bezeichnet.

Kinder

Bei akuten Gesundheitsstörungen, besonders durch Unverträglichkeit von Milch, kann man an Lycopodium denken. In diesem Zusammenhang finden wir dann häufig kleine, pastöse Calcium carbonicum-Kinder, die sich strecken und zum Phosphor-Typ entwickeln. Andererseits kann das Lycopodium-Kind auch schlank und groß sein, ohne die feine Haut und die unbeständige Zirkulation von Phosphor. Es ist dann eher etwas blaß, sogar gelblich. Das Lycopodium-Kind schwitzt nicht, seine Haut scheint etwas dicker. Es ist schüchtern, aber nicht so scheu und zurückhaltend wie das Silicea-Kind, und intelligent. Der erste Eindruck, es habe keine Selbstsicherheit, täuscht: das Lycopodium-Kind ist von großer Eigenliebe geprägt. Es neigt zu Verdauungsstörungen, hat einen guten Appetit, und ißt mehr als manche älteren Kinder, nimmt aber nicht an Gewicht zu. Manchmal hat es einen etwas vergrößerten Bauch, Mesenterialdrüsen kann man bei dünnen Bauchdecken deutlich durchtasten.

Phosphor-Kinder haben eher Verlangen nach Pikantem und Fleisch, während die Lycopodium-Kinder sehr gerne Süßigkeiten verzehren und warmes Essen bevorzugen, im Gegensatz zu den Calcium carbonicum-Kindern. Bei Überanstrengung in der Schule bekommen sie jedoch Kopfschmerzen wie Calcium phosphoricum, die nicht denen von Phosphor ähneln, sondern von dumpfem Charakter sind. Lycopodium-Kinder sind frostig, am empfindlichsten in dumpfer, schlechter, muffiger Luft. Beim ersten Anblick fällt einem der Gegensatz zwischen einem gut entwickelten Kopf und einem etwas schlanken, kümmerlichen Körper auf. Sie haben häufig Husten, der dann zu einem Leistenbruch führen kann. Oft ist ein Fuß kalt, der andere warm. Hier finden wir schon beim Kind eine Betonung der rechten Seite.

Um das 20. Lebensjahr zeigen sich Lycopodium-Persönlichkeiten als freundliche, tüchtige, extrovertierte Menschen, die auch Mut erfordernde Arbeiten entschlossen angehen. Später werden sie dann etwas schwächer, sind nicht mehr so ganz in der Lage, ihren Verpflichtungen nachzukommen. Auch der Verantwortung, die auf ihnen ruht, entziehen sie sich sehr gern. Schon im frühen Erwachsenenalter ist ihre zentrale Idee die Beziehung zur Sexualität. Sie streben förmlich nach Gelegenheiten, ihr sexuelles Verlangen zu befriedigen, entziehen sich aber gern der Verantwortung, die sich bei einem Intimverhältnis im allgemeinen entwickelt. So finden wir unter ihnen häufig Menschen mit wechselnden Partnern und Ehelosigkeit: Lycopodium scheut sich, die Verantwortung zu tragen für Frau und Kinder, sucht Befriedigung, kennt aber keine Liebe.

Andererseits besteht keine sehr große Intensität in der sexuellen Praktik, da die Konstitution zu schwach ist. Das wiederum führt zu sexuellen Störungen, Impotenz, Ejaculatio praecox und Erektionsschwierigkeiten. Lycopodium kann ein großer Skeptiker werden.

Nach einem französischen Autor behalten »Lycopodium-Kinder die Lehrer lange in ihrem Gedächtnis, weil sie zwar sehr schwierig in der Schule waren, aber intelligent, äußerst interessiert und meist faszinierend in ihrem ganzen Wesen.«

Literatur

Theophrastos, der aufgrund seiner Redegabe sehr bekannt und Schüler von Aristoteles war, skizziert in einer etwa 300 v. Chr. entstandenen Schrift etwa 30

Charaktere. Er stellt menschliche Schwächen und kleine, oft lächerliche Fehler vor, die der oft schon reife bzw. ältere Mensch im Alltagsleben viel häufiger als schwerwiegende moralische Fehler oder gar Laster begeht ohne deshalb verachtungswürdig zu sein. Modell gestanden haben hier wohl die Athener. Da aber die Menschen in ihren Schwächen sich über Jahrtausende nicht ändern, finden wir hier auch Arzneimittelbilder wieder in besonders eindrucksvoller Form.
In dem Kapitel »Der Unverschämte« beschreibt Theophrastos die Lycopodium-Persönlichkeit.

Der Unverschämte

1. Die Unverschämtheit ist der Definition nach die Verachtung des guten Rufs, um des schnöden Gewinnwillens, der Unverschämte aber ist einer,
2. der zuerst zu dem geht, den er geprellt hat, um sich etwas zu borgen, dann,
3. hat er den Göttern geopfert, speist er bei einem anderen, das Opferfleisch aber pökelt er ein. Und er ruft noch seinen Sklaven dazu, gibt ihm vom fremden Tisch Fleisch und Brot und sagt vor allen: »Wohl bekomm's, Tibeios!«
4. Beim Fleischeinkauf erinnert er den Metzger, wenn er ihm einmal einen Gefallen erwiesen hat. Er stellt sich neben die Waage und wirft meist noch ein Stück Fleisch oder wenigstens einen Knochen für die Suppe dazu, und wenn er es bekommt, ist es recht, wenn nicht, schnappt er sich einen Darm vom Tisch und macht sich lachend davon.
5. Seinen Gastfreunden hat er eine Theaterkarte gekauft, und er schaut selbst mit zu, ohne seinen Teil zu bezahlen und am nächsten Tag bringt er noch seine Söhne und den Pädagogen mit.
6. Hat einer günstig eingekauft, fordert er ihn auf, ihm auch etwas abzugeben.
7. Er geht in ein fremdes Haus, borgt sich Gerste, ein andermal Stroh und zwingt die, die es ihm geliehen haben, es sich selbst zurückzuholen.
8. Er pflegt auch zu den Kupferkesseln im Bad zu gehen, eine Kanne voll zu schöpfen, sich unter dem Protestgeschrei des Bademeisters selbst damit zu begießen und zu sagen, er habe schon gebadet. Beim Weitergehen heißt es dann: »Du schimpfst? Kein Trinkgeld bekommst Du!«

Ein weiteres literarisches Beispiel verdeutlicht den zwiespältig-ironischen, doppelzüngigen, aber doch funkelnd-brillianten Charakter von Lycopodium. So beschreibt Plutarch einen Besuch des Pompeius in Athen im Jahre 67 v.Chr., erwähnt diese Episode jedoch im Grunde nur wegen zweier Spruchbänder, mit denen die doch der Klugheit der Eulen so ähnlichen Athener den mächtigen Imperator verabschiedeten. Sie enthalten einen ironisch akzentuierten Widerspruch, lassen also Lycopodium erkennen.
Der erste Abschiedsgruß an der Innenseite des Tores enthielt den unverfälschten Tribut des klassischen, griechischen Geistes an den römischen Feldherrn. Hier finden wir das schlichte und eindringliche »Gnothi se auton«, »Erkenne Dich selbst«.
Dies war die Weihegabe der sieben Weisen an den delphischen Apollo. Doppelzüngig orakelhaft, geschliffen zu einem Paradoxon, aus dem auch der einem bunt schillernden Lycopodium-Portrait ähnliche Pompeius herauslesen konnte, was er wollte. Hier ist daran zu erinnern, daß Lycopodium immer das herausliest, was er will und eigene Interpretationsansätze hat. Für Pompeius gilt: »Je mehr Du Dir

bewußt bist, ein Mensch zu sein, desto mehr bist Du ein Gott.«
Der zweite Abschiedsgruß an der Außenseite des Stadttores, also das letzte Wort der Athener an ihren hohen Staatsgast, lautete: »Wir ersehnten Dich, wir verehrten Dich; jetzt sahen wir Dich; nun geleiten wir Dich.«
Plutarch spricht von diesem Spruch als einem Wort, das »attischen Honig« enthält und den ersten Abschiedsgruß versüßen sollte.

Arzneimittelbild

Wichtige Symptome

Cholerische Hypochonder, geistig sehr hochstehend und sehr beweglich und temperamentvoll, dabei aber vorzeitige Alterung, auch Abmagerung, besonders am Oberkörper. Sarkastische Besserwisser, die keinen Widerspruch dulden.
Verschlimmerung vor allen Dingen zwischen 16 und 20 Uhr.
Rechtsseitigkeit der Beschwerden, die gelegentlich auch nach links wandern.
Meist magere, strenge Gesichter, reizbar, aufbrausend, aber auch niedergeschlagen.
Nicht selten Gedächtnisverlust.
Heißhunger, der aber nach wenigen Bissen gestillt ist. Nach dem Essen übermäßiges Aufgeblähtsein des Leibes. Kollern im Bauch und Druck nach unten.
Harnsaure Diathese.
Häufig eine Extremität kalt, die andere warm (auch im Bett).
Trockenheit verschiedener Körperteile, mitunter die Handflächen, die Fußsohlen, aber auch die Vagina und der Mund.
Trotz leichten Frierens Besserung durch Aufdecken (ähnlich wie Sulfur).
Außerordentliche Empfindlichkeit der Kopfhaut.
Verlangen nach Zucker und Süßigkeiten.
Brennen zwischen den Schulterblättern.
Schmerzhafte Empfindlichkeit der Fußsohlen, nicht nur beim Gehen, auch beim Berühren.
Schmerzen kommen und gehen plötzlich, sind aber rechts immer schlimmer als links. Brennende Schmerzen werden durch Wärme gebessert.
Darmträgheit. Der erste Teil des Stuhls ist meist sehr fest, schwierig entleerbar und hart, während der zweite Teil weich ist. Immer nach der Entleerung das Gefühl, als wäre ein Großteil des Stuhlganges noch zurückgeblieben.

Modalitäten

Verschlimmerung: von 16 bis 20 Uhr und nach dem Schlaf, durch warme Anwendungen.
Besserung: im Freien, durch Kälte, Bewegung und Aufdecken im Bett, warme Speisen und warme Getränke, Lockerung der Kleider und Entblößen des Kopfes.
Die bei den Indikationen genannte Trias von Sulfur, Calcium und Lycopodium wird bei der Behandlung von psorischen Erkrankungen (Hauterkrankungen und andere) immer in der Reihenfolge durchgeführt; zuerst Sulfur, dann nach Abklingen der Beschwerden, aber keinem weiteren Fortschreiten der Besserung Calcium carbonicum und schließlich als letztes Mittel Lycopodium. Calcium sollte nicht vor Sulfur gegeben werden.

Toxikologie

Im Kraut befinden sich zahlreiche, meist noch unbekannte Alkaloide, darunter Lycopodin, Clavatin und Clavatoxin. Fraglich ist ein glykosidischer Bitterstoff. Lycopodium ist toxisch: 0,2 g Herba tötet Mäuse und Frösche unter den Erscheinungen einer Curarevergiftung. Außerdem sind beim Kraut Intoxikationen aufgrund der schleimhautreizenden Wirkung der Alkaloide möglich.

Wichtige Indikationen

Lycopodium ist zusammen mit Calcium carbonicum und Sulfur das große Trio der antipsorischen Mittel. Im wesentlichen ist es bei chronischen Krankheiten angebracht, seltener bei akuten.
Die charakteristischen Symptome dieses Mittels sind fast ausschließlich mit Lebersymptomatik verknüpft. (Mein alter Lehrer Öhmisch hat immer auf diese Conditio sine qua non hingewiesen.)
Vorwiegend rechtsseitig wirkendes Mittel, das seine Beziehung hauptsächlich zur Leber hin deutlich entfaltet: Alle Formen der Hepatopathie chronischer Natur mit Störung des Zellstoffwechsels, dabei aber auch noch harnsauerer Diathese, Gallensteinerkrankung, chronische Duodenitis mit Pylorospastik. Außerdem Fermentschwäche, spastische Obstipation und große Flatulenz. Chronische Dyspepsia gastro-hepatogenen Ursprungs.
Dabei ist zu beachten, daß die Patienten nach dem Essen wegen ihres aufgeblähten Leibes und der Empfindlichkeit der Leber kein enges Kleidungsstück um die Taille vertragen können.
Atonische Obstipation bei Achylie und Acholie. Dabei unglaublich gewaltiger Meteorismus ist charakteristisch.
Häufig Hämorrhoiden. Das Rektum kann mit dem Stuhl heraustreten, bei Stuhlentleerung muß heftig gedrückt werden. Die Stühle werden aber oft infolge Afterbeschwerden zurückgehalten.
Chronische Lebererkrankung bis zur Zirrhose mit Hydropsie. Dabei nicht selten Ulcera crurium.
Nierensteinleiden, besonders auf der rechten Seite. Immer besteht als Vorbote einer Nierenkolik ein sandiger Niederschlag in dem sonst klaren Urin.
Chronische Bronchitis mit reichlich gelbem, eitrigem Ausfluß, besonders am Ende einer fieberhaften Bronchitis, wenn der Kranke sich nicht erholen kann. Hier ähnlich wie Sulfur anzuwenden.
Im Nervensystem, besonders bei Folge von Hirnerkrankung, z. B. nach Apoplexie, bei Aphasie, wenn zu gleicher Zeit absolute Mutlosigkeit, Gedächtnisschwäche besteht. Sehr gutes Mittel unter der Voraussetzung, daß es sich hier um einen Lycopodium-Patienten handelt mit entsprechender Leberbelastung.
Nachtblindheit, besonders wenn Lebererkrankung vorliegt.
Impotenz infolge der Lebererkrankung, wechselt mit Agnus castus.
Pruritus vulvae mit Jucken und Brennen und häufiger geschlechtlicher Erregung.
Rheumatische und gichtische, rechtsseitige Erkrankungen an Gelenken.
Chronische Ekzeme als Folge von Stoffwechselstörung.

Matricaria chamomilla (Chamomilla)

Ursprung

Matricaria chamomilla (Kamille) kommt in Europa und Asien vor. Als Arzneimittel wird die frische, ganze Pflanze benutzt. Sie enthält ätherische Öle mit Matricin bzw. Chamazulen, Alphabisabolol und Bisabololoxiden, außerdem Flavonoide, lipophile Chamillenflavone und Cumarinderivate.

Persönlichkeitsportrait

Erwachsene

Das Persönlichkeitsportrait von Matricaria chamomilla kann schon in den ersten Lebenstagen, Wochen oder Monaten deutlich ausgeprägt sein.
Sowohl die Kinder, als auch die Erwachsenen können sich sehr schnell und über jede Kleinigkeit ärgern. In diesem leidenschaftlichen Ärger können sie sich nicht beherrschen und nehmen keine Rücksicht auf ihre Umgebung: Sie quengeln, schreien, ächzen, jammern, alles ist unerträglich, sie irritieren die ganze Umgebung, müssen nach Becker einfach »Luft ablassen«.
So ist für die Chamomilla-Persönlichkeit charakteristisch, daß bereits ein eingeklemmtes Gaswölkchen im Darm unerträgliche Krampfschmerzen macht, die zur Verzweiflung treiben. Die Beschwerden werden erst besser, wenn die Luft entweichen kann. Im somatischen wie im psychischen Bereich ist somit das Luftablassen ein ganz wesentliches Moment. Diese unbeherrschte Reizbarkeit und übertrieben dargestellten Affekte führen dazu, daß jeder Kleinigkeit ein übergroßer Stellenwert zugemessen wird. Die Gefühle sind sofort verletzt. Die Reaktion steht in keinem Verhältnis zu der Ursache. Chamomilla-Persönlichkeiten können keine Rücksicht nehmen und finden sich selbst minderwertig. Unbedeutende Vorgänge strengen sie sehr an, wie auch Stimulantien, z.B. Kaffee. Geringe Krampferscheinungen, wie Periodenschmerzen, werden wehenartig und so deutlich dargestellt, daß die Umgebung damit drangsaliert wird.
Die Empfindlichkeit von Chamomilla zeigt sich am besten daran, daß z.B. Kinder, die von einer Mutter gestillt werden, die kurz zuvor einen Wutanfall hatte, sehr schnell auch Krämpfe bekommen. Zahnschmerzen treten nicht selten auf. Sie lassen nach, wenn ein Schluck kalten Wassers im Mund behalten wird. Heiße Getränke oder Wärme überhaupt verschlimmern den Zustand. Alle Schmerzen, besonders Koliken, z.B. Gallenkoliken, treten immer in der Nacht auf, treiben den Patienten aus dem Bett und zwingen ihn zum Umhergehen.
Er kann nicht schlafen, ist übererregt, schreit sogar im Schlafe, findet keine Ruhe.
Ist ein Patient sehr ruhig, still und gelassen, ist für ihn Chamomilla bestimmt nicht indiziert.

Kinder

Beim Kind sollte man daran denken, daß eine fast unglaubhafte Überempfindlichkeit vorliegt. Chamomilla-Schmerzen sind wohl die schlimmsten Schmerzen, die ein Kind überhaupt empfinden kann. Schon der kleine Säugling schreit und krümmt sich bei der geringsten Blähungskolik so stark, daß die ganze Familie betroffen ist. Alles bezieht er auf sich, reagiert sehr heftig und verlangt, daß man sich nur mit ihm beschäftigt. So schreit der kleine Chamomilla-Patient, der unter Zahnkrämpfen leidet, bei der ersten Zahnung heftig, bis er endlich herumgetragen wird. Sogar bei Fieber treten Krämpfe auf, die auch durch Herumtragen gebessert werden können, aber auch abnehmen, sobald das Kind schwitzt.

Ältere Chamomilla-Kinder sind die typisch ungezogenen, immer unzufriedenen Kinder, die frech und launisch sind: Sie antworten frech, schnippisch und lassen sich nicht untersuchen, nicht einmal anfassen, man kann sie einfach nicht zur Vernunft bringen. Sie schlagen ihre Eltern, wenn diese versuchen, das Kind auf dem Untersuchungstisch zur Ruhe zu bringen.

Mit ihren Krämpfen erpressen sie die Eltern. Diese fordernden Kinder verlangen nach Erfüllung ihrer spontanen, innerhalb kürzester Zeit wechselnden Wünsche, sprechen aber keinen Dank aus und sind immer unzufrieden.

Auch bei Schmerzen reagieren sie äußerst ärgerlich und wütend und sind ruhelos. Diese Überempfindlichkeit besteht auch gegenüber Geräuschen. Die beim Erwachsenen durch Herumgehen bewirkte Besserung tritt beim Kind ein, wenn es herumgetragen wird.

Gegen Abend wird es müde, legt man es aber ins Bett, so kann es nicht einschlafen und braucht dazu manchmal bis Mitternacht. Die großen Schwierigkeiten beim Zahnen mit geröteter Wange, dem entzündlichen Zahnfleisch und dem heftigen Schreien sind bekannt.

Chamomilla-Kinder haben oftmals sehr heiße Füße und wollen diese immer wieder aus dem Bett strecken. Sie können es deshalb überhaupt nicht leiden, wenn man sie in einen Schlafsack steckt oder das Bettzeug fest um sie herumbindet. Ihre explosive Nervenverfassung ist manchmal geradezu eklatant und kann so weit führen, daß sie nicht nur einen ungezogenen Eindruck machen, sondern in reiner Wut in ein konvulsives Stadium hineingeraten, das sogar zu einer heftigen Zyanose führen kann.

Nach 12 Uhr wird die Gereiztheit mit fortschreitender Müdigkeit stärker, das Kind wird unausstehlich, es schreit und wirft seinen Körper hin und her, schlägt den Kopf gegen die Wand.

Genauso heftig und unberechenbar wie die körperlichen, geistigen, emotionalen Reaktionen sind, sind auch die Reaktionen bei einer Krankheit, beginnendem Fieber, Bauchschmerzen oder Speisen, die nicht vertragen werden. Eine Wärmeverschlimmerung ist ganz deutlich, z. B. durch warme Nahrung oder im warmen Zimmer.

Gerade die Kinder mit ihrem unbeschreiblichen Temperament, ihren makabren Wutreaktionen, der Verschlechterung durch Wärme und Besserung durch Herumgetragenwerden werden nach Chamomilla-Gaben, ungeachtet ihrer Krankheit, auch ihr ganzes Wesen deutlich ändern.

Literatur

Ein Chamomilla-Bild beschreibt Theophrastos in seinen »Charakteren«.[1]

Der Selbstgefällige

1. Die Selbstgefälligkeit ist ein schroffes Benehmen in Worten, der Selbstgefällige aber ist einer,
2. der auf die Frage: »Wo ist der oder jener?« antwortet: »Laß mich zufrieden!«

[1] Theoprastos: Charaktere, Reclam, Stuttgart 1970

3. Angesprochen erwidert er nicht.
4. Wenn er etwas verkauft, sagt er nicht, wie teuer er es abgibt, sondern fragt: »Was bekomme ich?«
5. Wer ihm eine Aufmerksamkeit erweist und etwas zum Fest schickt, dem sagt er, er brauche sich nichts schenken zu lassen.
6. Wenn ihn einer unabsichtlich beschmutzt oder gestoßen oder ihm auf den Fuß getreten hat, verzeiht er ihm nicht.
7. Fordert ihn ein Freund zu einer Beitragsspende auf, sagt er, er gebe nichts; später bringt er sie und sagt, nun verliere er auch noch dieses Geld.
8. Wenn er auf der Straße stolpert, pflegt er den Stein zu verfluchen.
9. Er bringt es wohl nicht fertig, lange Zeit zu warten.
10. Er hat weder Lust zu singen noch zu rezitieren, noch zu tanzen.
11. Er pflegt auch nicht zu den Göttern zu beten.

Chamomilla-Persönlichkeiten erfahren häufig im Laufe ihres Lebens eine allmähliche Temperamentsabkühlung von außen nach innen, so daß sie bei zunehmender Erstarrung der nach außen gewendeten Schichten einen immer enger sich zusammenziehenden inneren Kern zurückbehalten.
Die Vorstellung ist vor allem bei sehr sensiblen und feinsinnigen Charakteren gegeben, die immer von einer dünnen Eisschicht umgeben scheinen.
Hebbel beschreibt das Charakterbild des Dichter Uhlands mit den Worten: »Er ist ein Tropfen feurigen Weines in einem Faß von Eis.«

Arzneimittelbild

Wichtige Symptome

Übergroße Schmerzempfindlichkeit bei allgemeiner Überempfindlichkeit aller Sinnesorgane. Große Reizbarkeit.
Krämpfe und Weinen, ausgelöst durch Kränkungen, Verdruß.
Launenhaftigkeit, große Unruhe und auch geringe Schmerzen sowie vor allem Widerspruch verschlimmern den Allgemeinzustand.
Alle Schmerzen werden von Unruhe und Jammern begleitet. Unruhe und Schlaflosigkeit, auch bei Kindern. Das Kind richtet sich im Bett auf und verkrampft die Hand- und Gesichtsmuskulatur.
Taubheitsgefühl, besonders in den vom Schmerz befallenen Teilen des Körpers.
Die Fußsohlen brennen und müssen aus dem Bett herausgestreckt werden.
Eine Wange ist, besonders bei Zahnungsbeschwerden und damit in Zusammenhang stehenden Schmerzen, warm und rot, die andere kalt und bleich.
Schweiße im Gesicht nach Essen und Trinken und bei cholerischen Zuständen.
Unerträgliche Schmerzen im Bauch, besonders in den Morgenstunden.
Die Schmerzen sind sehr heftig oder werden zumindest so angegeben. Dies steht häufig in keinem Verhältnis zu der Ursache des Schmerzes.
Der Kranke kann schlecht Schmerzen ertragen, jammert, ist nervös und unruhig.
Schmerzen werden häufig durch Wärme verschlimmert, aber nicht etwa durch Kälte gebessert, wie beispielsweise bei Pulsatilla.
Stühle, schmerzhafte Diarrhö mit Blähsucht und Kollern, häufig mit Übelkeit begleitet, Stühle stinken nach faulen Eiern.

Modalitäten

Verschlimmerung: durch Wärme, nachts, nach Zorn, in frischem Wind, nach Aufstoßen.
Besserung: bei Kindern durch Herumtragen oder -fahren, Fasten und warmes, feuchtes Wetter.

Toxikologie

Bei Entzündung am Auge sind Kamillenzubereitungen in zu starker Form wegen möglicher Reizwirkung nicht angebracht. Allergische Reaktionen gegenüber Kamille sind selten. Früher beschriebene Fälle basierten sicher auf Beimengung von Hundskamille, die starke Allergene enthält. Da Kamille heute fast ausschließlich aus Kulturen stammt, sind derartige Verunreinigungen praktisch ausgeschlossen.

Wichtige Indikationen

Wichtigstes Mittel gegen alle Folgen vor Ärger und Zorn.
Zahnbeschwerden und Krämpfe bei Kindern, vor allem bei der ersten Zahnung.
Zahnschmerzen mit Neuralgien, besonders, wenn Warmes im Mund verschlimmert.
Neuralgien mit sehr heftigen Schmerzen, vor allem, wenn die Schmerzen einfach nicht ertragen werden können und bei dem Kranken Zorn, Ungeduld und Ärger mit Verzweiflung zur Folge haben. Die Schmerzen treiben den Kranken aus dem Bett und zwingen ihn zum Hin- und Hergehen,
Magenkrämpfe bei aufgetriebenem Magen, mit Rötung des Gesichts und allgemeinen Schweißen.
Kolikartige Schmerzen bei heftigen Blähungen mit Übelkeit.
Dysmenorrhö. Ungeheuere Schmerzen mit Erbrechen, Durchfällen.
Husten, insbesondere bei Kindern, die während des Schlafes husten, ohne aufzuwachen. Husten und Erbrechen nach einem Wutanfall. Akute Konjunktivitis und Katarrh der Kinder und Neugeborenen.

Papaver somniferum (Opium)

Ursprung

Stammpflanze ist Papaver somniferum (Schlafmohn). Dies ist eine etwa 1 m hohe, einjährige Pflanze mit einer Pfahlwurzel und kahlen, unverzweigten Stielen, länglichen Blättern, Einzelblüten und behaarten Stielen. Die Fruchtblätter mit zahlreichen Narben bilden eine Porenkapsel mit zahlreichen Samen. Die Pflanze enthält einen weißen Milchsaft, der getrocknet wird und dann »Opium« heißt. Das Pulver ist dunkelbraun, krümelig mit eigenartigem, bitterem, manchmal etwas scharfem Geschmack.
Der Papaver somniferum kommt im östlichen Mittelmeer vor und wird da auch kultiviert.
Die schmerzstillende und einschläfernde Wirkung von Mohnpräparaten war im frühen Altertum lange bekannt. Hinweise auf medizinische Verwendung sind in altägyptischen Schriften (Papyrus Ebers 15 Jhr. v. Chr.) in der assyrischen und in der griechischen Medizin vorhanden. Später wurde Opium durch die Araber erneut eingeführt, im 16. Jahrhundert machte es Paracelsus unter dem Namen »Laudanum« bekannt.
An die Opiumkriege in China soll hier ebenfalls erinnert werden.
Opium enthält etwa 40 Alkaloide im Milchsaft, z. T. an Säuren gebunden. Sie gehören teilweise zum Phenantren-Morphinan-Typ, (z. B. Morphin, Codein, Heroin) zum Teil sind es Benzylisochinolin-Derivate (Papaverin, Narcotin, Noscapin, Nacheiin und viele andere).

Persönlichkeitsportrait

Erwachsene

Ein Kennzeichen alter Opium-Menschen ist eine gewisse Bindegewebsschwäche. Ihre Responsibilität im somatischen Bereich ist äußerst mangelhaft, auch z. B. in ihren Reaktionen auf Arzneimittel. Selbst gut gewählte homöopathische Mittel zeigen keinen großen Effekt und verweisen somit auf eine durchaus vitale Schwäche.
Diese kann von großen Schrecken und ihren schlimmen Folgen, aber auch von Gasvergiftungen herrühren, die in unserer modernen Zeit beispielsweise durch Kolonnenfahren entstehen. Diese latenten CO-Vergiftungen, auch auf Urlaubsreisen, mit Stop-and-Go-Fahren, bedeuten eine große Gefahr, besonders für ältere Menschen.
Es sind Menschen, die immer gern schlafen wollen, selbst im Sitzen schon einschlafen, aber sich nicht darüber beklagen. Sie klagen nie über irgendwelche Schmerzen oder Beschwerden und haben kein Verlangen nach bestimmten Dingen; trotzdem sind sie nicht glücklich. Sie schwatzen gerne sehr viel, wiederholen dabei aber vieles, vor allem das, was ihnen besonders am Herzen liegt.
Die Augen sind dabei weit geöffnet, die Pupille ist aber kleiner, als man sie bei den Lichtverhältnissen anzutreffen glaubt.
Sie entwickeln verschiedene Gedanken: Meist möchten sie gerne nach Hause. Nie glauben sie, daß sie zu Hause sind, auch wenn sie in ihrem heimischen Bett liegen. Auffällig übrigens, daß sie während des Schlafens dauernd an der Bettdecke

herumzupfen. Bei den Solanaceen Hyoscyamus und Stramonium finden wir das Zupfen an der Bettdecke beim Wachsein, hier erfolgt es im Schlaf.
Der Schlaf zeichnet sich dadurch aus, daß sie laut schnarchen oder dauernd röcheln, dabei ein zyanotisches Gesicht haben und die Haut mit Schweiß bedeckt ist.
Die Geräuschempfindlichkeit ist ungemein groß. Sie wachen schon auf, wenn weit weg irgendwo ein Hahn kräht.
Alle Gegenstände, auf denen sie liegen oder sitzen, erscheinen ihnen zu weich. So suchen sie immer wieder einen harten Platz, der auch kühl sein soll. Im Bett pflegen sie die Decke wegzunehmen, weil ihnen immer zu heiß ist.
Zu den Symptomen zählt auch die Obstipation, verursacht durch ihre Untätigkeit sowie durch paretische Erscheinungen. Der Stuhl ist dann selten, hart und enthält schwarze Knollen.
Auf der anderen Seite, das zeigt wieder die Ambivalenz des Mittels, wird bei Erschrecken bereits der Stuhl entleert, möglicherweise sogar in die Hose.
Bei Schreck kann es, auch bei jüngeren Menschen, zu einer Harnverhaltung bei voller Blase kommen.
Nicht selten erfolgt bei der Behandlung akuter, möglicherweise stark juckender Hauterscheinungen eine möglicherweise durch Cortison-Salbe erzeugte Beruhigung, danach ein plötzliches Verschwinden. Es kommt dann entweder zu Krämpfen oder zu eigenartigen Lähmungserscheinungen, den für Opium-Menschen typischen Reaktionen.

Kinder

Bei Kindern finden wir einen ganz anderen Typ. Die kleinen Kinder haben eine faltige Haut und sehen aus wie ganz kleine, ausgetrocknete Erwachsene. Sie sind sehr selten; können sich nach schweren Erkrankungen manchmal nicht erholen. Es sind äußerst schreckhafte Kinder, die schon bei der Annäherung fremder Menschen so erschrecken, daß sie verstummen und sich mit rotem Gesicht, engen Pupillen und schweißbedeckter Stirn ängstlich an die Mutter klammern.
Es sind auch Kinder beschrieben worden, die beim Stillen, wenn die Mutter plötzlich erschrickt, in einen solchen Zustand geraten sind.
Wenn diese Kinder schlafen und plötzlich einen Muskel- oder Atemkrampf, einen Pseudokrupp vielleicht, bekommen, schreien sie so laut auf, daß die ganze Umgebung erschrickt. Diese Kinder sind auch häufig schlaflos. Dies liegt meist daran, daß sie irgendwann sehr erschrocken sind, sich aber nicht dazu äußern können, weil sie noch zu klein sind.

Arzneimittelbild

Wichtige Symptome

Völlige Indolenz, auch bei kraftvollem Eingreifen. Die Haut ist schweißbedeckt und sehr warm, nur die unteren Gliedmaßen sind kalt.
Dunkelrotes Gesicht, schnarchende Atmung, tiefer Stupor.
Ganz starke Pupillenkontraktion.
Schläfrigkeit, kann aber nicht einschlafen.
Befindet sich in einem Zustand ständiger Somnolenz, hört dauernd Geräusche, die man als Gesunder nicht wahrnehmen kann.
Völlig fehlende Lebenskraft, moralisch völlig unhaltbar, es sind »die größten Lügner der Welt« (Heroin!).
Schreckvorstellungen, muskuläre Zukkungen und Krämpfe.

Der Puls ist fast immer verlangsamt, erst in schweren Vergiftungsstadien kommt es dann zu Kollapsen.

Modalitäten

Verschlimmerung: während und nach dem Schlaf, durch große Wärme.
Besserung: durch kalte Speisen und Getränke, beim Spazierengehen.
Causa: Folge von sehr schweren seelischen Traumen.

Toxikologie

Opium wirkt stark auf das zentrale und vegetative Nervensystem und erzielt eine Überreizung aller Sinne, außerdem Spastik der glatten und willkürlichen Muskulatur.
Bei einer Vergiftung kommt es zu einer fortschreitenden Lähmung, von der vor allem das Atemzentrum betroffen ist. Die physiologische Erregbarkeit für Kohlendioxyd wird herabgesetzt, dadurch kommt es zu einer Anhäufung von CO_2, das dann plötzlich das Atemzentrum erregt. Nach Exhalierung des Kohlendioxyds tritt dann die Morphinlähmung mit neuerlicher Atempause in Erscheinung.
Dieser Wechsel von Lähmung und Erregung des Atemzentrums bewirkt das als »Cheyne-Stokes'scher Atemtypus« bezeichnete periodische Atmen.
Später erfolgt die Lähmung der zentralen Wärmeregulierung, infolge Hemmung der Wärmebildung sogar eine gewisse Temperatursenkung, weiterhin tiefer Schlaf, ganz enge Pupillen, blasse, kalte Haut. Der Tod tritt ein durch Atemstillstand.
Längere Verabreichung von Opium in kleineren, nicht tödlichen Dosen beinhaltet die Gefahr der Gewöhnung. Die erhöhte Toleranz des Körpers gegenüber dem Alkaloid liegt darin begründet, daß der Organismus befähigt ist, auch die erhöhten Dosen rasch durch Niere und Darm auszuschalten. Gehirnzellen selbst werden gegen die Giftwirkung dann abgestumpft. Der ständige Gebrauch größerer Mengen Opiums führt zu einer schweren Intoxikation, der chronischen Opiumvergiftung: Verminderung aller Sekretionen, Verschlechterung der Darmfunktion, Ernährungsstörungen der Zähne, Abmagerung, Störungen auf endokrinem und psychischem Gebiet. Bei Entzug heftigste Abstinenzerscheinungen, deren Grad uns anzeigen, wie tief das Alkaloid in die Protoplasmafunktion der Zellen bereits eingegriffen hat. Die Abstinenzerscheinungen äußern sich in Verstimmungen, Angstzuständen, großer Schwäche, Halluzinationen, Delirien, Sprach- und Sehstörungen.

Wichtige Indikationen

Das völlige Fehlen von Stuhldrang und die beträchtliche Stuhlanhäufung im Darm sind die wichtigsten Hinweise.
Obstipation mit aufgetriebenem, hartem Leib und rotem Gesicht.
Außerdem Obstipation bei Stuhlanhäufung ohne jeglichen Stuhldrang.
Stuhlverhaltung von alten Leuten und Kranken, die wegen einer Verletzung ans Bett gefesselt sind.
Bewußtseinsverluste nach schweren Krankheiten oder Delirien mit Koma, nach schweren Infektionen, wie Fleckfieber, Typhus etc.
Das Gesicht ist zyanotisch, Pupillenkontraktion, häufig nach malignen Infektionskrankheiten, die mit einem Ausschlag einhergehen.
(Der Autor selbst wurde nach einem schweren Fleckfieber mit einem dreiwö-

chigen völligen Bewußtseinsverlust und einer absoluten retrograden Amnesie nach Opium in homöopathischer Dosierung wieder völlig geheilt. Dieses Erlebnis öffnete dem Autor die Tür zur Homöopathie).
Fieber. Es ist angezeigt bei allen hochfieberhaften Zuständen wie Typhus, Fleckfieber und ähnlichen Erkrankungen, wo das Schlafen mit viel Schnarchen, Zukken der Glieder und brennender Hitze mit einem schwitzenden Körper einhergeht. Während des Fiebers herrscht Durstlosigkeit.
Kopfschmerzen, besonders im Hinterkopf, der Kopf erscheint dann besonders schwer, er kann ihn nicht heben.
Bei Husten, auch spastischem und trokkenem, besonders nachts, wenn er ausgelöst wird durch ein Kitzeln in der Luftröhre. Ein eigenartiges Symptom dabei ist das Gähnen vor und nach einem Hustenanfall.

Pulsatilla

Ursprung

Pulsatilla pratensis (Küchenschelle) wächst in Europa. Sie ist eine sehr kalkliebende Pflanze. Als einen ihrer wesentlichen Bestandteile enthält sie den Anemonen- oder Pulsatillen-Kampfer, der einen wichtigen Hautreizstoff darstellt, in anderen Ranunculus-Arten ebenfalls vorkommt und deren Wirkung mitbestimmt. Die Pulsatilla-Urtinktur besitzt nur eine beschränkte Haltbarkeit. Der Gehalt an Anemonen-Kampfer geht schon im ersten Jahr um einen beträchtlichen Anteil zurück. Es empfiehlt sich daher, die tiefen Potenzen, insbesondere die Urtinktur, alljährlich neu herzustellen.
In den antiken Mythen ist die Anemone nur in ihrem äußerlichen Bild dargestellt. Die Pflanze ist eines Tages, so erzählt man, aus dem Blute des wunderbar schönen Jünglings Adonis gewachsen. In Ovids Metamorphosen ist nachzulesen, daß Aphrodite, die Göttin der Liebe, sich in den Jüngling Adonis verliebte. Dieser war Symbol für die Schönheit des jugendlichen Mannes. Ares, der Kriegsgott, der Aphrodite begehrt, brennt nun vor Eifersucht auf seinen Rivalen Adonis und läßt ihn umbringen: Adonis ist auf der Jagd, als ihm Ares einen ganz besonders wilden Eber sendet, der ihn zu Tode verletzt. Aphrodite läßt weiße Vögel zu Adonis fliegen und verspricht in ohnmächtigem Trauergebet, daß sich zu seines Todes Gedächtnis das Blut zu lieblichen Blumen entwickeln wird. Sie besprengt das Blut mit Nektar, so daß es aufschäumt und daraus Blumen verschiedener Farben entstehen, die nach allen Seiten vom Wind verweht wurden (Anaemone - an anemen=windstill). Jedes Jahr im Frühling erinnert dieses Blümchen an den Tod von Adonis.
Am besten verstehen wir das Arzneimittelportrait von Pulsatilla, wenn wir uns die Pflanze ansehen, wie und wo sie in der Natur wächst, welche Reaktionen sie dort zeigt.
Pulsatilla pratensis wird fast immer in kleinen Grüppchen gefunden, ganz selten einmal alleine. Sie kann auf trockenem, wenig kalkhaltigen Boden gedeihen ohne viel Wasser. Im Alpenland beispielsweise gedeiht sie auch auf kalkigem Boden. Sehr früh im Jahr, bevor der Frühling seine ersten Boten sendet, steckt sie ihr Köpfchen aus dem Schnee heraus in die kühle Luft hinein. Um gegen diese Unbill des Frostes gefeit zu sein, kleidet sie sich mit einem ganz dichten feinen Haarkleid, das sowohl am Blütenstamm, als auch auf den Blättern deutlich zu sehen ist, besonders wenn die Sonne im Gegenlicht die Pflanze trifft. Auf den Kalkböden zeigt ihr Köpfchen mit der Blüte häufig nach oben, sie schaut den Vorbeispazierenden und auch das sie umgebende trockene, etwas verfaulte Gras des Vorjahres etwas scheu an – wie ein sehnsuchtsvolles Mädchen, das nach seinem Prinzen Ausschau hält. Die Engländer nennen sie »Windblume«. Im Volksmund wird sie auch das »schamhafte Mädchen« genannt, denn häufig ist ihr Glöckchen auch schamhaft der Erde zugewandt, je nachdem auf welchem Boden sie wächst. Wir kennen 100 Untergruppen der Spezies Pulsatilla und 45 Varietäten nach Farbe, Behaarung und Form. Alles das sehen wir im Spiegel der

Natur sehr wesenhaft, genau wie im Arzneimittelbild. Was die Farben anbelangt, die vom leuchtenden, pastellenen hellen Rosa bis zum Violett reichen, finden wir auch Hinweise auf die der Persönlichkeit entsprechende starke Ausprägung der Sinnesorgane, der Reizwirkung dieser Organe.

Persönlichkeitsportrait

Erwachsene

Der Franzose Lefort schreibt in seiner Pulsatilla-Studie aus dem Jahre 1953:
»Wie ihr Körper den Malern der italienischen Renaissance als Modell gedient hat, so hat ihre Seele alle Dichter der Romantik inspiriert, wo wir sie in Tausenden von Exemplaren wiederfinden...
Um ein Nichts, um noch weniger als das, setzt sich ihr Gesicht in Flammen, die Brust glatt und zart, marmoriert sie pflichtschuldig mit den Flecken der Unschuld.
Leider hat dieser so harmonische Körper schon in seiner ersten Jugend Fehler: die venöse Stase, die bläulichen Beine mit geschwollenen Knöcheln.
Sie leiden unter Frostbeulen, die Hände entgehen nicht der Missetat des Winters.«
Die Pulsatilla-Persönlichkeit ist in Gesellschaft ausgesprochen beliebt. Pulsatilla benötigt Gesellschaft und Sympathie und findet sich selbst auch liebenswert. Sie ist ein angenehmer, strahlender, positiver, sanguinischer Mensch, liebt die Kühle, braucht im Froststadium aber auch Wärme. Pulsatilla ist weich, nachgebend, emotional ungeheuer bewegt, allerdings auch physisch deutlich gebessert durch Bewegung. Ihre dem Erscheinungsbild der Pflanze ähnliche Wechselhaftigkeit ist auch für die Pulsatilla-Persönlichkeit charakteristisch: Die emotionalen Symptome wechseln sehr rasch. Neben der fast signifikant charakteristischen Neigung zum Weinen wechselt sie plötzlich wieder zur Fröhlichkeit.
Die Nachgiebigkeit kann plötzlich zur Reizbarkeit werden, und Pulsatilla wird auch sehr ärgerlich, wenn sie sich verletzt fühlt. Es dauert aber nicht lange, dann wird ihre weiche Natur wieder zutage kommen. Auch in der Symptomatik zeigen sich Pulsatilla-Menschen wechselhaft, so beispielsweise bei Masern, wo Pulsatilla oft angezeigt ist. Der Ausschlag verschwindet, und schlagartig kommt es zu Erkrankungen im Respirationstrakt. Auch Stärke und Charakter der Menstruationssymptome variieren stark: Vom kleinen Schmerz bis zu heftigen Psychotischen Veränderungen der Patientin sind alle faszinierenden und schillernden Komplexe zu finden, die möglich sind. Alle Schmerzen kommen langsam, verschwinden aber plötzlich.
Sowohl für die Pflanze in der Natur als auch für den Menschen ist die Wechselhaftigkeit charakteristisch, dieses »Thema mit Variationen« wie sie gelegentlich in Musikstücken zu finden sind. Pulsatilla, häufig auch »Windmännlein« oder »Bergmännlein« genannt, darf nicht nur als Frauenmittel gesehen werden, obwohl es häufiger bei Frauen vorkommt. Auch Männer sind Pulsatilla-Typen. So erlebte ich z.B. in der Praxis einen Mann, der aussah wie Siegfried, kraftvoll, körperlich sehr stark mit strahlenden Augen, ein Adonis-Typ, über 190 cm groß. Er war der Herrscher über 600 Stück Großvieh und war in der Lage, kraft seiner Muskeln einen jungen Stier, den er mit einem Arm an den Hörnern packte, in die Knie zu zwingen. Er tat seine Arbeit und war nie müde dabei. Aber aussehend wie Adonis, war er wechselhaft in seinem Wesen, er war der starke, ja der überstarke Mann, Jung-

Siegfried ähnlich und er hatte Angst vor Frauen.
Hier auch wieder die Wechselhaftigkeit, die eine so große Rolle spielt und die wir in dem Typus wiederfinden, der weich und nachgiebig, aber auch ärgerlich und aggressiv, ja sogar cholerisch sein kann. Hier seine Verbindung zur Funktion der Gallenblase, zur Überempfindlichkeit gegenüber Fett und der psychosomatischen Reaktion im Gallentätigkeitsbereich Die schlechte Verträglichkeit von Fett dürfte damit auch zusammenhängen.
Bei Pulsatilla kommt alles zu spät. Kinder kommen zu spät in die Schule, bei Frauen kommt die Regel zu spät. Als Patient kommt Pulsatilla trotz mehrfacher Aufforderung, immer zu spät in die Sprechstunde. Er ist auch oft unzufrieden, und möchte mehr, als er hat, immer etwas Neues. Auf der einen Seite will er als weinendes, trauriges Wesen vielleicht mit seinen Tränen die Aufmerksamkeit auf sich ziehen und Mitleid erregen; vor allen Dingen braucht er Liebe. Gibt man ihm jedoch nur ein wenig Zuneigung, ein wenig Liebe, wird man voll ergriffen von der Persönlichkeit, die einen absolut in Anspruch nimmt, von der man nicht mehr loskommt, die wie eine Klette an einem hängt und immer mehr haben will. Hier wird als Wesenszug von Pulsatilla auch der Geiz deutlich. Pulsatilla ist eine gute Hausfrau, vielleicht gerade, weil sie so geizig ist. Sie ist sehr sparsam und verwendet alles, auch die Reste.
Pulsatilla träumt auch gern von Geld. Im Altersheim finden wir Pulsatilla-Menschen, die selbst ein Stückchen Zucker oder eine halbe Wurstscheibe in der Schublade verstecken, um sie am nächsten Tag beim Frühstück zu essen. Oft vergessen sie dann die Wurst; riecht es dann etwas unangenehm, findet man mehrere Scheiben an verschiedenen Stellen. Pulsatilla hat gern kalte Hände und Füße. Im Zusammenhang mit einer gewissen Durchnässung kommt es dann zu Katarrhen an verschiedenen Organen: im Wechsel an Nase, Bronchien und Stirnhöhle. Oder es kommt auf einmal zu Durchfällen. Dabei gleicht kein Stuhlgang in Form, Konsistenz, Geruch oder Farbe dem anderen, immer ist er etwas anders. Hier also auch die Wechselhaftigkeit, die äußerst vordergründig ist. Schauen wir uns noch einmal die Pflanze an in der Außenwelt. Das Spektrum der Farben zeigt uns, daß die Sinnesorgane von Pulsatilla sehr stark ausgeprägt sind. Schon ein einziges Wort kann Pulsatilla zum Weinen bringen. Kümmert man sich dann verstärkt darum, kommt man nicht mehr los. Der Geschmacks- und Geruchssinn ist ungeheuer stark. Schon der Geruch von fetten Dingen kann Übelkeit erregen. Was nicht schmeckt, wird nicht gegessen.
Die Haut ist äußerst empfindlich, berührungsempfindlich. Pulsatilla ist sehr empfindsam, anlehnungsbedürfig und für Streicheleinheiten sehr empfänglich.
Im geistigen Bereich ist außer den schon erwähnten Momenten auch noch die Aktivität der Pulsatilla-Persönlichkeiten zu erwähnen. In ihrem Nahrungsbereich oder in ihrem religiösen Bereich neigen sie häufig zu Einseitigkeit, sind aber in gewisser Weise flexibel. Ihre Wechselhaftigkeit führt sie wieder zu anderen Lebensformen. So kann sie ein Heiligen gemäßes Leben führen, vielleicht ins Kloster gehen. Das Leben kann in Fanatismus ausarten. Eines Tages bricht sie alles ab, um sich hinaus ins Freie Leben, in das von Bacchus und Venus geprägte Dasein zu stürzen. Hier nun wieder der Abbruch, die Rückkehr zur heiligen Lebensweise. Hier ist an bestimmte Bibelsekten und die Mitglieder dieser Sekten zu erinnern, die eine ungeheuere

Geduld und Empfindsamkeit haben, eine fast unmögliche Diskussionsbereitschaft aufweisen und kaum in ihrer Meinung zu verändern sind. Dies finden wir sehr häufig bei Pulsatilla-Menschen.

Ein eindrucksvolles Symptom sollten wir nicht vergessen, die Durstlosigkeit. Der Körper braucht keine Flüssigkeit und Pulsatilla will einfach nicht trinken. Entgegen allen Hinweisen bei Erkältungen, Pneumonien oder medikamentösen Gaben lehnt er das Trinken ab.

Pulsatilla klagt ständig und ist betrübt, elegisch oder auch entsetzt. Sie liebt den Abend nicht mit seiner Dunkelheit, sondern wegen seiner Melancholie, auch wenn ihre Beschwerden sich dabei vergrößern. Sie weiß, daß der Traum voller Angst und Furcht sein wird und traut sich nicht einzuschlafen. Dann wird im Traum sich wirklich die Welt als drohend und stachelig und böse erweisen.

An der Haut finden wir häufig Flecken mit emotionellen Erythemen. Auch Flecken im Bereich der Beine sind zu sehen. Hier sind venöse Stasen nicht abhängig von der Zahl der Jahre, sondern schon die Beine der jungen Mädchen sind rot-blau, schwellen leicht an oder erfrieren sogar. Die Knöchel schwellen an, schon in der Pubertät. Der Winter quält diese Beine, sie können die Kälte nicht ertragen, schnell gibt es Frostbeulen. Und auch die Hände werden malträtiert durch die Minusgrade des Winters.

Alles in allem ist Pulsatilla ein liebenswerter, eigentlich guter Mensch, dem alle negativen emotionalen Regungen selbst zuwider sind und der sie sehr schnell bereut. Er ist sehr anhänglich und liebenswert.

Kinder

Pulsatilla-Kinder sind in ihrem typischen Erscheinungsbild jedem bekannt. Es sind zarte, feine Kinder mit dünnen, hellen Haaren und feiner Haut, einer schon in frühester Kindheit ausgeprägten unausgeglichenen Zirkulation, besonders in den Extremitäten, und somit kalten Fingerchen, die im Winter sogar blau-rot angelaufen sind. Dazu gehört auch die Neigung zum Erröten bei jeglichem, auch kleinem emotionellem Anlaß. Sie werden aber gleich wieder blaß. Dann sind sie ausgesprochen scheu, empfindsam, aber leicht zu führen, entgegenkommend, mit einem Wort »pflegeleicht«.

Sie sind aber nicht immer ganz schlank, können auch einmal Fettpölsterchen ansetzen und das Haar kann auch etwas dunkler sein. Sie tendieren sehr dazu, bei jeder Gelegenheit zu weinen. Man hat immer das Gefühl, sie verlangen nach liebevoller Zuwendung.

Pulsatilla-Kinder haben es sehr gern, wenn man ihnen Geschichten erzählt, und sind besonders zu beeindrucken durch Märchen, in denen der schwarze Mann, die Hexe oder irgendwelche anderen Figuren auftreten, die geeignet sind, in der Dunkelheit Furcht und in der Nacht Alpträume auszulösen.

Sie sind sehr empfindlich gegen Hitze und schlapp bei warmem Wetter, sie verlieren dann sehr schnell ihre Lebhaftigkeit, ihre manchmal erstaunliche Neigung zu Witzigkeit und auch ihre gesamte Energie. Sie lassen sich gehen, sind dann auch weinerlich, reizbar.

Häufig löst bei ihnen der Wechsel von kalt zu warm akute Erkrankungen aus. Die Unterkühlung bei heißem Wetter verursacht Durchfälle, Entzündungen der Schleimhäute, Ohrenschmerzen, aber auch Erkältungen. Der Genuß von zu viel Eis kann bei warmem Wetter zu Erkältungen oder Erkrankungen des Darmes führen.

Fette Ernährung lehnen sie von sich aus ab. Die Abneigung gegen Schweinefleisch ist schon bei kleinen Kindern vorhanden und in der Wurst darf kein Fettstückchen enthalten sein. Auch kalter Luftzug ist ihnen unangenehm. Er löst sofort wieder Erkältungen aus, aber auch Reizzustände am Ohr und an den Augen. Ein Symptom, das man sich merken sollte: Das gesunde Pulsatilla-Kind schläft mit über den Kopf gelegten Armen gern ein.

Literatur

Nach Stübler finden wir in der – von Simrock übersetzten – Parzival-Sage sehr viele Anzeichen von Pulsatilla. Parzival irrt verzweifelt in der Welt umher, als plötzlich sein Vetter Gawan auftritt. Er zeigt, so scheint es, ein eher gemüthaftes Wesen, während Parzival in gewissem Sinn das geistige Wesen und starke Willenselement darstellt.

Unterwegs begegnet er dem jungen König Meljanz, der gegen Herzog Lippaut, seinen früheren Erzieher, Krieg führen will. An Lippauts Hof hatte er die schöne Obie kennengelernt. Diese liebt ihn zwar, verweigerte ihm aber den Minnelohn.

Die Stadt, die Lippaut mit seinen beiden Töchtern, Obie und Obilot, bewohnt, ist in großer Not durch eine Belagerung. Gawan kommt auf seiner Fahrt vorbei und läßt sich vor den verschlossenen Stadttoren nieder. Im folgenden sollen einige Zeilen aus der Parzival-Übertragung zitiert werden, in denen sich sowohl die ältere Obie als auch die junge Obilot als Pulsatilla-Mädchen darstellen. Obie ist etwas aggressiver apostrophiert, während Obilot eher das sanfte, hingegebene Element verkörpert. Beide Charakterzüge gehören zum Persönlichkeitsportrait von Pulsatilla. In einem Gespräch zwischen der alten Herzogin und ihren beiden Töchtern meint die ältere Tochter etwas hartherzig, Gawan sei doch nur ein Kaufmann, der mit Schildern daherkomme, während die Jüngere antwortet:

»Du zeihst ihn, was wohl nie geschah,
Schwester, dessen schäme Dich!...
Er ist so minniglich und hold.
Zum Ritter ich ihn haben wollt...

Gawan läßt sich nun mit seinem Gefolge im Schatten nieder. Nachdem der Herzog ihn um seine Hilfe gebeten und er abgelehnt hat, kommt die kleine Obilot und bittet ihn ebenfalls um Hilfe.

»Die junge süße, klare Maid,
sprach da ohne Schüchternheit:
wie mir Gott bezeugen kann,
so seid Ihr, Herr, der erste Mann,
der je mein Sprechgeselle ward.
Ist meine Zucht dabei bewahrt,
und auch mein verschämter Sinn,
das gibt mir freudigen Gewinn...
Herr, ich will nun gehen,
was meines Amts ist's
zu versehen.
Wie zögt ihr ohne meinen Sold?
Dazu wär ich Euch allzu hold.
Meine Sorge sei, beizeiten
Euch mein Kleinod zu bereiten...«

Nach der damaligen Sitte muß Obilot dem Ritter Gawan ein Minnepfand geben. Der Vater läßt ein wunderbares Gewand nähen, von dem sie nun einen Ärmel abschneidet und ihn Gawan als Unterpfand gibt. Diesen abgeschnittenen Ärmel befestigt er an seinem Schild.

Gawan begibt sich zum Kampf und besiegt Meljanz. Er hat noch viele andere Kämpfe zu bestehen. Durch seinen großen Einsatz erringt er den Sieg für die ganze Stadt und kehrt zurück.

Der Ärmel von Obilot ist noch an seinem Schild befestigt, zerhauen, durchstochen im Kampf. Gawan und Meljanz gehen nun zum Herzog Lippaut.

»...seine Herrin ward ihm vorgeführt,
er zog das schöne Kind gerührt
wie eine Dock an seine Brust,
dazu zwang ihn freundliches Gelüst...«

In der Sage finden wir weiter die Spannung zwischen Obie und Obilot, aber auch zwischen Obie und Meljanz. Die kleine Obilot erreicht nun die Versöhnung, geht zu ihrem Vater mit Gawan. Von Obie aber heißt es:

»Mit Weinen küßt ihr roter Mund,
ihn, der von der Tjost noch wund.
Manche Zehre seinen Arm begoß,
die ihr aus lichten Augen floß.
Wer macht sie vor dem Volks so dreist?
Die Lieb ermutigt allermeist.«

Neben der sanftmütigen, liebevollen, anlehnungsbedürftigen Schwester Obilot sehen wir hier in den letzten Versen die ältere Schwester Obie, die etwas reizbarer, kampfesfreudiger, aber auch tränenreich ihre Liebe bekundet.

Arzneimittelbild

Wichtige Symptome

Hellhäutige Menschen, meist Frauen, aber auch Männer, weich und nachgiebig, etwas phlegmatisch, launenhaft und sehr weinerlich.
Stimmungsmäßig traurig, niedergedrückt, neigt zum Weinen.
Symptome sind sehr stark veränderlich. Auch Schmerzen, Schwellungen ziehen immer von einem Ort zum andern.
Starker und schneller Wechsel von Lachen und Weinen.
Nach *Charette* ist Pulsatilla »wie das Aprilwetter«. Er ist immer nachgiebig, kompromißbereit und bereit zu resignieren, selten herausfordernd und widerspenstig, aber doch sehr stur.
Menstruation kommt verspätet, ist ungenügend oder bleibt ganz aus, vor allem, wenn die Füße kalt und naß geworden sind.
Häufiges Frösteln, besonders abends, mit dem Gefühl, als würde kaltes Wasser über den Leib geschüttet werden.
Alle Schmerzen werden von Kälteschauern begleitet.
Am Morgen sind die Beschwerden größer als am Abend.
Beim Erwachen häufig Vorahnungen, Befürchtungen, Ängste, besonders Erwartungsängste.
Die Absonderungen aller Schleimhäute sind mild und dickflüssig, nicht ätzend.
Durch fette, auch durch süße Speisen wie Torten ist der Magen rasch verdorben, es kommt auch zu Sodbrennen. Der Stuhlgang ist ständig wechselnd.
Bei fast allen Erkrankungen besteht kein Durst, selbst wenn man ihn erwarten könnte. Der Mund ist hier trocken, mit einem schlechten Geschmack, besonders morgens beim Erwachen.
Venöse Kongestionen, vor allem als variköser Symptomenkomplex beim Stehen, Sitzen und bei Erkrankungen.
Schwitzen während des Schlafes, das beim Erwachen sofort verschwindet. Häufig einseitiges Schwitzen.
Einschlafschwierigkeiten, besonders vor Mitternacht.
Schmerzen wechseln in der Art, in der Intensität und der Lokalisation, treten plötzlich auf, verschwinden aber allmählich, immer von Frösteln begleitet.
Selten Verstopfung, dann aber mit häufigem Drang, häufiger Durchfall, besonders nach fetten Speisen. Die Durchfälle sind nicht wundmachend und immer veränderlich; niemals gleicht ein Stuhlgang dem anderen.
Amenorrhö durch kalte Füße.

Modalitäten

Verschlimmerung: durch Hitze, im warmen Zimmer, bei Tiefdruck, vor Gewitter, durch fette Speisen, Ruhe, abends und nachts.
Besserung: durch Bewegung in frischer Luft, dabei aber Empfindlichkeit gegen Kälte; durch kalte Anwendungen.

Toxikologie

Hautreizung durch das frische Kraut ist möglich, in therapeutischen Dosen keine Nebenwirkung.

Wichtige Indikationen

Wichtigstes Heilmittel bei jungen Mädchen in der Pubertät mit sanftem Charakter, wenn ihre geschlechtliche Reife etwas verzögert ist, die Menstruationsblutung unregelmäßig und spärlich ist und Amenorrhöen und Hypomenorrhöen auftreten mit allen den daraus resultierenden Beschwerden.
Bei Verdauungsstörungen, akuter oder auch chronischer Art mit gastrischer oder biliärer Belastung, besonders infolge von Fett- und Eisgenuß in übermäßiger Form. Dabei ist die
Zunge schmutzig weiß.
Rhinitis und Sinusitis mit rahmigem, milchigem Eiter.
Konjunktivitis und Blepharitis.
Otitis externa.
Chronische Bronchitis.
Migräne bei Amenorrhö und Unregelmäßigkeiten der Menstruation.
Hauterkrankungen als Vikariation mangelhafter Hormontätigkeit.
Bei Venenentzündungen, besonders im Wochenbett.
Ausgezeichnetes Mittel bei hysterischer Schwangerschaft (Grossesse nerveuse) Hier kommt besonders die Verknüpfung von psychischen und genitalen Symptomen zum Tragen.
Kopfschmerzen mit unregelmäßigen Anfällen, die zum Auge hin sich ausbreiten, mit Unbehagen im Magen und Brechreiz, wie bei einem verdorbenen Magen. Abendliche Schmerzen, als würde der Schädel zerspringen und die Augen aus dem Kopf heraustreten.
Wandernde Neuralgien, die durch Veränderung der Lage gebessert werden, nächtliche Verschlimmerung, Frösteln.
Schwindel, besonders morgens beim Erheben aus dem Bett, man muß sich wieder hinlegen.
Schwächeanfälle bis zur Ohnmacht, besonders beim Betreten eines warmen Zimmers.
Bei Kindern, wenn während des Tages plötzlicher unwiderstehlicher Drang zum Wasserlassen auftritt.
Farrington nennt es »das verheulteste Arzneimittel der Materia medica homoeopathica«.

Semecarpus anacardium (Anacardium)

Ursprung

Semecarpus anacardium ist die Malakkanuß, ostindische Elefantenlaus oder Kaschunuß. Sie wächst in Süd-Ost-Asien. Arzneimittelgrundlage sind die reifen, getrockneten Früchte mit den Inhaltsstoffen Anacardsäure, Kardanol, einem Gemisch von vier verschiedenen Phenolen, einem fetten Öl und Betasitosterolen.

Persönlichkeitsportrait

Erwachsene

Anacardium-Menschen sind von merkwürdigem Naturell. Sie lachen bei ernsten Angelegenheiten und schauen ernst drein, wenn die Situation lächerlich ist. Sehr häufig sind es Menschen, die sich geistig sehr stark engagieren und ganze Nächte hindurch arbeiten, um dann auf einmal aufhören zu müssen, weil ein Reifen um den Kopf oder irgendeinen Körperteil diesen zusammenpreßt. Dabei besteht noch ein Druck im Innern des Körpers. Sie haben einen unwiderstehlichen Drang zu fluchen, zu schwören, obszön daherzureden.

Sie sind gräßlich und niederträchtig, denken sich immer nur Bosheiten aus und haben das Gefühl, in ihnen lebten verschiedenartige Willenskräfte, die ihnen Befehle erteilten. Bei allen Niederträchtigkeiten sind sie furchtsam und haben Angst, daß sie jemand verfolgt; sie drehen sich immer wieder um. Sie sind mißtrauisch gegenüber ihrer Umgebung und verdächtigen jeden. Ihr Selbstvertrauen ist einerseits so groß, daß sie sich für Dämonen halten, andererseits ist es sehr gering ausgeprägt. Daraus resultieren Mißtrauen und Verdächtigungen gegenüber ihrer Umgebung.

Im Bauch, im Magen haben sie immer ein bedrängendes Gefühl, wenn der Magen leer ist, und bekommen sogar Angst dabei. Der Stuhldrang ist sehr stark, aber Kraftlosigkeit und Lähmung im Darm machen die Bemühungen frustrierend.

Alle körperlichen und geistigen Symptome werden gebessert durch Essen.

Im Vordergrund des Bildes stehen die geistig-intellektuellen Störungen, die einhergehen mit Altersschwäche und zerebralem Defizit. Aber auch schon die vitalen Jahre sind bestimmt durch Zorn, Niedertracht, Verfluchen und Schwören.

Kinder

Anacardium existiert sehr selten als Kinder-Persönlichkeit. Diese jähzornigen, äußerst explosiven Kinder mit destruktivem Tatendrang haben große Angst vor Schulaufgaben, ähnlich wie Argentum nitricum und Gelsemium. Im Unterricht sind sie sehr leicht erschöpft und geistig häufig überfordert. Wenn sie aus der Schule kommen, klagen sie sehr über Magenschmerzen. Nach dem Essen geht es ihnen besser.

Vor allem nach akuten Infektionskrankheiten finden sich auch bläschenförmige Hautausschläge.

Literatur

Unter den griechischen Tragödien von Aischylos, Sophokles und Euripides steht der »Oidipos Tyrannos« des Sophokles unangefochten an erster Stelle. Die Dramatik dieser Tragödie mit den immer wieder zurückgestauten und dann alles durchbrechenden Gewalten ist faszinierend und zeigt unter anderem mit Ödipus ein Anacardium-Bild.
Am Schluß der Tragödie steht der Bericht des Dieners, Jocaste habe Selbstmord begangen. Darauf stürzt Ödipus zu seiner Mutter:

»Wir blicken nur auf ihn,
der unter Schreien
uns fragte, wo er seine Gattin fände,
die doch zugleich nicht Gattin sei...
Und es fand der Rasende durch Zufall
das Gemach;
denn niemand, der von uns im Hause
stand, hat sie ihm gewiesen.
Schreiend er zerbrach
die Doppeltür, als würde
seinem Drängen
der Weg gezeigt.
Er bricht ins Zimmer ein –
da sehen wir sie
in einer Schlinge hängen
und wieder hören Ödipus wir schreien...
Er riß vom Leibe ihr
das Goldgeschmeide,
den Spangenschmuck
und hob sie hoch empor
und stieß sie tief in die Augen beide
und dunkle Worte stieß er
im Mund hervor...
So ist das Unglück über zwei,
nicht einen hereinbrochen –
Mann und Weib zugleich,
gesegnet war der König einst und reich,
an diesem Tage aber sind das Weinen,
der Tod, die Schmach, das Unheil
hier zu Haus...«

Das in diesem Text häufig zitierte Fluchen, Schwören, Poltern und Schimpfen sowie die Gewalttätigkeit gegen sich und andere, entspricht dem Arzneimittelbild von Anacardium.
Es ist schon wundersam, Arzneimittelbilder zu studieren und ihr Persönlichkeitsportrait zu erleben.

Arzneimittelbild

Wichtige Symptome

Alle Symptome bessern sich beim Essen in so starken Maße wie bei keinem anderen Arzneimittel. Bekommt der Kranke etwas zu essen, so fühlt er sich sofort gebessert. Doch nach einiger Zeit kehren die Schmerzen wieder.
Pflockgefühl in Augen, Magen, Blase, Uterus, Wirbelsäule. Gefühl, als wäre ein enges, breites Band um die schmerzhaften Stellen herumgeschnürt.
Verwirrung der Sinne, er riecht seltsame Dinge, hört Stimmen, die ihm widersprechende Befehle geben.
Der Patient klagt darüber, daß er mehrere Willen hätte, die ihm verschiedene Eingebungen und Befehle geben. Unglaublicher Drang zum Fluchen, Schreien, Lästern und Obszönitäten.
Verschlimmerung durch jede geistige Arbeit und wenn der Magen leer ist, bei Hunger.

Modalitäten

Verschlimmerung: durch jede geistige Arbeit und wenn der Magen leer ist, bei Hunger.
Besserung: sofort durch Essen.

Toxikologie

Als Urdroge ist die Pflanze obsolet. In Süd-Ost-Asien ist sie Bestandteil vieler Magenmittel. Toxikologisch durch die Inhaltsstoffe hautreizende Effloreszenzen. Bei Semecarpus anacardium besteht eine ungemein große Gefahr der Allergisierung.
Schwerere Erkrankungen durch toxische Wirkung sind nicht bekannt.

Wichtige Indikationen

Wichtigstes Mittel der geistigen und intellektuellen Störung durch Überarbeitung, gelegentlich auch durch sexuelle Exzesse.
Folge von nervösen Störungen und Kopfschmerzen durch zu intensives Studium.
Magenschmerzen, Magenverstimmung, Zwölffingerdarm-Schleimhaut-Entzündung.
Ausschläge der Haut, die um den Nabel herum auftreten, und immer Juckreiz, vor allem bei Kindern.
Gedächtnisverlust infolge von geriatrischen Abnutzungserscheinungen wie Altersschwäche, Hirnerweichung, aber auch nach starken sexuellen Ausschweifungen.

Strychnos ignatii (Ignatia)

Ursprung

Ignatia wurde nach Ignatius von Loyola benannt, der viele Ignatia-Symptome verkörpert. Er wurde 1491 auf Schloß Loyola als Sohn spanischer Adliger geboren, als Edelknabe am spanischen Königshof erzogen und bei der Verteidigung der Stadt Pamplona gegen die Franzosen im Jahre 1521 schwer verwundet. Zeitlebens hinkte er auf einem Fuß. Er war ein großer, heldenhafter Mann, der irdischen Freuden mit aller sinnlichen Kraft zugeneigt war und kurzerhand ein Knochenstück bei lebendigem Leibe absägen ließ, das nach der Fraktur aus dem Knie herausstockte, weil es ihn beim Reiten und Tanzen behinderte.

Auf Umwegen bekam er religiöse Bücher in die Hand und entschloß sich während einer Krankheit dazu, ein Ritter Christi zu werden. Er studierte in Paris und beendete sein Studium mit dem Magisterdiplom in Philosophie und Theologie.

Auf der einen Seite steht also die strenge und tapfere Form des Offiziers, auf der anderen Seite die später von ihm gegründete Ordensverfassung mit den Gelübden Armut, Ehelosigkeit, Gehorsam. Sein Leben war somit von starker Widersprüchlichkeit geprägt, wie wir sie auch im Arzneimittelbild finden.

So schreibt er:

»Mögen die übrigen religiösen Genossenschaften uns durch Fasten, Nachtwachen und Strenge übertreffen - durch wahren und vollkommenen Gehorsam, durch Verzicht auf Willen und Urteil müssen unsere Brüder hervorleuchten. Überhaupt, ich darf mir nicht gehören, sondern meinem Schöpfer und dessen Stellvertreter. Ich muß mich leiten und bewegen lassen, wie ein Wachsklümpchen mich kneten lassen und muß mich verhalten wie ein Toter...«

Hier ist an den Kadavergehorsam von Franz von Assisi zu erinnern.

Ignatius besaß Taktgefühl und Zurückhaltung, verbunden mit einem feinen und selbständigen Unterscheidungsvermögen. Zu dieser Geisteshaltung wollte er seine Schüler führen:

»Bete so, als hänge alles nur von Gott ab; aber wirke so mit, als ob es ganz von Dir abhinge, ob Du gerettet wirst.« Ignatius konnte die Spannung aus den Gegensätzen aktiv - passiv durchstehen; seine Nachfolger waren dazu nicht immer in der Lage. Ein berühmter Kirchenhistoriker, Josef Lortz, urteilt wohl ganz aus dem Geist des Ignatius, wenn er schreibt: »Ein Orden, der so viel geleistet hat, kann auch ein starkes ›mea culpa‹ (Geständnis der Schuld) tragen.«

Persönlichkeitsportrait

Erwachsene

Alte homöopathische Arzneimittellehren verweisen immer wieder darauf, daß Ignatia besonders bei zarten, sensiblen, launischen Frauen, aber auch bei Kindern angebracht ist. Die Indikation bei Männern ist wesentlich seltener. In den letzten 20 Jahren treten häufiger Männer als Ignatia-Persönlichkeit in den Vordergrund. In Amerika benötigten früher 5 bis 10 % der Männer Ignatia, heute dagegen 60 %. Ob hier die Emanzipation der Frau, die sich befreien will von allen

Zwängen, oder ob Evolutionssituationen, die das Problembewußtsein des Menschen überhaupt schärfen, mitspielen, ist nicht geklärt. Zu bedenken ist freilich die tragende Rolle, die Frauen in den vergangenen Jahren beispielsweise bei der Kriegführung spielten, so Indira Gandhi im indischen Krieg und Margret Thatcher im Krieg England - Argentinien. Auch im Sport überflügelten die Frauen die Männer häufig. So waren es bei der letzten Olympiade Frauen, die die meisten Gold- und Silbermedaillen nach Hause brachten. Hier stellt sich die Frage: Erleben wir hier Tendenzen der Natur oder eine sich im Umschwung befindliche Welt?

Sicher ist, daß wir im Persönlichkeitsportrait des Ignatia-Menschen ungeheuer vielfältige, weit über die Borderlinie der Homöopathie hinausragende Aspekte finden. Dies wirkt faszinierend, aber auch bedrückend.

Wir wissen, daß der Ignatia-Mensch sehr empfindsam sowie äußerst intelligent, musisch, sehr kompetent, aktiv ist und über eine rasche Auffassungsgabe verfügt. Die Ignatia-Frau zeigt zunächst fast den Charakter eines Managers, kennt man sie aber besser, läßt sie romantische Züge erkennen. So können Ignatia-Frauen in bedeutenden Positionen überzeugend logisch und zielbewußt denken und klare Entscheidungen treffen, um in einer anderen Situation Tränen zu vergießen, als Ausdruck des Affektwechsels von Ausgelassenheit zu Niedergeschlagenheit oder des von ungeheuerer noetischer Vigilanz geprägten Charakters. Auf der einen Seite steht der Geist der »blauen Blume«, auf der anderen die eigene Zielsetzung und Mentalität.

Die Ignatia-Frau legt sich selbst ungemein strenge Maßstäbe nach logischen Richtlinien an und strebt ein sehr hohes Ziel an, das sie sich selbst setzt. Sie versucht, möglichst viel zu leisten, bis die Überlastung plötzlich im Vordergrund steht und sie diese nicht mehr bewältigt. Dem berechtigten Stolz auf ihre Leistung, ihren großen Erfolg in Beruf, Politik und Gesellschaft, steht die Frustration in ihrem Gefühlsleben gegenüber. Dieser Konflikt ist sehr stark ausgeprägt. Sie erlebt ihn als großen Zwiespalt zwischen ihrem Gefühlsleben und dem, was sie selbst von sich oder auch die Feministen von ihr verlangen.

Private Kümmernisse bleiben tief in ihrer Seele verborgen. Es ist schwer, sie davon zu überzeugen, daß hier ein Mißverhältnis zwischen Soll und Haben besteht, das unter Umständen auch zu einem Konkurs führen kann: Ein kleiner Anstoß durch ein winziges streßauslösendes Moment, durch Kummer oder eine unbedeutende Beleidigung bewirkt Neuralgien und Krämpfe; ein Kartenhaus bricht zusammen, dessen Untergang sie niemandem zu zeigen bemüht ist. Sie hat große Angst, andere Menschen könnten ihr Seelenleben ergründen. Weitere körperliche Probleme kommen dazu. Schließlich verliert die Ignatia-Frau sogar an Weiblichkeit, was sie allerdings nicht bedauert. Sie wird auf einmal sehr kühl, ja sogar abweisend und man hat das Gefühl, sie lebt unter einer Plexiglasglocke, aus der sie nicht mehr herausfindet, die aber auch keiner durchdringen kann. In diesem Stadium muß der Arzt sehr liebevoll, vorsichtig, behutsam mit ihr umgehen, da sie emotional ungeheuer heftig reagieren kann und dann Nux vomica, dem großen Bruder, gleich ist, ihre Gefühle also nicht kontrolliert. So kann sie in neurasthenische, neurotische bzw. hysterische Weinkrämpfe ausbrechen, aber auch alleine in sich hineinschluchzen, wodurch die Problematik der Versagenszustände sich weiterhin verschlimmert. Sie zeigt sich unausgegli-

chen, opfert sich für andere auf, wird aber zornig, wenn man sich um sie kümmert, weil man spürt, daß sie Hilfe benötigt.
Im Bereich freundschaftlicher oder intimer Beziehungen ist sie sehr verletzlich, ja überempfindlich und kann ständig zwischen Ablehnung und Freundlichkeit wechseln, zeigt einmal wie ein Igel die Stacheln, dann verhält sie sich wieder wie ein schnurrendes Kätzchen. Bei großem Kummer ist sie entweder mit Schuldzuweisungen bei der Hand und kaum einmal selbst schuld oder nimmt alle Schuld auf sich. In dieser Ambivalenz ihrer Gefühle droht sie sich selbst zu strangulieren.
Diese Ambivalenz äußert sich auch in ihrem Verhalten gegenüber ihren Beschwerden. Sie sagt, sie bekäme keine Luft, redet aber pausenlos. Sie hat keinen Hunger, in der Magengegend Beschwerden und dürfte eigentlich nur leicht Verdauliches essen, aber sie verlangt nur nach Schwerem, wie Gänsebraten oder Hering in Sahne mit viel Zwiebeln und Äpfeln. Ißt sie leicht Verdauliches, so liegt es schwer im Magen, das schwer Verdauliche verträgt sie gut.
Widerspruch ist ihr absolut zuwider. Selbst von den ihr am nächsten Stehenden verlangt sie unbedingte Bestätigung, daß sie wirklich recht hat.
Sie kann nicht allein sein, denn sie braucht jemand, dem sie ihre Einsamkeit, ihren Kummer vortragen kann. Falls sie sich von einem Partner getrennt hat, bereut sie dies sofort und ist somit auch in ihrem Gefühlsleben ständig so unzufrieden, daß sie das Leben nicht mehr lebenswert und auch nicht liebenswert findet. Diese Spannungsfelder verursachen Krämpfe sowohl der glatten Muskulatur als auch der gestreiften, die plötzlich kommen und gehen und in dieser Spontanität ihren Gefühlsäußerungen entsprechen.
Die Ignatia-Frau ist einerseits eine bewundernswerte, manchmal sogar sehr liebenswerte Frau, andererseits zu beklagen, da sie nie glücklich wird. Sie ist ein sehr enttäuschter Mensch, der sich nach einer Heimat für die Seele sehnt, unter emotionellem Psychomasochismus leidet und überall das Unberechenbare, das Paradoxe sieht, auch immer neue Überraschungen erlebt. Ihr Verlangen kann nie befriedigt werden, sondern steigert sich und wird zur Qual, wenn ihre Wünsche befriedigt werden.
Auch im Hinblick auf den anfangs beschriebenen, wachsenden Anteil der Männer, die Ignatia benötigen, sollen einige wichtige Aspekte erwähnt werden. So hat sich das Bild des Mannes, des Helden, völlig verändert: Er trägt möglicherweise einen langen Rock, lange lockige Haare, Ohrringe oder duftet nach Parfum. Hier werden auf einmal Gefühle präsentiert, Emotionen gezeigt. Die früher beim Mann ausschließlich wichtige Leistung ist freilich vorhanden; somit finden wir beim Mann die Ambivalenz zwischen Gefühl und Verstand ebenfalls. Wenn aus diesen Gründen Magenbeschwerden oder andere Krankheiten auftreten, so wird der Mann genauso Ignatia benötigen wie die Frau.
Zur Objektivierung der beschriebenen Tendenzen dient neben der Beobachtung von motorradfahrenden Mädchen und kinderwagenschiebenden Männern auch ein körperliches Merkmal: Viele Frauen haben nicht mehr die waagerecht abgegrenzte Schambehaarung, sondern bereits eine Behaarung, die bis zum Nabel geht, viele Männer dagegen eine fast waagerecht abgegrenzte Schambehaarung.

Kinder

Wie der Erwachsene ist auch das Ignatia-Kind von vielen ambivalenten Symptomen bestimmt. Es ist häufig sehr empfindsam, aber geistig ungeheuer beweglich, intellektuell hochentwickelt, sogar kapriziös. Die Schulleistungen sind sehr gut, das Nervensystem wird bei dem Leistungszwang mitunter allerdings überfordert. So ist bei Schulkindern der Kopfschmerz eine besondere Indikation, der nicht gleich nach der Schule auftritt, sondern erst am Abend, wenn das sehr zielstrebige und ehrgeizige Kind die Schularbeiten zu erledigen hat.
Das Ignatia-Kind bewegt sich wie kein anderes zwischen den gefühlsmäßigen Extremen himmelhochjauchzender Begeisterung und einer zu Tode betrübten Grundhaltung.
Die Überempfindlichkeit gegenüber Geräuschen ist ungeheuer stark, schon beim Kleinkind. Bei diesem finden wir neben der Nervosität auch eine unglaublich starke Emotionalität, die zu Reaktionen führt, die bei den geringsten Belastungen aggressiv sein können und mit den widersprüchlichen Syndromen verbunden sind.
Das Essen von schwerverdaulichen Speisen wird vertragen, bei leicht Verdaulichem kommt es jedoch zum Erbrechen. Haben die Kinder Halsweh, können sie mit Sicherheit keine Flüssigkeit, wohl aber feste Speisen zu sich nehmen.
Die erfolgreichen Ignatia-Kinder haben immer Angst, sich zu blamieren, und aus dieser Angst heraus werden sie nie einen Fehler zugeben und bemühen sich inbrünstig, nie einen Fehler zu machen. So sind sie auch sehr eifersüchtig auf andere Kinder, die in der Schule besser sind, daneben aber ungeheuer liebebedürftig. Sie sind richtige »Mama-Kinder«, die sich vor allem an der Mutter festhalten wollen und von ihr geliebt werden wollen. Von allen Geschwistern verlangen sie die meiste Zuwendung.
Wird das Kind einmal gestraft oder scharf angefaßt, kann es zum respiratorischen Affekt-Krampf kommen, bei dem das Kind plötzlich blaß wird, die Augen verdreht, sich hängen läßt und sogar bewußtlos wird. Dieses ausgesprochen beängstigende Ereignis tritt meist dann auf, wenn ein Schreck vorausgeht oder das Kind seinen Willen nicht bekommt. Ignatia ist hier eines der wichtigsten Mittel: Es beherrscht diese Zustände nicht nur in akutem Zustand, sondern bringt sie auf die Dauer zum Verschwinden.

Literatur

Um den Gemütszustand von Ignatia zu verdeutlichen, sei auch auf das Märchen der Gebrüder Grimm: »Vom Fischer und sin Fru« verwiesen. Hier finden wir einen Fischer, der einen großen Butt fängt. Dieser berichtet, er wäre ein verwünschter Prinz, und bittet, man solle ihn am Leben lassen. Er schmecke sowieso nicht (Arzneimittelbild: Verzauberung). Dann gesteht er dem Fischer drei Wünsche zu. Der Fischer läßt den Fisch frei, und aus der Wunde, wo der Angelhaken sich eingebohrt hatte, zieht der Butt eine lange Blutspur hinter sich her (Arzneimittelbild: stiller Kummer). Seine Frau wünscht sich schließlich ein schöneres Haus. Dieser Wunsch geht in Erfüllung, die Frau des Fischers ist aber weiter unzufrieden. Als ihr Mann sich sträubt, wird sie heftiger, Wetter und See werden aufgewühlt. Sie wünscht sich, Graf, König, Kaiser oder Papst zu sein. Schließlich läßt die Gier sie nicht mehr schlafen. Sie weckt ihren Mann, der vor Schreck aus dem Bett fällt (Arzneimittelbild: Schreckt im Schlaf jählings auf, klägliche

Gesichtszüge, wimmert). Dabei sieht sie ihn so garstig an, daß ihn ein Schauer überläuft. Als er vor ihr auf die Knie fällt, sie möge sich doch als Papst zufriedengeben, wird sie böse und die Haare fliegen ihr wild um den Kopf (Arzneimittelbild: glattes Haar, weigert sich nach unten zu fallen), sie reißt sich das Leibchen vom Leib und gibt ihm einen Tritt mit dem Fuß (Ignatia-Syndrom). Der Mann läuft ganz verstört weg. Draußen ist Sturm und Unwetter. Man kann nichts hören und kaum auf seinen Füßen stehen. (Arzneimittelbild: Sie träumt zu stehen, kann aber nicht fest stehen). Der Himmel wird pechschwarz, die Felsen donnern durch die See (aufgewühlte Emotionen, Stimmung unberechenbar), dann trifft der Fischer den Butt und sagt ihm, seine Frau möchte dem lieben Gott ähnlich werden. Plötzlich ist der ursprüngliche Zustand wieder hergestellt.

Dies ist der typische Ablauf einer Ignatia-Biographie: Immer höher hinauf und dann mit einem Sturz hinab an den Ausgangspunkt.

Friedrich Nietzsche bringt in seinem Gedicht die Reaktion eines Ignatia-Menschen auf Liebeskummer zum Ausdruck:

Liebeslied eines Hirtenjungen

Da lieg ich, krank im Gedärm, -
mich fressen die Wanzen.
Und drüben noch Licht und Lärm!
Ich hör's, sie tanzen...

Sie wollte um diese Stund
zu mir sich schleichen.
Ich warte wie ein Hund, -
es kommt kein Zeichen.

Das Kreuz, als sie's versprach?
Wie konnte sie lügen? -
Oder läuft sie jedem nach,
wie meine Ziegen?...

Wie graus und giftig macht
verliebtes Warten!...

Die Liebe zehrt an mir
gleich sieben Übeln, -
nichts mag ich essen schier.
Lebt wohl, ihr Zwiebeln!
Der Mond ging schon ins Meer,
müd sind alle Sterne,
grau kommt der Tag daher, -
ich stürbe gerne.

Nach großem Kummer, besonders nach Liebeskummer, verfällt der Ignatia-Mensch in große Melancholie. Er wirkt dann geistig und körperlich völlig übermüdet. In ihm steckt das Gift des Mißtrauens in die Liebe, das ihn völlig verzehrt. So wird er gereizt und ärgert sich. Das kann sich steigern bis zum Todeswunsch. Dann kommt noch große Wut dazu, aber am Schluß bleibt nur eine grenzenlose tiefe Traurigkeit.

Arzneimittelbild

Wichtige Symptome

Rasch wechselnde Symptome von einem Ort zum anderen.

Widerspruchsvolle und paradoxe Symptome.

Unbeständigkeit der Symptome mit plötzlichem Wechsel des Gemütszustandes.

Überstürzende Rede aus Ängstlichkeit.

Häufiges, zwanghaftes Seufzen und Gähnen.

Gefühl einer Schwellung, eines Knödels und einer Kugel im Rachen.

Starke geschlechtliche Erregung mit Impotenz.

Gegen zwei Uhr morgens plötzlich Hunger und Leeregefühl, aber keine Besserung durch Essen.

Starke Gerüche und Exzitanzien werden

vom Geruch, aber auch von der Einnahme her nicht vertragen.
Muskelzuckungen vereinzelter Muskelgruppen.

Modalitäten

Verschlimmerung: durch Kummer , Aufregung, Kaffee, Nikotin, Alkohol, Kälte und Berührung.
Besserung: durch Wärme, Druck und ständige Veränderung der Haltung bzw. Körperstellung.

Toxikologie

Wirksame Inhaltsstoffe sind Strychnin, Bruzin und andere Indoalkaloide sowie das Iridoidglycosid Loganin. Strychnin wirkt auf Gehirn und Rückenmark erregend.
Dosen von 0,02 g und mehr führen zum Auftreten von Strychninvergiftungen. Nach kurzer Frist setzt ein Muskeltetanus ein, alle quergestreiften Muskeln kontrahieren sich, die Wirbelsäule wird überstreckt, so daß der steife Körper in konkavem Bogen auf Kopf und Ferse ruht. Nach ein bis zwei Minuten löst sich der Krampf. Bei starker Vergiftung kann auch der Tod durch Erstickung eintreten.

Wichtige Indikationen

Folgen von lange getragenen Kümmernissen und heimlichem Liebeskummer mit stillem Gram.
Hervorragendes Heilmittel für alle Traumata der seelischen Harmonie.
Es wirkt gut bei Spasmen zarter, empfindsamer Menschen, besonders bei Frauen und Kindern.
Neuralgien morgens und mittags.
Pulsierende Kopfschmerzen infolge geistiger Arbeit, Aufregung, Tabakgeruch.
Dyspepsie bei Anämikern.
Hysterische Dyspepsie mit Spasmen der Speiseröhre und des Darmes.
Asthmaanfälle, besonders als Folge von Kummer, Gram und Liebeskummer.

Strychnos nux vomica (Nux vomica)

Ursprung

Strychnos nux vomica (Brechnußbaum) gehört zu der Familie der Loganiaceae und ist in Indien beheimatet. Die Früchte dieses sehr hohen Baumes enthalten vor allem die Alkaloide Strychnin und Brucin sowie das weniger bedeutende Vomicin.

Persönlichkeitsportrait

Erwachsene

Das Arzneimittelbild ist so vielgestaltig, vielschichtig und faszinierend, daß man erwarten kann, daß auch der Mensch ein Persönlichkeitsportrait besitzt, das vom völlig erschöpften, niedergeschlagenen Menschen über den wählerischen und anspruchsvollen Typ bis zum ehrgeizigen, intelligenten, mit ausgesprochenem Pflichtgefühl und hoher Arbeitsmoral belasteten und übermäßig strapazierten Managertyp reicht.
Immer mehr werden wir den Persönlichkeitstyp von Nux vomica nicht nur bei Männern, sondern auch bei Frauen finden. In Amerika ist diese Entwicklung sehr deutlich und zeigt sich nicht nur an der Kleidung, sondern auch an der Art des Auftretens und des Kontaktes mit anderen Menschen. Auch im erotischen und im intimen Bereich sehen wir eine deutliche, stärkere Formierung beim weiblichen Geschlecht zum Strychnos nux vomica-Persönlichkeitsbild hin. So wird heute der sorgfältig untersuchende Arzt an der Anlage der Schambehaarung bereits bei jungen Mädchen deutlich maskuline Zeichen finden, die früher nie oder nur sehr selten zu sehen waren. Die Nux vomica-Persönlichkeit ist kein seltener Typus, wir finden ihn in sämtlichen Gesellschaftsschichten. Er ist robust gebaut, häufig pyknisch, muskulös, aber auch leptosom, auf jeden Fall kräftig. Er versucht immer, selbständig und an führender Stelle tätig zu sein. Sein ganzes Denken ist auf das Ziel ausgerichtet, seinen Ehrgeiz, seine Intelligenz, seine ganzen Fähigkeiten und und seine Auffassungsgabe pragmatisch einzusetzen und mit seinem Fleiß auf der Stufenleiter des Erfolges nach vorn zu schreiten. Für dieses Ziel setzt er seine ganze Energie ein und überzieht auch möglicherweise sein energetisches Potential. In leitender Position kann er unendlich viel leisten. Er ist ein typischer Manager, Geschäftsmann, ein Mensch, der auch andere Menschen führen, auch einmal verführen kann.
Nux vomica ist wie Argentum nitricum äußerst ehrgeizig. Argentum nitricum will viel mehr leisten, als er überhaupt an Substanz und Qualifikation enthält. Nux vomica nimmt keine Rücksicht auf seine Gesundheit, wenn es darum geht, sein Ziel und den Weg dahin in seinem Denken von Leistung und Konkurrenz auszuführen. Der Arbeitseifer kann zur Arbeitswut führen. Da er auch Erfolge zeigt, wird ihm immer mehr an Arbeit und Verantwortung übertragen. Er ist zunächst sehr glücklich darüber, kommt aber früher oder später an die Grenzen seiner gesamten Energiekapazität.
Nicht nur sein Pflichtbewußtsein, sondern ein innerer Zwang treibt ihn immer wieder zum Arbeiten. Er stellt an sich selbst sehr hohe Ansprüche, was seine Realitätsgebundenheit fraglich erscheinen läßt. Der Nux vomica-Patient kann schließlich die Stufenleiter des Erfolges

so hoch erklimmen, daß er die damit verbundenen Leistungen und Anforderungen nicht mehr erfüllen kann. Dennoch setzt er seine ganze Kraft ein. Da er seine eigene Fähigkeitsgrenze nicht akzeptieren kann, gerät er in die große Gefahr, Kaffee, Alkohol, Zigaretten, auch Medikamente, vielleicht sogar Drogen zu benutzen, um allen Ansprüchen gerecht zu werden.

Ein anderes Interessengebiet, das ihm viel Lust bereitet, ist der Sexus. Hier will er Höchstleistungen vollbringen und benutzt deshalb Stimulationsmittel, deren Mißbrauch freilich Spätschäden bewirken kann.

Sein sehr stark ausgeprägtes Triebleben verleitet ihn auch dazu, die Grenzen zu überschreiten, die von Gesundheit und konventioneller Moral, mitunter auch von der ihm zur Verfügung stehenden Zeit bestimmt sind. Er hat zwar eine ausgesprochen klare Arbeitsmoral, aber sonst ist er mit Sicherheit kein Moralist. Da jede Überbeanspruchung des Organismus früher oder später zu Erschöpfung führt, wird er zwangsläufig arbeitsunfähig und im Bereich der sexuellen Leistung impotent und muß somit für den übertriebenen Genuß oder Gebrauch von Reizmitteln seinen Tribut zahlen.

Der Magen-Darm-Trakt gerät in Unordnung, das Nervenkostüm wird angegriffen. Die Sinnesorgane werden überempfindlich gegenüber äußeren Eindrücken, er ist erschöpft, wird ärgerlich, kann wegen geringfügiger Ursachen cholerisch werden, schimpft und zerstört Gegenstände. Mißgestimmt kommt er nach Hause, und die Familie zieht sich ängstlich zurück.

Er schläft unruhig, wacht immer wieder auf und kann besonders in den Morgenstunden nicht mehr einschlafen, weil ihn geschäftliche und private Sorgen bedrücken. Erst nach wiederholten Überlegungen kann er einschlafen und muß dann müde und erschöpft und aus bestem Schlaf geweckt den neuen Tag beginnen. *Becker* zitiert als aussagekräftiges Beispiel für diesen Menschen das aus der Werbung noch gut bekannte »HB-Männchen« und stellt dieses als ein für unsere moderne Zeit häufiges und typisches Verhaltensmuster dar. Der Mensch hat sich zuviel vorgenommen, er wird einfach nicht mehr fertig. Eine Kleinigkeit nach der anderen geht schief. Seine Arbeit wird immer unkoordinierter, verkrampfter. Schließlich geht er heftig fluchend und schimpfend »in die Luft«, anstatt ganz einfach und ganz anspruchslos an die »frische Luft« zu gehen.

So kommt es wegen der geringsten Kleinigkeit zum Streit in der Familie, wenn zwei Nux vomica-Persönlichkeiten zusammentreffen: der eine ist »mit dem falschen Bein« aufgestanden, ihm geht sowieso alles schief; muß er auch noch den Kaffee kochen, läßt er die Kaffeekanne fallen, weil irgendetwas im Weg lag. Wenn dieser »Morgenmuffel«, der Kopfweh hat beim Aufwachen und noch unausgeschlafen ist, angesprochen und etwas von ihm gewünscht wird, ist es mit seiner Selbstbeherrschung völlig zu Ende. Mit unbeherrschtem Schreien will er dem anderen dann noch seine Meinung aufzwingen, ist aber schon völlig erschöpft und würde sich gerne vor der Arbeit drücken, die vor ihm steht.

Vor der Arbeit muß er seinen Darm entleeren. Das ist für ihn sehr schwierig, denn er braucht absolute Ruhe, ist jedoch sehr gehetzt und legt dann die Stirn in ärgerliche Falten. Das sehen Sie auch beim Säugling mit Pylorospasmus, der, bevor er erbricht, auch seine Stirn in Falten zieht. Kinder von Nux vomica-Persönlichkeiten bekommen schnell eine Ohrfeige, wenn ihnen beim Spielen

etwas nicht gelingt und sie deshalb schreien: Nux vomica hat eine lockere Hand, ist unausgeschlafen, überarbeitet, nervös und reizbar.
Hier ist auch der »Nux-vomica-Kater« zu erwähnen, der nach einem Fest in baccho eine typische Situation für die Nux vomica-Persönlichkeit darstellt. Sie hat, am Abend nach einem sehr späten und zu reichlichen Essen zunächst einmal ein oder auch mehrere Verdauungsschnäpschen zu sich genommen, geraucht und ein paar Flaschen Bier getrunken. Führt dann jemand beleidigende Reden, hält man den Mund, bis der Kragen platzt. Dann kommt es zum Wortgefecht, das in Tätlichkeiten ausarten kann. Torkelnd oder geführt kommt Nux vomica dann nach Hause. Morgens hat sie das Gefühl, der Schädel sei doppelt so groß wie sonst, leidet unter ekelhafter Übelkeit, kann aber nicht erbrechen. Schrank, Spiegel, die eigene Frau, alles dreht sich um einen. Die Partnerin ist ärgerlich und erklärt, Nux vomica habe wieder so laut geschnarcht, daß die ganze Familie nicht schlafen konnte. Nux vomica hat das Gefühl, verrückt zu werden, weil jedes Wort wie ein Preßlufthammer auf den Kopf einstampft. Die Hände zittern, der Kopf zittert, der Magen zittert. Und dabei weiß er, daß bei der Arbeit sicher wieder einiger Ärger ansteht.
Außer durch Alkohol und Arbeit kann sich der Nux vomica-Patient auch noch mit Essen überlasten. Er ißt hastig und gierig, keine gewöhnlichen, bürgerlichen Speisen, sondern Ausgefallenes. Scharf und deftig muß das Essen sein. Seltene Gewürze, auch wenn sie brennen, sind gerade recht und verursachen angenehmen Durst.
Fühlt man sich satt, muß man den Gürtel öffnen. Auch wenn einem übel ist, ißt man weiter, es schmeckt doch so gut. Stunden nach dem Essen hat man das Gefühl, ein Stein liege im Magen, man möchte gern aufstoßen, aber es geht nicht, wie man auch unfähig ist, sich zu konzentrieren: *Plenus venter non studet libenter.* In diesem Zustand entwickelt der Nux vomica-Patient das Bedürfnis zu schlafen, um sich nach dieser Entspannungsphase entleeren zu können. Bei dem überfüllten Bauch ist der After zu verkrampft und Stuhlgang bei aller Anstrengung unmöglich – eine äußerst unangenehme Situation.
Folge der dargestellten Verhaltensweisen ist die Einnahme von Medikamenten, wie Abführ-, Kopfschmerz-, Schlaf-, Aufputsch-, Beruhigungsmitteln und Stimulantien (»Ich muß es ja nehmen, denn sonst kann ich es nicht aushalten.«), die zu den oben beschriebenen Konsequenzen führen.
Anzuführen sind auch die Nux vomica-Beamten, von *Hahnemann* »Staatshämorrhoidarier« genannt, die unübersehbar viele Vorschriften zu berücksichtigen haben. Ein Nux vomica-Beamter bewältigt die Aktenberge nicht, was ihn sehr bedrückt. Auch auf entnervende Fragen darf er nicht aus der Rolle fallen, nicht aufbrausen und muß sich ducken. So bekommt er einen steifen Nacken bzw. eine akute Lumbago. Da man sich nicht immer bücken kann vor den Vorgesetzten, muß man sich bei den Untergebenen Luft schaffen, die das eigene kreative Denken ersetzen. Das dauernde Sitzen verursacht Hämorrhoiden und Hexenschuß. Auch Schüler können Nux vomica-Patienten sein: Sie nehmen Pillen, um angeregt zu sein, der »Schulstreß« plagt sie, auch als Studenten sind sie geplagt von Anstrengung beim Sex, Ärger mit BaföG und anderen Schikanen. Vorlesungen frühmorgens sind eine Zumutung: Wer soll da hingehen und auch noch aufpassen? Nux vomica-Persönlichkeiten können Querulanten und

Nörgler sein, oft sind sie unzufrieden, immer müssen sie kritisieren, sind widerspenstig und trotzig. Widerspruch können sie nicht ertragen, müssen sich vielmehr immer aufregen. Auch können sie keine Reue zeigen und sich nicht entschuldigen. Nur im Hinblick auf die eigene Person sind sie sehr empfindlich, manchmal sogar hypochondrisch und denken beim geringsten Schmerz an ernste Krankheiten.
Nux vomica-Menschen verkörpern das moderne Großstadtleben, ständige Überreizung, Hektik, Jagen. Bei der Rush hour sind hauptsächlich solche Typen zu beobachten: Jeder besteht auf seinem Recht, tendiert zu verkrampftem Fortschreiten oder Vorwärtsfahren, will schneller sein als die anderen, obwohl man nicht überholen kann, weil die Straße zu eng ist. Man muß sich als ebenbürtig erweisen und die Überflußgesellschaft genießen können mittels Genuß- und Nahrungsmitteln. Das gilt manchmal auch für den Nux vomica-Menschen. Beim kleinsten Schmerz folgt der Griff zur Tablette. Der Blick für eine umfassende Harmonie, für übergeordnete Strukturen geht verloren. Das sind die großen Zivilisationsschäden unserer Zeit, die sich auch im Schlaf sowie bei vielen, sich widersinnig durchkreuzenden Ideen, in Träumen über Zank, Zorn, fatale Unfälle, große Erfolge und Mißerfolge sowie in der Hypochondrie manifestieren.
Zu erwähnen sind hier noch einige schlechte Eigenschaften. Nux vomica kann in seiner Boshaftigkeit manchmal grausam sein und zur Gewalt tendieren. Auch kann er, vielleicht als Folge eines Konkurrenzdenkens, hinter dem Rücken der Kollegen üble Nachrede führen. Er behandelt Untergebene schlecht, kann aber auch seinen Konkurrenten übel mitspielen. Nicht zuletzt kann Nux vomica bei völliger Erschütterung seiner ganzen Lebensart auch Gewalt gegen sich selbst anwenden, sich z. B. aus großer Höhe herabstürzen oder sich erschießen. Auch anderen Gewalt anzutun, steht nicht außerhalb seines Wunschdenkens.
Bei genauer Betrachtung des Nux vomica-Typus ist unter Einbeziehung der Modalitäten des Arzneimittelbildes sehr schnell das richtige Arzneimittel zu finden. Nux vomica ist ein Beispiel dafür, daß wir die Gesamtheit der Symptomatik betrachten müssen, um das richtige Mittel zu finden, aber auch die Grundstruktur der Nux vomica-Persönlichkeit in Einklang mit der Grundstruktur des Arzneimittelbildes bringen müssen.
Obwohl das Nux vomica-Persönlichkeitsbild umfassender dargestellt ist als andere Portraits, ist es aufgrund seiner Vielschichtigkeit noch nicht erschöpfend behandelt.

Kinder

In der einschlägigen Literatur über Konstitutionstypen bei Kindern wird Strychnos nux vomica kaum erwähnt. Die nicht sehr häufigen Kindertypen sind sehr schwierige Charaktere, äußerst zänkisch und manchmal sehr destruktiv. Sie sind mager, haben dunkle Haare, zeigen ein mürrisches Gesicht und werden aufgrund ihrer Streitsucht und Zerstörungswut von anderen Kindern gerne gemieden. Besonders in den Morgenstunden sind sie mürrisch und somit echte »Morgenmuffelkinder«, die nicht recht essen wollen, schon zum Frühstück etwas Saures oder Obst verlangen, aber es dann einfach nicht vertragen. Manche dieser Kinder frieren gerne, wollen aber trotzdem kein warmes Zimmer.
Nach Mitternacht wachen sie auf, nörgeln und ärgern ihre Eltern und schlafen erst in den Morgenstunden wieder ein,

um in dem Augenblick, in dem sie geweckt werden, um zur Schule zu gehen, sofort wieder mürrisch zu werden. Im Vordergrund bei Krankheitsgeschehen stehen Gastritis, besonders nach dem sehr geschätzten, reichlichen Essen. Schlafstörungen treten auch in frühen Morgenstunden auf.

Literatur

Jürgen Becker interpretiert Nux vomica aus dem Grimmschen Märchen »Die Bremer Stadtmusikanten«, das das Großstadtnachtleben illustriert.
Zunächst wird ein arbeitsmüder Esel beschrieben, den man als Beamter vor der Pensionierung apostrophieren könnte, weiterhin ein japsender alter Jagdhund, wohl ein Angestellter, der sich bis zu dem Zeitpunkt seines Rentenalters abgemüht hat. Auch eine alte Katze mit schon stumpfen Zähnen wird erwähnt, die die Chefsekretärin eines Managers sein könnte: Bis zuletzt hatte sie den Riesenbetrieb in ihren Händen, jetzt ist sie arbeitslos. Schließlich folgt ein Hahn, den wir uns als jungen, etwas linkslastigen Studenten vorstellen können. Alle Tiere sollten zum Sonntagsschmaus verzehrt werden. Jetzt wollen sie zusammen musizieren. Hier wird die Sehnsucht nach Harmonie bei so stark gestreßten Nux vomica-Persönlichkeiten deutlich.
Nachts entdeckt der Hahn in weiter Ferne ein hell erleuchtetes Räuberhaus, das als Zentrale eines multinationalen Konzerns anzusehen ist. Das wollen sie nun in einer gemeinsamen Nacht- und Nebelaktion besetzen. Mit gemeinsamem Geschrei stürzen sie durchs Fenster in die Stube. Die Scheiben klirren, alles erinnert an Demonstration, Randale und ähnliche Geschehnisse. Die Räuber, die dieses Haus bewohnen, flüchten. Die Tiere essen und trinken und legen sich schließlich schlafen.
Währenddessen schicken die Räuber einen Spion. Er will in das Haus spähen und denkt, alle würden schlafen, berührt die Katze. Die versteht keinen Spaß, springt ihm ins Gesicht, speit ihn an und kratzt ihm das ganze Gesicht auf. Er ergreift die Flucht, rast zur Hintertür, da beißt ihn noch der Hund ins Bein (Ischias!) Schließlich kriegt er noch von dem Esel einen Tritt (Lumbago - Zerschlagenheitsgefühl!) und der Hahn ruft sein schlechtes Gewissen in ihm wach. (Wie oft denkt Strychnos nux vomica darüber nach, sein Leben zu bessern!) Hätten alle Nux vomica genommen, wäre das Märchen nie vorgekommen. Jürgen Becker empfiehlt jedem, der nicht an einen Zusammenhang von diesem Märchen mit Nux vomica glaubt, 14 Tage lang 3xtgl. Nux vomica C30 zu nehmen. Es könnte sein, daß er dann im Traum oder im Wachtraum die Geschichte oder das Märchen von den Bremer Stadtmusikanten am eigenen Leibe erfährt.

Arzneimittelbild

Wichtige Symptome

Große Reizbarkeit, schlechte Laune, Boshaftigkeit, Streitsucht und Zerstörungslust, Suizidneigung, Hyperästhesie der Sinne.
Traurigkeit bei der geringsten Kleinigkeit, vor allem nach dem Essen.
Hyperästhesie aller Sinne, das geringste Geräusch, Licht, Gerüche oder gar Schmerzen sind unerträglich.
Verstopfung mit vergeblichem Drang.
Erwachen gegen drei Uhr morgens mit Schlaflosigkeit bis 6 Uhr.
Die Beschwerden laufen intermittierend ab. Die Zunge ist stark belegt, besonders im hinteren Teil.

Der Kranke kann um die Brust herum kein festes Kleidungsstück ertragen.
Patient fühlt sich besonders wohl und weiß dabei, daß er kurz darauf akut erkrankt.
Die Schmerzen haben verschiedenen Charakter, sind meist aber krampfend, reißend und zusammenziehend. Die Empfindung eines Zusammengeschnürtseins der Glieder ist charakteristisch.
Das Auftreten der Schmerzen besonders in den Morgenstunden ist typisch. Der geringste Schmerz läßt aufschreien.
Nächtliche Kreuzschmerzen, gefolgt, besonders am Morgen, von großer Kraftlosigkeit.
Alle Folgen von Vergiftungen, Alkohol, dionysischen Festen, Medikamenten, Narkosen.

Modalitäten

Verschlimmerung: in den Morgenstunden, bald nach dem Erwachen, nach geistiger Anstrengung, schweren Mahlzeiten, bei kaltem, trockenem Wetter, Berührung, Sinnesreizungen.
Besserung: abends, nach einem ununterbrochenen Schlaf, bei feuchtem Wetter, starkem Druck, Wärme.

Toxikologie

Die Samen von Nux vomica enthalten mehrere Alkaloide und Glykoside. Der Alkaloidgehalt beträgt durchschnittlich 2,5 bis 3 %, kann in einigen Fällen aber auch auf 0,25 % absinken oder sogar, wie etwa in Ceylon, auf 5% steigen. Etwa die Hälfte davon entfällt auf Strychnin. Ein weiteres in großer Menge vorhandenes Alkaloid ist das Brucin. Beides sind stark toxische Indolalkaloide. Mehrere andere Alkaloide und Glykoside spielen nur eine geringe Rolle. Die moderne Pharmakologie entdeckte den Wirkungsmechanismus von Strychnin, es blockiert die inhibitorische Wirkung des Transmitters der hemmenden Interneurone der polysynaptischen Großreflexe in Rückenmark und Formatico reticularis (Desinhibition), die Agonist-Antagonist-Koordination wird gestört, die Reizschwelle stark herabgesetzt (Rückenmarkskonvulsivum).
Strychnin entfaltet seine Wirkung am Nervensystem, indem es die Hemmung der Neurone aufhebt. Die Funktion der Sinnesorgane wird gesteigert. Der Magen reagiert mit Übelkeit, selten mit Erbrechen. Krampfanfälle treten nach vorhergehender Angst und Bangigkeit plötzlich auf mit Zuckungen und Tetanus der Gesichtsmuskeln. Auf Krampfanfälle kann eine Lähmung folgen.
Hühner und auch andere Vögel besitzen bei peroraler Aufnahme eine verhältnismäßig hohe Widerstandsfähigkeit gegen die Giftwirkung des Strychnins.
Brucin ist wesentlich weniger giftig, im übrigen aber Strychnin sehr ähnlich. Die tetanische Starre der Strychnin-Krämpfe fehlt allerdings.
Vomicin hat nur eine geringe krampferregende Wirkung. Eine alte homöopathische Erfahrung ist, daß wir mit Nux vomica ein kaum versagendes Gegengift bei Nikotinvergiftung haben. Es wirkt deutlich besser als das idiopathisch gegebene Tabacum.
Das *Vergiftungsbild* ist abhängig von der Beschaffenheit des Präparates und dem Füllungszustand des Magens. So treten wenige Minuten bis zu mehreren Stunden nach Einnahme des Giftes Unruhe und Schreckhaftigkeit auf, worauf sich bald schmerzhafte Zuckungen in verschiedenen Muskelgruppen, besonders der Nacken- und Kaumuskulatur einstellen. Später erfolgt Steifigkeit und Gefühl von Schwere im Brustkasten mit er-

schwerter Atmung, schließlich krampfhaftes Zusammenfahren bei exogenen Reizen.
Danach kommt es wie durch einen elektrischen Schlag plötzlich zu einem typischen Tetanusanfall. Alle Skelettmuskeln gehen auf einmal in tonische Kontraktion über, der Körper ruht in einem rückwärtskonkaven Bogen auf Kopf und Fersen, selten ist der Kopf nach vorne gezogen oder die Wirbelsäule nach einer Seite gekrümmt. Die Bauchmuskeln sind brethart kontrahiert, der Brustkorb unbeweglich fixiert. Durch Einschränkung und spätere Einstellung der Atmung wird das Gesicht dunkelrot und zyanotisch. Die Venen schwellen an, die Bulbi treten hervor, die Pupillen erweitern sich und es kann zu starken Erektionen kommen. Dabei ist das Bewußtsein erhalten, der Zustand aber äußerst schmerzhaft.
Nach Sekunden, aber auch Minuten, erschlaffen die Muskeln, der Anfall ist vorbei und der Patient kann sich wieder ungehindert bewegen.
Nach kurzer Zeit und verursacht durch äußerste gesteigerte Reflexerregbarkeit und scheinbar sehr spontane, aber immer äußere Reize (leiseste Berührung, ein Ton, ein Lichtstrahl, ein Luftzug), bricht ein neuer Anfall aus. Nach höchstens drei bis fünf Anfällen tritt der Tod ein, einige Sekunden nach Aufhellen der Krämpfe unter dem Bild der Atemlähmung. Die Atemlähmung geht einher mit Vasomotorenlähmung. Häufig noch starke Salivation, selten Erbrechen.

Bei schweren Vergiftungen ist die Prognose verhältnismäßig günstig, wenn der Patient die ersten zwei Stunden lebend übersteht. Nachwirkungen sind allgemeine geistige und körperliche Schwäche, Abspannung, psychische Störung, Ikterus, häufig auch dauernde Blindheit.

Wichtige Indikationen

Dyspeptische Zustände nach Alkohol-, Kaffee-, Nikotin- und Medikamentenabusus.
Spastische Obstipation, besonders in Verbindung mit Hämorrhoiden.
Gastrische Kopfschmerzen.
Spastik und Koliken im Magen-Darm-Bereich.
Herzneurose nach Tabak oder großem Kaffeegenuß.
Muskelrheumatismus, akute Lumbago mit Ischias.
Intermittierende, morgendliche Neuralgien, besonders im Trigeminusbereich.
Starke Krämpfe der Extremitäten, besonders bei Trinkern.
Morgendlicher Schwindel, sogar im Bett, mit Völlegefühl und Flatulenz.
Hypochondrie.
Husten, besonders bei Personen, die gewohnheitsmäßig schlemmen mit Genußmitteln.
Migräne, besonders in den Morgenstunden, mit Übelkeit und Erbrechen, mit Besserung durch Bettruhe.
Chronischer Alkoholismus.

Thuja occidentalis

Ursprung

Thuja occidentalis ist ein bis zu 20 m hoher Baum mit pyramidenförmigem Wuchs, manchmal auch strauchartig. Die Äste sind verzweigt, nadelartig, dachziegelartig bedeckt mit ihren Blättern, die rückseits Öldrüsen tragen.
Der Name geht zurück auf griechisch »thyon« oder »thyein« (räuchern und opfern), da das Holz früher in der Frühzeit bei Opfern zum Räuchern verwendet worden ist.
Verwendet werden meist die Zweigspitzen jüngerer Triebe für Arzneimittel.
Inhaltsstoffe sind ätherische Öle mit der Hauptkomponente Thujon und verschiedene Monoterpene.

Persönlichkeitsportrait

Erwachsene

Thuja-Persönlichkeiten sind erst zu beschreiben, wenn man schon sehr viele erlebt hat. Es sind jene Patienten, die man als Arzt in der Sprechstunde zunächst einmal gar nicht so gern hat: Thuja kann sehr bestimmend sein und fast Unglaubhaftes erzählen. Man erfährt im Laufe der Anamnese und des Gespräches doch einiges, das darauf hinweist, daß er sehr argwöhnisch ist, Gedanken in Frage stellt, ja sogar bezweifelt, ob der Arzt wirklich so viel von der Homöopathie versteht. Sein Argwohn trifft dann besonders, wenn man grundsätzlich in harmloser Naivität ihm äußerstes Vertrauen entgegenbringt. Man darf ihm auch nicht alles glauben. Es ist jedoch sehr schwierig zu wissen, wann er die Unwahrheit sagt und welche Besonderheiten er aufweist.
Thuja ist zunächst einmal zurückhaltend und beobachtet den Arzt genau. Dieser hat zunächst einmal das Gefühl, mit diesem Patienten nicht umgehen zu können.
Es wird sehr lange dauern, das volle Vertrauen einer Thuja-Persönlichkeit zu erringen und alle für das Arzneimittel wichtigen Hinweise zu erhalten. Man geht also zunächst von körperlichen Anzeichen aus; gerade Thuja bietet einige äußerst deutliche signifikante Charakteristika.
Er hat fast immer ganz ausgeprägte Gesichtsfalten zwischen den Augenbrauen. Die Falten zwischen den Mundwinkeln und der Nase sind sehr tief. Mitunter, aber nicht oft, hat er auf der Nase kleine Teleangiektasien. Sein Gesicht sieht immer aus, als ob er sich gerade mit einem besonderen Kosmetikum versehen hätte. Außerdem fällt einem auf, daß an den unbedeckten Körperstellen, im Gesicht, einige Venen deutlich hervortreten, besonders aber an der Hand. Hat man einmal diesen Verdacht, so sollte man sich bei der Untersuchung auch die Unterseite der Zunge ansehen. Hier sind auch variköse Veränderungen festzustellen, genauso wie an den Beinen.
Thuja ist kein sehr sauberer Mensch. Seine Haut zeigt viele Merkmale eines krankhaften Zustandes, angefangen von einem Muttermal bis zu Leberflecken, warzigen und hornigen Bildungen. Er schwitzt, und sein Schweiß riecht, besonders im Bereich des Perineums. Die Fingernägel sind häufig mißgebildet, zeigen Streifen, tief eingefurchte Rillen, nicht

nur längs, sondern auch quer. Finger- bzw. Fußnägel sind häufig gespalten an ihren Enden. An den Augenlidern finden wir häufig Gerstenkörner.
Wenn Thuja einmal sein Schweigen gebrochen hat, seine Zurückhaltung, dann können wir auf einmal erleben, daß er sehr ungeduldig und sehr hastig wird. Er überstürzt seine Worte und Bewegungen. Widersprechen sollte man ihm möglichst nicht. Er ist sehr reizbar. Kleinigkeiten regen ihn auf, er kann sogar zornig werden. Mitunter hat er auch recht fixe Ideen, wie z.B. das Gefühl, als seien seine Knochen aus Glas und würden jetzt gleich brechen. Oder es verfolge ihn jemand, und es könnte da plötzlich eine Extremität abgetrennt sein. Er kann sehr schnell aufgebracht sein und erwartet eigentlich immer nur das Schlimmste. Da das Bett der Ort ist, an dem ihn keiner stört beim Nachdenken über diese schreckliche Zukunft, kann er nicht gut schlafen. Morgens gegen drei Uhr wacht er mit verzweifelten und ängstlichen Gedanken wieder auf, die sich alle um seine Gesundheit drehen. Auch alle Erfahrungen helfen ihm nicht, er wird weiter zweifeln, auch an seinem Partner, seinem Arzt, mitunter sogar an seiner eigenen Art. Er möchte sich ändern, aber sein Wesen ist nicht zu ändern. Freilich hat er keine Angst, darüber nachzudenken, was andere von ihm sagen. Er ist nie auf die Meinung der anderen angewiesen, er ist manchmal sogar sehr kühl berechnend. Man weiß nie, was er in der Tiefe seiner Seele verschweigt, und ob das, was er sagt, der Wahrheit entspricht.
Wird Thuja älter, so kommt es zur Vergeßlichkeit, zu einer gewissen geistigen Trägheit und natürlich als Folgeerscheinung auch zu Unzufriedenheit. Nichts paßt ihm und alles ängstigt ihn, besonders, wenn es die Gesundheit angeht.
Das Gewebewachstum, das bezüglich der Haut besonders angesprochen wurde, besteht natürlich auch im Inneren. Wir sollten immer daran denken, ob nicht bei Tumoren, deren Gutartigkeit durch Untersuchungen bewiesen ist, mit Thuja dem sykotischen Mittel, etwas zu erreichen ist.
Die Wetterfühligkeit ist hier ebenfalls herauszustellen. Besonders, wenn nasses Wetter angezeigt ist mit Nebel, Regen oder Schnee, geht es ihm erst richtig schlecht.
Die Wechselhaftigkeit, wie wir sie bei Wetterwechsel immer wieder finden, zeigt sich auch in seinem Benehmen. Er kann sich zu Hause völlig anders benehmen als beim Arzt, wieder anders in seinem Büro oder bei irgendeiner Gesellschaft. So finden wir manchmal einen sehr guten Gesellschafter als Tyrannen in seinem Geschäft oder als vornehmen Herrn beim Arzt. Es wird also sehr schwer, ihn richtig zu sehen, und wir werden eine Persönlichkeit, die zu Thuja paßt, am ehesten über die somatischen Erscheinungen finden.
Eines ist bei Thuja überraschend. Sollten Sie ihm mit diesem Mittel geholfen haben bei irgendeiner, auch kleinen Erkrankung, wird er alles Mißtrauen, Ängstlichkeit und Zurückhaltung abstreifen und ein vertrauensvoller und dankbarer Patient sein, bei dem man sicher sein kann, daß er wirklich alles sagt, was nötig ist. Dies erfordert allerdings viele Monate Geduld.

Kinder

Die kleinen Thuja-Persönlichkeiten sind etwas aufgedunsen, weil sie Flüssigkeit in ihrem Gewebe zurückhalten. Die Muskulatur ist schlaff. Sie haben eine lymphatische Konstitution, somit sind bei Entzündungen häufig die Lymphdrüsen

beteiligt. Das Gesicht wirkt wächsern und glänzt immer, als ob es mit Fett eingerieben wäre.
Diese Kinder schwitzen viel, sogar beim Ausziehen. In der ersten Schlafperiode schwitzen sie allerdings nicht am bedeckten Körper, sondern nur im Gesicht und an den Händen. Der Schweiß hat die seltsame Eigenschaft, das Bettzeug gelb zu färben.
Das Beschwerdebild der Thuja-Kinder ist vielgestaltig. Typisch sind beispielsweise Erkältungen der oberen Luftwege.
An den unbedeckten Körperstellen finden sich gelegentlich Hautausschläge. Besondere Prädilektionsstellen für Effloreszenzen sind Haut und Schleimhäute.
Thuja ist ein sykotisches Mittel. Die Kinder haben viele Warzen an allen Stellen des Körpers sowie vergrößerte Schleimhautpapillen und Schleimhautschwellungen in Form von Polypen in der Nase.
Das regelmäßige, aber gelbliche und schmutzig wirkende Gebiß hat viel Zahnstein und ist sehr empfindlich gegen kaltes Wasser. Die Zahnkronen sind gesund, während die Wurzeln deutliche destruktive Veränderungen zeigen, im Gegensatz zu Delphinium staphisagria, wo es umgekehrt ist.
Auffallend ist das große Verlangen nach Salz und kalten Getränken. Trockene Speisen werden nur unter Schwierigkeiten verzehrt. Der Appetit ist schwach. Diese Kinder sind immer sofort satt. Kartoffeln und fettes Fleisch lehnen sie ab, Süßigkeiten und auch Fett werden nicht vertragen. Der Stuhl kann durchfällig aber auch explosionsartig und voller Gas sein und harte dunkle Brocken beinhalten.
Nachts verschlimmert sich alles. Etwa um drei Uhr nachmittags und drei Uhr nachts fühlen sie sich immer schlecht, können nachts nicht mehr schlafen, weil sie schlecht träumen oder sich Gedanken machen über den vorigen Tag und unangenehme Ereignisse.
Alle Krankheiten, besonders aber Schmerzzustände werden von häufigem Harndrang begleitet. Dies beruht auf dem verhältnismäßig großen Flüssigkeitsrückstau im Körper. Ein Aufenthalt an der Meeresküste oder feuchtes Wetter lösen erhebliche Beschwerden aus oder verschlimmern bestehende Beschwerden. Klagen oder Krankheiten nach Impfungen sind ebenfalls charakteristisch für Thuja-Kinder.
In Gegenwart fremder Menschen sind die Kinder äußerst nervös. Sie sprechen dann hastig oder versprechen sich, verschlucken manche Wörter und können sich sehr schwer ausdrücken. In der Schule sind sie vergeßlich, zerstreut und konzentrationslos. Diese Kinder sind schnell verärgert und verhalten sich dann widerspenstig. Andererseits sind sie für Freundlichkeiten jeglicher Art dankbar und geradezu glücklich darüber.
Auffällig ist die Überempfindlichkeit gegenüber Musik, die sie völlig fasziniert und manchmal sogar zum Weinen bringt. Die emotionelle Labilität ist allerdings im allgemeinen nur im traurigen Bereich zu finden.
Wie beim Erwachsenen finden wir bei älteren Kindern das Gefühl, Körper und Geist wären getrennt.

Arzneimittelbild

Wichtige Symptome

Schwitzen, aber nur an den entblößten Teilen des Körpers, nie an bekleideten Stellen.
Schweiße sind schon bei geringster Anstrengung vorhanden. Der Schweiß stinkt, besonders im Perineum-Bereich, am Anus und am Skrotum.

Das Organsystem der Zähne zeigt eine Eigenart. Die Kronen sind unglaublich gesund, es ist keine Karies da, aber an den Wurzeln bestehen schwere destruktive Veränderungen.

Warzenähnliche Wucherungen, pathologische Bildungen, auch Kondylome und Polypen.

Geräusche und Kollern im Bauch. Gefühl, immer etwas Bewegliches im Bauch zu haben. Psychisch Kranke glauben, ein lebendes Wesen sei darin.

Die Patienten haben keinen Appetit, essen sie doch etwas, so sind sie nach dem ersten oder zweiten Bissen schon völlig satt.

Die belegte Zunge ist an der Spitze äußerst empfindsam.

Die Beine sind außerordentlich schwach. An der Vorderseite der Tibia beim Beklopfen ein starker Schmerz.

Rasche Erschöpfung und Abmagerung. Verlangen nach Salz, aber Abneigung gegen Fleisch, Kartoffeln und Zwiebeln. Außerordentliche Furcht vor Wind.

Ein eigentümliches Symptom ist, daß gelegentlich das Gefühl entsteht, zwischen den eigentlichen Miktionen, als wenn einige Tropfen Urin durch die Harnröhre flössen, ohne verifizierbare Realität.

Modalitäten

Verschlimmerung: durch Kälte, feuchte Kälte, feuchte Luft, Bettwärme, nachts. Verschlimmerung drei Uhr nachmittags und drei Uhr morgens.

Besserung: durch Abreiben und Frottieren, Ausstrecken der Glieder, Druck.

Toxikologie

Boerhave behandelte Geschwulstkrankheiten mit Thuja, Parkinson Podagra und von zähem Auswurf begleitete Bronchitis.

Wegen der Toxizität des Thujons kann das Trinken von Lebensbaumtee, das gelegentlich in der Volksmedizin empfohlen wird, zu schweren Intoxikationen führen. Bei Verwendung der thujahaltigen Arzneimittel ist bei bestimmungsgemäßem Gebrauch nicht mit Nebenwirkungen zu rechnen.

In alten Zeiten wurde Thujatee gelegentlich zur Unterbrechung der Schwangerschaft benutzt, was allerdings häufig zu schweren Intoxikationen der Mutter führte.

Die Wirkungsrichtung ist aufgrund des Thujongehaltes krampferregend, für Thuja-Extrakte ist antivirale Effektivität beschrieben worden. Daher auch die Bekämpfung von Warzen in der Urtinktur. *Levin* schildert an einem Fall genau den langgestreckten Zeitlauf der Intoxikationen nach Einnahme eines Thuja-Dekoktismus: erst akute heftige Leibschmerzen, dann Durchfälle, dann Ödeme, Erbrechen, eklamptische Anfälle mit Anurie, Albuminurie und Zylindrurie, schließlich Koma. Innerhalb der nächsten Stunden und Tage Fruchtabgang.

Wichtige Indikationen

Thuja ist das wichtigste Mittel der sykotischen, miasmatischen Belastung.

Alle Folgen von Impfschäden, besonders dann, wenn in der Folge der Impfung Magen-Darm-Beschwerden und Hautbeschwerden aufgetreten sind.

Schädigungen, oder Folgeerscheinungen bei Tee-, Kaffee- und Nikotinmißbrauch, auch nach Schlangenbissen, um deren Nebenwirkungen auszuschalten.

Dentale Eiterungen, besonders wenn sie gehäuft auftreten in Form von eitrigen Wurzelentzündungen.

Dysmenorrhö. Heftige, zur Bettruhe zwingende Schmerzen in der Leiste und Ovarialgegend.
Neuralgien im Faszialisbereich.
Ischias.
Starke Schmerzen beim Gehen, beim Stehen; beim Sitzen wird es besser.
Migräne, drei Uhr morgens beginnend und bis nachmittags drei Uhr dauernd mit Schmerzen oberhalb des linken Auges, als würde ein Nagel in den Kopf geschlagen.
Husten, besonders schlimm in den frühen Morgenstunden, mit geringen Mengen festen Schleims, besonders bei feuchtkühlen Schlafzimmern.
Thuja ist das große Heilmittel bei Impfschäden mit allen danach auftretenden Komplikationen!

Veratrum album

Ursprung

Veratrum album (Weiße Nießwurz, weißer Germer) aus der Familie der Liliaceen ist etwa 1 bis 1,5 m hoch und eine Staude mit einem grau-braunen Wurzelstock, der auch zur Arzneimittelherstellung benutzt wird.
Sie ist eine Pflanze, die den Boden sehr stark aussaugt. Wir finden sie im Voralpenland, in Flachmooren, in feuchten Fluren. Beliebte Standorte sind die großen Weiden Oberbayerns.
Hier ist es sehr interessant, daß die Kuhherden und auch die Kälber an dieser Pflanze sorgfältig vorbeigehen. Da sie sonst alles rupfen, was freßbar ist, stehen dann auf der nackten Weide die großen Veratrum-Pflanzen mit dieser langen herausragenden Blüte eigenartig einsam.
Der Name »Veratrum« ist schon bei Plinius zu finden, gemeint ist der in der Antike häufig erwähnte Helleborus leukos.
Hahnemann vertrat in seiner Habilitationsschrift »Dissertatio historico medica de Helleborismo viterum« aus dem Jahre 1820 in Leipzig die Ansicht, Veratrum album und Helleborus albus seien identisch. Dafür gibt es sehr viele Anhaltspunkte in der alten Literatur.
Bei Plinius wurde die Pflanze noch gegen Ungeziefer gebraucht. Aetius berichtet von der Heilung Wahnsinniger durch Veratrum. Auch in den Kräuterbüchern des Mittelalters finden wir diese Pflanze. Der Glaube, daß man mit Veratrum album den Wahnsinn heilen könne, zieht sich bis ins 19. Jahrhundert. Dann erst wurde die überschätzte Bedeutung der Pflanze ein wenig eingeschränkt. In der Volksmedizin wird es heute fast nicht mehr verwendet, allenfalls äußerlich gegen Ungeziefer bei Mensch und Vieh. Alle Beobachtungen zeigen, daß dieser weiße Germer wohl die übelsten, schärfsten narkotischen Gifte enthält.
Inhaltsstoffe sind Protoveratrin, Germerin und Jervin.

Persönlichkeitsportrait

Die Veratrum-Persönlichkeit fällt zunächst einmal auf durch ihre ungemeine, vordergründige Motorik. Sie hat in sich einen Motor, den man einfach nicht auskuppeln kann, der immer wieder zwingt, etwas zu tun, manchmal sogar zu wiederholen. Sie pflegt dabei nicht einfach aggressiv zu sein, etwas zu zerstören. Sie malt beispielsweise wiederholt dasselbe Bild. Bei einem sechsjährigen Jungen erlebte ich, wie er einen völlig neuen Schreibblock seiner Mutter aus feinstem Büttenpapier völlig auseinandernahm, jedes einzelne Blatt zu einem kleinen Schiff faltete. Er stellte sich selbst eine ganze Flotte her, freute sich an seiner Überaktivität und wollte eigentlich die Aufmerksamkeit der anderen auf sich lenken. Es ist nicht ganz leicht, schon bei Kindern dieses Merkmal zu erkennen.
Später können diese Patienten, die so ungemein aktiv sind, in ihrer Aktivität Wahnideen gebären und sich jemandem anschließen, der andere belehrt und ihnen überlegen ist. Sie werden dann nicht nur selbstbewußt, sondern sogar überheblich und merken gar nicht, daß sie einer Sinnestäuschung unterliegen. Ihre eigene Persönlichkeit wird ihnen

überhaupt nicht richtig klar. Sie suchen auch keine eigene Identität, sondern glauben an die, die bei ihnen in ihren Sinnestäuschungen vorliegt. Diese Menschen halten sich gelegentlich für irgendwelche, auch schon gestorbene, großartige Persönlichkeiten. Aus dieser Situation heraus werden sie auch gelegentlich übertrieben hochmütig und entwickeln aus diesem Grunde auch eine besondere Art der Moral: Was sie tun, ist moralisch, was die anderen tun, ist sicher unmoralisch. Diese Selbstgerechtigkeit ist unkritisch, dabei werden die anderen Menschen gerne kritisiert.

In diesen mitunter manischen Zuständen, die sehr starke halluzinatorische Täuschungen beinhalten, gibt es ganz eigenartige Situationen, in denen Veratrum plötzlich umschwenkt und aus dem agitierten Stadium in ein depressives Zustandsbild wechselt, wie wir es manchmal bei manischdepressiven Psychosen finden.

Bei Frauen wird die Periode, besonders die Zeit davor, immer wieder zu irgendwelchen Verschlimmerungen führen. Sie werden eiskalte Schweiße auf der Stirn bzw. alle somatischen Veratrum-Zeichen aufweisen: das Eisnadelgefühl, eiskalte Extremitäten, Schweißausbrüche, besonders auf der Stirn und im Gesicht, dabei noch Diarrhö. Es ist manchmal nicht leicht, diese wie ein manisch-depressives Krankheitsbild ablaufenden Symptome der Patienten zu differenzieren für das Arzneimittelbild. Wichtig sind hier die somatischen Erscheinungen. Sie haben Durst auf kalte Getränke, erbrechen sie aber sofort wieder, wenn sie zuviel davon trinken. Sie haben Verlangen nach Eis, nach kaltem Obst, nach Saurem, wie saures Obst, saure Getränke, auch nach Salz. Alles wird gesalzen, oft noch zusätzlich. Aber das wichtigste Symptom des Veratrum-Bildes ist gerade bei psychischen Erkrankungen die große Kälte des ganzen Körpers: Kälte vom Kopf bis zu den Füßen, eiskalte Hände und Füße, eiskalter Schweiß. Alles ist kalt, trotzdem wollen sie etwas Kaltes trinken.

Die Aktivität dieser Patienten, die im motorischen Bereich besteht, ist auch im Bereich der glatten Muskulatur zu finden. Bei Durchfall bedeutet dies eine plötzliche massive und massige Entleerung. Kommt es zu Erbrechen, so wird auch hier ganz plötzlich der Magen aktiv und erbricht sich und wirft den Inhalt unter ungeheuerem Druck heraus.

Alle Absonderungen sind ungeheuer reichlich, ob sie durch Durchfall, Periode oder einfache Rhinitis ausgelöst werden. Alle zeichnen sich dadurch aus, daß ungeheuere Flüssigkeitsmengen verloren gehen, und unter diesen Voraussetzungen kommt es dann sehr schnell zu einem Kollapszustand, so daß diese Leichenkälte der Extremitäten und die große Kälte des ganzen Körpers schließlich als Folge eintritt. Daß dabei Krämpfe auftreten, ist verständlich, bei dem wahrscheinlich auch stattfindenden Kalium-Calcium- und Magnesium-Verlust.

Gerade die psychischen Alterationen, die man noch nicht einmal als Geisteskrankheiten bezeichnen kann, sind jene Zustände, bei denen man auf diesem schmalen Grat der Grenze geistiger Gesundheit einherwandelt, wo man nur rechts und links etwas die Borderline überschreitet. Bei diesen Zuständen sind die somatischen Zeichen ungeheuer wichtig.

Wenn man den Patienten darauf anspricht, daß doch möglicherweise im geistigen Bereich nicht ganz gesunde Situationen bestehen, wird er dies leugnen. Er hält sich für den einzigen Gesunden, die anderen dagegen sind krank.

Besonders in der manischen Phase tritt seine religiöse Meinung sehr stark in den

Vordergrund. Auch hier kommt es vor, daß er sich für jemanden hält, der die anderen unbedingt bekehren muß, oder er hält sich sogar für die Reinkarnation eines großen Religionshelden. Sehr schnell läßt sich dann wieder nur aufgrund der körperlichen Symptomatik erkennen, daß es sich um eine Veratrum-Persönlichkeit handeln muß.

Arzneimittelbild

Wichtige Symptome

Kälte der gesamten Körperoberfläche. Gefühl von Kälte im Magen und Bauch, auf dem Scheitel, der Stirn, den Händen und Füßen. Gefühl, als wenn Eisnadeln oder Eisstücke darauf liegen würden.
Kalter Schweiß auf der Stirn, gleichgültig, ob bei Infektionen oder Kollaps, bei starkem Kräfteverfall oder Flüssigkeitsverlust.
Alle Ausscheidungen sind überreichlich, reichlicher Stuhlgang, Diarrhö, Erbrechen, Urin, Speichel und auch Schweiß.
Erbrechen mit viel Übelkeit, schlimmer durch Trinken und bei der geringsten Bewegung.
Großer Durst auf kaltes Wasser, was aber sofort nach dem Trinken wieder erbrochen wird. Das gleiche gilt auch für Obst, wenn es kalt ist.

Modalitäten

Verschlimmerung: durch die geringste Bewegung, Trinken von kaltem Wasser, kalte und feuchte Witterung.
Besserung: durch Ruhe, warmes Wetter, Wärme, horizontale Lage.

Toxikologie

Innerlich gegeben, wirkt Veratrum album bereits in Zentigrammdosen sehr giftig. Der Puls wird verlangsamt, infolge der Vaguszreizung, starker Vomitus und sensorische Störungen sind die ersten Vergiftungssymptome. Bereits 2 g dieser Droge führen zu letalen Vergiftungen.

Wichtige Indikationen

Kollaps mit kaltem Schweiß auf der Stirn, raschem Kräfteverfall, kaltem Atem. Ganz kaltem Körper, Krämpfe in den Waden, dies sind die wichtigsten Zeichen für den Einsatz von Veratrum.
Cholera. Diese Indikation nenne ich hier nur aus geschichtlichen Gründen, denn es war das große Heilmittel bei *Hahnemann,* das er neben Camphora und Cuprum bei der Cholera des damaligen Jahrhunderts mit großem Erfolg gegeben hat.
Gemütsstörungen bei Amenorrhö, aber auch im Wochenbett.
Rheumatismus, schlimmer durch Feuchtigkeit und durch langes Liegen im Bett. Sehr heftig sind die Schmerzen und führen bis zu Delirium.
Husten, besonders beim Eintritt in ein warmes Zimmer oder nach Trinken von kaltem Wasser.
Herzschwäche.
Folge von Schreck mit Durchfall, Körperkälte.
Diarrhö, die sehr profus ist und mit wäßrigen Stühlen und kalten Schweißen einhergeht.

Mineralien

Mineralien sind Bestandteile der festen Erdkruste und können in wunderbarer Form auftreten. So bestehen Edelsteine zu einem großen Teil aus Kieselsäure, die wir mit viel Erfolg in der Homöopathie anwenden. Kohlenstoff ist als Graphit, Carbo vegetabilis, Diamant oder Brillant bekannt und verkörpert die ganze Entwicklungsgeschichte der Erde in konserviertem Zustand. Wir pflegen allerdings andere Bezeichnungen dafür zu gebrauchen: »Torf« steht für Moor, »Bleistift« für Braun- oder Steinkohle in einem etwas älteren Stadium (Graphit) und »Schmuck« für Diamanten. In der Industrie verbrauchen wir mit Erdgas und Erdöl die Überreste unserer lebendigen Vorfahren, der Pflanzen und Tiere.

Daß Mineralien auch *leben,* beweisen Wachstum und Formveränderung sowie die Zusammensetzung des menschlichen Blutes: Es enthält alle Stoffe, die auch im Meerwasser gelöst sind. Letztere haben nachweislich heilende Funktion, die verständlich wird, wenn man das Meer als »Fruchtwasser« der Entstehung unserer Erde definiert.

Zu betonen ist an dieser Stelle die therapeutische Relevanz vor allem der organischen Säuren, wie Acidum arsenicosum, Acidum silicicum, Acidum phosphoricum und Acidum picrinicum, die in der modernen homöopathischen Literatur stark vernachlässigt werden.

Der Mensch wird häufig als Geschöpf dargestellt, das mangelhaft ausgestaltet, nackt und wehrlos ist.

Im Gegensatz zu den Tieren, die ein Fell, Hufe und Krallen haben, hat der Mensch nur eine Haut, braucht Kleider und Schuhe. Er muß sein Haus heizen, Tiere wärmen sich aneinander oder in Höhlen. Der Mensch hat keine Fotoperiode wie z.B. die Zirbel, die bei bestimmtem Herbstsonnenstand Wasser und Zucker speichert, der dem Frostschutz dient, oder die Hermeline, die sich im Winter weiß färben. Er wird zu einem ihm völlig unvorsehbaren Zeitpunkt vom Winter »überfallen«. Anders als der Vitamine benötigende Mensch produziert die Kuh ihre eigenen Vitamine.

Um in seiner Schwäche überleben zu können, braucht der Mensch sogar Medikamente. Schwäche, Ängste, Schweiße und Zwänge zeigen sich in ihrer Gemeinsamkeit als Grundwesen der Säuren. Sie können unterschiedlich stark ausgeprägt sein. Belegt wurden sie schon von Hahnemann, seinen Schülern sowie von Flury, Dorcsi und Pière Schmitt.

Auch in der Mythologie ist die Vorstellung vom wehrlosen Menschen verankert.

Als die Brüder Prometheus und Epimetheus, zwei Titanen-Abkömmlinge, mit der Herstellung der Lebewesen aus Erde, Wasser und Feuer sowie dem, was sich damit mischt, beschäftigt sind, läßt sich der klügere Prometheus von Epimetheus, dem Praktiker, überreden, ihm die Ausrüstung der Geschöpfe mit Überlebensfähigkeit zu überlassen. Dem zerstreuten Epimetheus unterläuft das Mißgeschick, den Menschen zu übersehen. So wird dieser zum »Akosméton genos«, was sowohl den Mangel seiner Ausstattung als auch einen Verstoß gegen die Kosmoqualität der Welt bezeichnet. Die Verantwortung des Prometheus beruht darauf, daß er dem Bruder den entscheidenden Anteil am demiurgischen Werk überlassen hat. Um dem nackt und schutzlos gebliebenen wenigstens das Überleben (»sôtería«) zu ermöglichen, wird er zum Frevler, in dem er den Göttern die »techné« stiehlt: Der Mensch bekommt die Fertigkeiten des Schmiedens und Webens, zusammen mit dem Feuer, das den Logos darstellen soll, als genereller Ersatz für das, was dem Menschen entgangen war.

Säuren spielen im menschlichen Leben eine sehr große Rolle. Schon im Verlauf der Zeugung entsteht die DNS, in der vier Aminosäuren als Träger der genetischen Information die Bausteine darstellen für die Entwicklung des Menschen. Im Verdauungstrakt des Menschen wird zu Beginn der Verdauung bereits alles mit Säure gesättigt und später wieder alkalisiert.

Auch im zwischenmenschlichen Bereich sind Säuren von großer Bedeutung. Jemand kann sauer im Sinne von »verstimmt« sein, der saure Weg auf der Stufenleiter des Beamten ist dornig und steinig, langwierig und unbequem. Hier ist auch an den in der Bibel erwähnten Sauerteig, die gesäuerten und ungesäuerten Brote, den Essigschwamm des Karfreitag zu erinnern. Und im Volksmund »macht sauer lustig«!

Von den vielen zur Verfügung stehenden Säuren werden im folgenden lediglich die dargestellt, die als Persönlichkeitsportrait von Bedeutung sind.

Die Erde besteht aus Mineralien. Und wir sind Teil dieser Erde. Wenn man die Welt der Mineralien verstehen will, braucht man sich nur einen Edelstein anzusehen und mit ihm zu meditieren, um sein lebendiges Sein zu erleben und die Kraft der Arzneimittel zu spüren, mit denen wir bei den geschilderten Persönlichkeiten sehr gut helfen können.

Acidum arsenicosum (Arsenicum album)

Ursprung

In der Natur kommt Acidum arsenicosum (arsenige Säure) vereinzelt gediegen in Bleierzgängen als Scherbenkobalt vor, in Verbindung mit Metallen und Schwefel vielgestaltig zum Teil auch in großen Lagerstätten als Löllingit, Weißnickelkies, Rotnickelkies, Speiskobalt, Glanzkobalt, Realgar und Auripigment. Darüber hinaus befindet sich Arsen regelmäßig in wechselnder Menge im Erdreich. Kulturboden enthält im allgemeinen etwa 1,1 mg% Arsen. Im Wasser ist es in geringen Mengen vorhanden. Arsenhaltige Quellen werden therapeutisch genutzt, z. B. in Bad Dürkheim.
Entsprechend dem natürlichen Vorkommen des Arsens in allen Kulturböden findet sich der Stoff auch in den Pflanzen. Im tierischen und menschlichen Organismus finden wir ebenfalls Arsenspuren; bei gesundem Zustand ist die Schilddrüse am arsenreichsten.
Arsen war bereits im Altertum gut bekannt, da es vereinzelt auch in gediegenem Zustand in der Natur vorkommt. Bereits *Hippokrates* gebrauchte eine Arsensulfidpaste zur Behandlung von Geschwüren. Die Kenntnis der Giftwirkungen des Arsens reicht nachweislich bis ins 2. Jahrhundert v. Chr. zurück.
»Arsenik« war das klassische Gift des Mittelalters und am byzantinischen Hof ebenso in Gebrauch wie im Dogenpalast zu Venedig. Auch die *Borgias* bedienten sich des Arsens für ihre niedrigen Zwecke, wie viele andere berüchtigte Giftmörder bis in unser Jahrhundert hinein.
Arsen wurde aber nicht nur als Gift mißbraucht, sondern auch schon sehr früh zur Schädlingsbekämpfung benutzt, wie wir von *Plinius* erfahren.
Die Bedeutung als kriminelles Gift bzw. Schädlingsbekämpfungsmittel hat Arsen in unserer Zeit völlig verloren. Zur Krebsbehandlung wird es ebenfalls nicht mehr eingesetzt.
Auch als Aphrodisiakum und Mittel zur Hebung des Allgemeinbefindens war Arsen bekannt und in Gebrauch, wie *Avicenna* (IBN SAD) im Jahre 1165 berichtet.
Bekannt sind heute die »Arsenic-Esser« aus der Steiermark, die Arsen als Stimulans in steigenden Dosen einnehmen.
Beim Militär wurden nach meiner Erinnerung die alten, müden Mähren vor der Kontrollbesichtigung vier bis sechs Wochen lang mit Arsen in kleinen, langsam gesteigerten Dosen ein wenig gedopt. Kam dann die Besichtigung, waren gerade die alten müden Tiere äußerst lebhaft, hatten ein glattes, glänzendes Fell, strahlende Augen und bebende Nüstern. Diese so temperamentvollen Pferde wurden dann schnell zur Stabskompanie abkommandiert. Wirkte das Arsen nicht mehr, mußte sich der Stab mit Mähren befassen.

Persönlichkeitsportrait

Während meiner Arbeit in einem homöopathischen Krankenhaus beschrieb mein Vorgesetzter die Arsen-Persönlichkeit als den sorgfältig gekleideten, eine saubere Krawatte tragenden, in einen Pelzmantel gehüllten Herrn Geheimrat, der etwas müde und entkräftet aussehe, sich aber zwinge, aufrecht zu gehen und nicht krank zu scheinen. Er trage Handschuhe, einen Schal unter dem Pelzmantel, seinen Hut aber in der Hand, weil er häufig ein Brennen auf dem Kopf empfinde.

Weiterhin sei der Arsen-Typus pedantisch, er nehme alles sehr genau, räume z.B. den Schreibtisch immer sorgfältig auf, wobei er jeden schrägliegenden Bleistift in die richtige Richtung bringe und sich ärgere über schiefhängende Bilder oder irgendeine Veränderung der sorgfältigen Ordnung im Arbeitsbereich.

Diese Ordnung geht einher mit einer ungeheueren Genauigkeit in allen Lebensbereichen, so auch in Fragen der Kleidung und der Geschäftsabläufe. Die Manie, alles immer wieder neu zu ordnen, zu säubern und zu kontrollieren wird zur Besessenheit, die Zwänge mit sich bringt.

Hier ist daran zu erinnern, daß alle Säuren durch Zwänge, Schwäche, Schweiße und Ängste charakterisiert sind. Auch bei Arsen treten sie in Erscheinung.

Arsen wird bedrängt von klaren und unklaren, begründeten und unbegründeten, kleinen und auch sehr großen Ängsten, die er meist verbirgt. Die Verschlossenheit beruht auf Unsicherheit, die bei oberflächlicher Betrachtung nicht erkannt wird.

Arsen ist der Umgebung gegenüber schutzlos und empfindsam, verwundbar und empfindlich, hat immer das Gefühl, allein zu sein und gleichzeitig Furcht davor. Das Bedürfnis nach Gesellschaft beruht auf dem Wunsch, vor Angriffen geschützt und somit angstfrei leben zu können.

Arsen hat die unerträglichste Angst aller mineralischen Arzneimittel überhaupt, neben der nur noch die Angst der Schlangengifte und von Aconit bestehen kann. Sie wird von einer im tiefsten Inneren verhafteten Verzweiflung begleitet. Diese Menschen haben Angst um ihre Gesundheit, sind aber schon zu Beginn der kleinsten Krankheit verzweifelt, sie könne ein schreckliches Ende finden. All diese Ängste steigern sich ins Unermeßliche wenn sie allein sind. Verspüren sie zum Beispiel irgendwo am Körper einen geringen Juckreiz, so gehen sie sofort zum Arzt und stellen ihm Lokalisation und Art des Juckreizes überdeutlich dar, um dann zu fragen, ob das nicht ein Zeichen für fortgeschrittenen Diabetes wäre, der große Durchblutungsstörungen ausgelöst habe und somit zum Tode führe.

Die Angst vor dem Tod ist für diese Persönlichkeiten am schlimmsten.

Zu der Angst vor dem Alleinsein, vor Krankheiten und dem Sterben, sowie dem Zwang, alles immer sehr ordentlich auszuführen und sehr sauber zu halten, tritt ein weiteres wichtiges Symptom: Eventuelle bestehende Beschwerden oder Schmerzen sind immer von brennendem Charakter und verschlimmern sich bei Kälte, die der Patient als grausam empfindet. Kälte mit Angst gepaart, bringen ihn in eine logisch nicht nachzuvollziehende, quälende Situation, die von großer Ruhelosigkeit bestimmt ist, auch im geistigen Bereich. Möglicherweise gibt ihm dies die Möglichkeit, seine Angst zu besänftigen.

Die Arsen-Persönlichkeit ist immer auf der Suche nach Wärme, Ordnung, Sicherheit und Schutz, nach Kontaktwärme. Auf der anderen Seite aber ist er auch sehr exakt und genau und kann sehr fordernd sein. Für den Arzt ist er kein allzu angenehmer Patient, da er nicht leicht zu behandeln ist. Die Angst ist groß, den Arzt und damit einen Freund zu verlieren, eines Tages allein gelassen zu werden.

Bedeutsam ist auch der Durst, der so heftig ist, daß eine Sulfur-Persönlichkeit einen halben Liter Flüssigkeit in zwei Zügen austrinken würde. Arsen dagegen nimmt nur winzige Schlucke und ist bereits beglückt, seinen Durst gestillt zu haben.

Der Besitzanspruch ist ein Symptom, das bei keinem anderen Arzneimittel in solch vordergründiger Form auftritt. Die Art des Besitzes ist dabei gleichgültig. Geld ist beispielsweise ebenso wichtig wie Immobilien, schöne Möbel oder Bilder. Arsen will sich mit Werten umgeben und ist aus diesem Bestreben heraus geizig. Dieser Geiz ist hervorragend dargestellt in Molierès Komödie »Der eingebildete Kranke«, die eine Fundgrube für das Arsen-Persönlichkeitsbild darstellt.

Die Entwicklung eines solchen Patienten über Jahre und Jahrzehnte wird zunächst durch die Tatsache bestimmt, daß er sehr genau, geizig und unsicher ist und Angst um die Gesundheit hat. Später entwickelt sich Mißtrauen, mitunter eine Depression. Die Angst, man könne nicht mehr gesund werden, wird immer größer.

Verzweiflung und Selbstmordgedanken kommen auf, und der Patient befürchtet bei allen Hilfsangeboten, die Menschen wollten sein Geld. Er wird dann introvertiert, starrsinnig. Sein Verhalten ist nicht mehr nachzuvollziehen.

Hier wird die Arsen-Persönlichkeit sehr schwierig, zumal sie plötzlich nicht mehr alle Symptome des entsprechenden Persönlichkeitsportraits aufweist.

Schließlich wird Arsen schwer krank, liegt auf dem Sterbebett und hat entsetzliche Angst vor dem Tode, die ihn bis zur Verzweiflung treibt. Er behauptet, dem Irrsinn nahe zu sein und kann den Gedanken nicht ertragen, jetzt sterben zu müssen.

Hier kann Arsen, in höheren Potenzen gegeben, eine unglaubliche Hilfe sein. So habe ich Patienten erlebt, die voller Angst, Unruhe und Verzweiflung waren und sich in ihrer Todesfurcht am liebsten umgebracht hätten, aber dazu zu schwach waren. Nach Arsen wurden sie ruhig und still, führten noch ein Gespräch, beteten und entschliefen dann sanft.

Literatur

Arsen-Portraits sind mehrfach gut dargestellt, so beispielsweise mit dem geizigen Argan in Molières Komödie »Der eingebildete Kranke«. Dieser reiche Bürger von Paris bildet sich ein, an einer schweren Krankheit zu leiden. Hier allein werden sehr viele Züge des Arsen-Arzneimittelbildes gezeigt; mit satirischen Ausdrücken wird aber auch der Geiz der Arsen-Persönlichkeit in gesunden Tagen dargestellt.

Arsen-Persönlichkeiten können kommandieren und anordnen, sie lieben einen straffen Dienstbetrieb. Menschen individuell zu behandeln, ist ihnen völlig fremd. Argans Auftreten geht mitunter bis zur Borniertheit und zeigt manchmal verletzende, menschenfeindliche Kälte. Er zeigt wenig Feuer und hat kaum Witz, lächelt allenfalls schwach und zeigt mitunter linkische Gebärden. Manchmal erstaunlich schweigsam, sogar fast stumm, wenn er nicht etwas Lässiges, Ironisches oder gar Sarkastisches zu sagen hat. Skrupel- und bedenkenlos wenn es um Geschäfte geht, ist er gewandt und kühl, durch und durch nüchtern und freundlich nur, wenn er etwas erreichen will. Man bekommt den Eindruck, er sei der geborene Subalterne, im Grunde aber ist er ein Geck. Acidum arsenicosum-Menschen verkehren nur in einem Milieu, das ihnen Gewinn bringt, und verhalten sich dort stur, geizig, unberechenbar eigensinnig und als herrschsüchtige Haustyrannen. Eine Arsen-Persönlichkeit stellt z.B. *Theophrastos* in dem Charakter »Der Geizige« dar.

1. Der Geiz ist ein Streben nach schändlichem Gewinn, der Geizige ist einer,
2. der seinen Gästen nicht genug Brot vorzusetzen,
3. von einem Fremden, der bei ihm einkehrt, Geld zu borgen pflegt.
4. Wenn er Portionen austeilt, sagt er, es sei gerecht, daß der Austeiler eine doppelte Portion bekomme, und teilt sich gleich selbst aus.
5. Verkauft er Wein, gibt er Gepanschten auch dem Freund.
6. Ins Theater nimmt er nur dann seine Söhne mit, wenn die Ordner kostenlos Einlaß gewähren.
7. Geht er auf eine offizielle Gesandtschaftsreise, läßt er die Spesen der Gemeinde zu Hause und borgt von seinen Mitgesandten. Seinem Diener lädt er eine größere Last auf, als dieser tragen kann, und gibt ihm am wenigsten Verpflegung. Von den Gastgeschenken verlangt er seinen Teil und verkauft ihn.
8. Im Bad salbt er sich, sagt: »Ranzig ist das Öl, das du gekauft hast, Bursche!« und salbt sich mit fremdem Öl.
9. Von den Kupfermünzen, die unterwegs von seinen Dienern gefunden werden, pflegt er seinen Teil zu fordern: ein Fund sei Gemeingut.
10. Er gibt seinen Mantel zur Reinigung, borgt sich einen von einem Bekannten und läßt einige Tage verstreichen, solange, bis man ihn zurückverlangt.
11. Er kauft unter der Hand von einem Freund, der glaubt, richtig zu verkaufen.
12. Er hat eine Schuld von 30 Minen zurückzuzahlen und bezahlt vier Drachmen weniger.
13. Wenn seine Söhne wegen Krankheit nicht den ganzen Monat in die Schule gehen, zieht er den entsprechenden Betrag vom Schulgeld ab. Im Februar schickt er sie wegen der vielen Feiertage gar nicht zu den Lektionen, um das Schulgeld zu sparen.
14. Ein Sklave bringt ihm den Pachtzins, und er verlangt noch das Wechselgeld für das Kupfer dazu. Ebenso umgekehrt, wenn er vom Verwalter die Rechnung bekommt.
15. Bei der Bewirtung seiner Phratrie fordert er für seine eigenen Sklaven Verpflegung aus der Gemeinschaftskasse. Die auf dem Tisch übrig gebliebenen Rettichhälften schreibt er auf, damit sie die Kellner nicht nehmen...«
16. Wenn er mit Bekannten verreist, bedient er sich ihrer Sklaven, den eigenen vermietet er, ohne das erzielte Geld in die Gemeinschaftskasse einzubringen.
17. Bei einem Gastmahl, das bei ihm veranstaltet wird, setzt er auch das von ihm gestiftete Holz, Linsen, Essig, Salz und Öl mit auf die Rechnung.
18. Wenn einer seiner Freunde heiratet oder seine Tochter vermählt, verreist er einige Zeit vorher, um kein Geschenk schicken zu müssen.
19. Von den Bekannten borgt er sich Dinge, die man weder zurückverlangt noch sich zurückgeben lassen mag.

Arzneimittelbild

Wichtige Symptome

Todesfurcht bei Alleinsein mit großer Angst und Unruhe. Am wichtigsten ist die Verschlimmerung für die Stunden nach Mitternacht bis drei Uhr morgens. Friert ständig.

Periodizität der Symptome alle zwei, vier, acht oder 14 Tage.
Eigenartiger, leichenhafter Geruch aller Ausscheidungen und Absonderungen.
Äußerste Erschöpfung, die in keinem Verhältnis zur ursächlichen Krankheit steht.
Schneller Wechsel von Depression und Regung. Abwechselnd fühlt der Patient sich elend oder auch gut.
Vikariation von Beschwerden. Ekzemunterdrückung führt zu Asthma.
Brennende Schmerzen, die durch Wärme besser werden.
Großer Durst. Der Kranke trinkt sehr oft, aber winzig kleine Schlucke. Er hat besonders Durst auf kaltes Wasser, weiß aber, daß das seinen Zustand verschlechtert.
Übelkeit beim Geruch von kochenden Speisen.
Eigentümliches Symptom: Er will nicht angesehen bzw. angesprochen werden. Er sieht den Gesprächspartner nicht an und spricht auch nicht.

Modalitäten

Verschlimmerung: nach Mitternacht von ein bis drei Uhr morgens, durch Kälte, durch Anstrengung, wenn der Kopf niedrig liegt.
Besserung: Alles Warme tut gut; durch Bewegung leichter Art, Höherliegen des Kopfes und frische Luft.

Toxikologie

Wie weit Arsen eine physiologische Rolle im Organismus spielt, ist bis heute nicht restlos geklärt.
Die Aufnahme des Giftes erfolgt in der Regel durch den Mund oder auch durch Einatmen arsenhaltigen Staubes. Gewerbliche Vergiftung kommt vor bei Verhüttung von Erzen, dem Rösten von Schwefelkies, der Herstellung arsenhaltiger Farben und der Verwendung von arsenhaltigen Spritzmitteln im Obstbau. Im Weinbau sind wegen der vielen Vergiftungen bei Winzern seit 1942 Arsenspritzmittel verboten. Auch im Gemüsebau dürfen arsenhaltige Schädlingsbekämpfungsmittel nicht mehr verwendet werden.
Bei kriminellen Vergiftungen wird im allgemeinen Arsenic verwendet, aber auch andere Arsenverbindungen werden benutzt, die in Speisen und Getränke gemischt werden. Die leichte Nachweisbarkeit von Arsen in Leichen hat der Beliebtheit dieses Giftes als Mordmittel großen Abbruch getan. In Fingernägeln exhumierter Leichen kann man noch nach vielen Jahren Arsen nachweisen.
Die toxische Dosis bei Arsen hat eine variable Größe. Die verschiedene individuelle Empfindlichkeit und die Möglichkeit der Gewöhnung erschweren die Angabe exakter Zahlen. Bei großer Empfindlichkeit können Erwachsene schon nach Einnahme von 0,1 bis 0,3 g arseniger Säure sterben. Nach jahrelanger Gewöhnung, z. B. bei den »Arsenik-Essern«, kann man bis zu 1 g arsenige Säure täglich ohne Schaden aufnehmen. Die akute, stürmische Arsenvergiftung beruht im wesentlichen auf einer Lähmung der kontraktiven Elemente der Kapillaren. Dabei kommt es vor allem zu einer Lähmung der Mesenterialkapillaren, wodurch das choleraähnliche Bild zustande kommt. Kreislaufkollaps und Herzsymptome beruhen auf der gleichen Ursache.
Ausscheidung des Giftes erfolgt durch Urin, Galle und Darm, nicht zuletzt auch durch den Schweiß. Auch in die Milch geht Arsen über. In Speicheldrüsen ist es nur in Spuren auszumachen.

Die Therapie der akuten Arsenvergiftung besteht in ausgiebiger Magenspülung mit Tierkohle, subkutaner Verabreichung von Apomorphin. Im übrigen sollte man sofort mit einer BAL (British Anti Lewisit=Dimercaprol)-Kur beginnen.

Wichtige Indikationen

Akute Gastroenteritis in besonders heftiger Form mit brennenden Schmerzen, brennendem Durst.
Nachlassen des Kräftezustandes, in kurzer Zeit völliger Marasmus, besonders bei progressiven malignen Tumoren.
Hautkrankheiten.
Gastralgien.
Hämorrhoiden mit brennendem Charakter, aber besser durch warme Umschläge.
Asthma, insbesondere bei Unterdrükkung von Hauterkrankungen.
Pneumonie mit heftigem Fieber, starker Entkräftung und nächtlicher Unruhe. Todesangst.
Geschwüre, die wie Feuer brennen, mit schwarzem nekrotischem Grund, sehr unangenehm riechende Sekretion.
Gangräne.
Schuppige Ausschläge an der Haut, die durch Kälte schlimmer werden.
Ekzeme mit Verschlimmerung im Winter und bei Kälte, Besserung im Sommer.
Neuralgien und Kopfschmerzen bei entsprechenden Modalitäten.

Acidum fluoricum

Ursprung

Kaum ein Element außer einigen Edelgasen kann Acidum fluoricum (wäßrige Flußsäure, H_2F_2) widerstehen; sogar Platin wird von dieser Säure angegriffen. Fluor hat eine sehr große Bindungsfreudigkeit, kann aber andererseits nie aus einer Verbindung gelöst werden, und kommt deshalb in der Natur nie frei vor. Bereits 1771 entdeckte der schwedische Chemiker Karl Wilhelm Scheele, daß in Fluorid (Flußspat) ein neues Element enthalten sein müsse. Bei den vielen Versuchen, das Element rein darzustellen, gab es sogar einige Todesfälle. Grund für die zahlreichen Experimente war, daß Fluor sofort mit der Materie der Apparatur reagiert, ob diese aus Stahl, Gold oder Glas bestand. Dieses Verhalten, so aggressiv zu sein, nicht loslassen zu wollen, macht Fluor zu einem für die Wirtschaft sehr interessanten Faktor: Fast alles aus Plastik hergestellte wird auf der Grundlage von Kohlenstoff erzeugt und ist deswegen gegen hohe Temperaturen nicht beständig. Fügt man ein wenig Fluor hinzu, wird das Material wärmebeständig. Diese Beständigkeit hat ihm den Beinamen »der Unantastbare« eingebracht.
Im menschlichen Körper werden Knochen und Gebiß während ihres Wachstums durch Fluor gefestigt. Im Alter erfolgt eine Fluorablagerung auch an anderen Orten.

Persönlichkeitsportrait

Erwachsene

Acidum fluoricum ist am häufigsten bei jungen Männern zu finden, aber auch bei älteren sowie bei Frauen, die häufig geboren haben und bei Kindern.
Diese kraftstrotzenden Menschen vermitteln den Eindruck, ein dionysisches Leben zu führen. Sie genießen das Leben, haben kaum geistige Interessen, aber eine unglaubliche Energie. Sie äußert sich vor allem im sexuellen Verlangen, ähnlich wie bei Acidum picrinicum, aber in noch stärkerem Maße.
Die Persönlichkeit ist zunächst schwer zu erkennen. Sie fühlen sich ungemein stark und gesund, vital und aktiv, allerdings geistig nicht sehr kreativ und kommen ungern zum Arzt. Hier berichten sie über unbedeutende Beschwerden wie Stauungen in den Beinen, Hauterscheinungen oder heiße Füße, die sie immer aus dem Bett herausstrecken müssen. Schließlich findet man heraus, daß in ihrem Leben der Sex die Hauptrolle spielt. Erotik mit ihren Feinheiten, mit ihren vielen Facetten, die das Leben ausgesprochen schön gestalten können, fehlt ihnen völlig. Allein das sexuelle Verlangen und die sexuelle Befriedigung ist wichtig, sowie die Freude an oberflächlichen Schönheiten. Acidum fluoricum hat gleichzeitig mehrere Freundinnen, die ihn aber immer wieder verlassen, weil er aufgrund seiner Oberflächlichkeit nicht rücksichtsvoll mit den Partnerinnen umgeht.
Im oberflächlichen Bereich ist er ein hilfsbereiter Mensch, der jedoch keinesfalls in der Lage ist, auf Probleme oder gar Gefühle einzugehen.

Wie alle Säuren befürchtet auch er, später krank zu werden und trifft möglichst viele Vorkehrungen, um gesund und aktiv bleiben zu können. Dieses Streben führt doch eines Tages zu Zusammenbruch und Erschöpfung, einer großen Schwäche, die ebenfalls allen Säuren eigen und so groß ist, daß selbst bei hoher sexueller Potenz keine Erektion mehr möglich ist, eine Ejakulation aber schon bei dem Gedanken an eine Frau ohne besonderen Anlaß stattfindet. Diese vitalen Menschen sind auch in finanziellen Dingen erfolgreich.
Als heißblütige Patienten lieben sie kaltes Wasser, kalte Anwendungen, brauchen ein kaltes Duschbad, waschen sich auch kalt. Auch Getränke müssen eiskalt sein.
Warme Anwendungen sind ihnen zuwider, auch warme Getränke. Wenn sie einmal älter werden, so haben sie mitunter auf der Haut Verhärtungen und eigenartige tumorartige Erscheinungen, die nicht immer maligne sind.
Es kann auch zu Prostata-Vergrößerungen kommen und so zu einem imperativen Harndrang, der Kopfschmerzen verursacht.
Beherrschender Gedanke im Alter ist immer noch der Sex.

Kinder

Das Acidum fluoricum-Kind ist sehr aufgeweckt und von großer Lebensfreude. Es ist mit sich selbst und allen anderen zufrieden und hat zunächst keinerlei Angstgefühle: »Ich bin ich, und ich schaffe es.«
Hat man mit solchen Kindern den ganzen Tag herumgetobt, Fußball gespielt, Wanderungen oder Skifahrten durchgeführt, so daß man selbst schon müde ist, verlangen sie immer noch nach weiteren Aktivitäten. Auf die Dauer kommt es auch hier zu Schwäche und Erschöpfung und zu einem gewissen Kräfteverfall.
Entsteht dieser während der Schulzeit auf der geistigen Ebene, so zeigt sich eine innere Unruhe. Das Gefühl, gleich geschähe ein Unheil, dominiert: Die Freunde am Leben schlägt plötzlich um. Man interessiert sich nicht mehr für seine Freunde, seine Geschwister, alles wird gleichgültig. Die Kinder werden dann sehr eigenartig.
Ihre Erschöpfung zeigt sich auch, wenn die Schularbeiten gemacht werden müssen oder man in der Schule ruhig sitzen soll. Für Fehler und mangelnde Konzentration werden Kopfschmerzen verantwortlich gemacht.
Ein Acidum fluoricum-Kind ist immer begeistert, wenn es kalt baden oder sich selbst mit dem Schlauch bespritzen kann. Weiterhin hat es, wie Jodum, großen Appetit, bleibt aber trotz vielen Essens schlank und zart gebaut. Das trockene, spröde Haar zeigt bei viel Haarausfall häufig kahle Stellen am Kopf. Die Nägel brechen leicht, zeigen Rillen und splittern auch plötzlich ab, wachsen aber sehr schnell.
Das Gebiß ist schon bei Kindern problematisch. Schon in jüngsten Jahren muß Acidum fluoricum zum Zahnarzt, wegen seines Zahnverfalls und häufiger Zahnschmerzen bzw. Abszessen. Der Atem riecht oft unangenehm.

Arzneimittelbild

Wichtige Symptome

Vermehrter Tätigkeitsdrang ohne Ermüdung.
Karies und Nekrose der langen Röhrenknochen.
Ulzera an den Beinen, aber auch Dekubitus.
Rapider Zahnverfall.

Modalitäten

Verschlimmerung: durch Wärme.
Besserung: durch Kälte.

Toxikologie

Bei Vergiftung durch Acidum fluoricum sind die Knochen porös und enorm brüchig, von weißem Aussehen. Die Markräume sind auf Kosten der Kompakta deutlich verbreitert. Die Zähne sind stark abgenützt, es besteht Karies und an den Kiefern finden sich Eiterungen, Sequesterbildung, Periostitis und Nekrosen.
Bei langsamer Vergiftung mit kleinen Dosen,die sich über Jahre und Jahrzehnte hinzieht, ergibt sich ein gegensätzliches Bild. In einer Kopenhagener Fabrik fanden sich nach mehrjährigen Arbeiten bei den Röntgenuntersuchungen sehr dichte Knochenschatten mit welligen und unscharfen Konturen plumper Gestalt, periostale Auflagerungen und Verengung der Markhöhle, am Becken und an der Wirbelsäule bedeutende Bänderverkalkungen und Spangenbildungen. Gelenkknorpel und Zwischenwirbelscheiben blieben unverändert.
Bei Sektionsbefunden wies man nach, daß das Gewicht der Knochen bis auf das Dreifache erhöht war und eine extreme Osteosklerose bestand.
Beim Menschen kann durch große Gaben von Acidum fluoricum das Bild einer Osteomalazie erzeugt werden. Dabei finden wir eine Verkürzung der Blutgerinnungszeit sowie multiple Thrombosen. Die Kalksausscheidung im Harn und im Stuhl ist erhöht.

Wichtige Indikationen

Zahnerkrankungen mit Karies und Nekrosen.
Exostosen an den Gesichtsknochen, aber auch Knochenerkrankungen mit Nekrosen, besonders im Hüftgelenksbereich.
Venöse Stauungen mit varikösen Ulzera, besonders bei Frauen mit häufigen Geburten.

Acidum nitricum

Persönlichkeitsportrait

Erwachsene

Acidum nitricum (Salpetersäure) ist eine sehr starke Säure, die nicht nur organische oder anorganische Substanzen, sondern unter gewissen Voraussetzungen sogar Edelmetalle angreifen kann. So ist auch ein Acidum-nitricum-Patient sehr aggressiv und belastend: Er ist ein »Kreuz«, nicht nur für sich selbst, weil er ständig an seine Krankheit, an vergangene Kümmernisse denkt und deprimiert ist bzw. in Angst lebt, er sei krank.

Bei der vorhandenen körperlichen Schwäche fällt es ihm schwer, sein eigenes Kreuz zu tragen. Dabei merkt er nicht, wie sehr er auch die anderen belastet. Er ist ein ständig reizbarer Mensch, dabei haßerfüllt und rechthaberisch, äußerst starrköpfig und hartnäckig, böswillig manchmal, und dies macht ihn so schwer erträglich - er nimmt keine Entschuldigungen an.

Mein Lehrer Oehmisch bezeichnete Acidum nitricum als den Arzneimitteltyp, »in dessen Haut er zu allerletzt stecken möchte«.

Was das Allgemeinbefinden anbelangt, so sind auch hier die vier Säulen des Säure-Patienten vorhanden: Schwäche, Ängste, Schweiße und Zwänge.

Die Angst betrifft vor allem die eigene Gesundheit. Schon bei Magenbeschwerden wie Sodbrennen oder anderen leichten Erkrankungen treten Todesängste auf. Er zweifelt an seiner Genesung.

Ausdruck seiner Angst ist auch seine umfassende Unzufriedenheit. Er ist unglücklich, kann sich einfach nicht freuen, selbst wenn es ihm gut geht; er hat ständig Angst, es könne ihm wieder schlechter gehen. Es besteht ein Zwang, sich immer wieder mit seinen Krankheiten zu beschäftigen.

Acidum nitricum ist gekennzeichnet durch eine große körperliche Schwäche, die mit Anämie einhergeht, und einem blassen, eingesunkenen Gesicht. Er wirkt krank, auch wenn er es nicht ist. Es kommt dann schließlich zu großen Enttäuschungen. Die ganze Welt, das ganze Leben, auch sein eigener Erfolg, enttäuscht ihn. So werden seine Gefühle stumpf und er wird zum Nihilisten. Er kann nicht mehr glauben und hat keine Kraft mehr, neu anzufangen. Aktivität und Kreativität gehen verloren, er hat keine Hoffnung mehr und wird sehr empfindlich und reizbar.

Kontakte zu anderen Menschen fallen sehr schwer. Abgründe trennen Acidum nitricum von allen anderen.

So ertrinkt ein echtes Zusammenleben, eine echte Zusammenarbeit oder ein echtes Miteinander in einer Welt des Mißtrauens. Verbindungen, Freundschaften und Ehen gehen auseinander; man versteht sich einfach nicht mehr.

Emotionale Kontakte bedeuten Acidum nitricum ohnehin wenig. Auch ein wirklich interessantes Gespräch ist für ihn unwichtig. Ihm wirklich wichtige Kontakte sind rein sexueller Art auf einer dumpf-animalisch-triebhaften Ebene. So sind diese Patienten auch in jenen Etablissements zu finden, in denen man die »Liebe« für Geld erwerben kann.

Letztlich ist diese Persönlichkeit mit dem Leben völlig unzufrieden und wünscht sich den Tod. Ein Suizid unterbleibt nur, weil er sich sehr vor dem Tod fürchtet.

Neben den oben bereits aufgeführten geistigen und emotionellen Schwierigkeiten leiden diese Patienten im körperlichen Bereich häufig unter Herzklopfen. Alle durch Erkrankungen verursachten Sekrete sind ätzend und wundmachend, gleichgültig, ob sie aus Nase, Mund, After oder Harnröhre kommen. Bereits der Speichel erzeugt wunde Stellen.
Wo Haut und Schleimhaut zusammenstoßen, kommt es überall zu äußerst wundmachenden, reizenden Sekreten.

Kinder

Acidum nitricum ist als Erwachsener und als Kind geistiger Arbeit gegenüber sehr abgeneigt. Acidum nitricum-Kinder zu Schularbeiten oder überhaupt zu regelmäßigen Lernübungen zu überreden, ist ungeheuer schwierig. In ihrer eigenen, manchmal groben, abwehrenden Art weisen sie alle guten Ermahnungen zurück und verhalten sich widerspenstig. Sie sind sehr empfindlich, besonders bei Schmerzen. Im Bereich der Haut-Schleimhautgrenze bestehen immer wieder Beschwerden aufgrund von Entzündungen oder Reizzuständen, ob in den Augen, im Mundwinkel, auf der Nase oder am After, im Genitale, auch an der Zunge. Auch Aphten mit widerlich riechendem Sekret treten auf. Die Neigung zu Blutungen bei den so empfindlichen Kindern ist so stark, daß sie sich sogar bei Rhagaden manifestiert und zu manchmal ängstlichen, eher noch zu aggressiven und ausgesprochen oppositionellen Reaktionen führt.
Dabei sind diese Kinder unglaublich frostig und neigen zu Katarrhen, die ebenfalls mit Rhagaden und Entzündungen an den Haut-Schleimhautgrenzen einhergehen. Es kommt zu schlecht abheilender, chronischer Otitis mit übelriechendem, ätzendem Ohrenfluß. Die Haut zeigt, besonders am Kopf, impetiginöse, krustige Effloreszenzen, die leicht nässen und ebenfalls ein sehr übelriechendes Sekret produzieren. Großes Verlangen besteht nach fetten und unverdaulichen Substanzen. Das Fett bleibt immer unverdaut, so daß der Stuhl klebrig ist, was auch bei reichlichem Milchgenuß der Fall ist. Der Urin hat einen stechenden oder sogar stinkenden Charakter. Schmerzempfindungen ähneln den durch Splitter hervorgerufenen, vor allem Entleerungen des Darmes oder der Harnblase, der Nase oder der Bronchien bei Husten.

Arzneimittelbild

Wichtige Symptome

Neigung zu Geschwürsbildung mit stinkender, wäßriger ätzender Sekretion.
Afterfalten und Mundwinkel sind rissig, schmerzhaft und geschwürig verändert.
Schmerzen nach dem Stuhlgang, tenesmenartig, mehrere Stunden anhaltend, selbst nach weichem Stuhl.
Der Urin hat einen sehr starken Geruch, ammoniakalischer Natur.
Hämorrhagien aus Körperöffnungen.
Profuse Schweiße an Händen und Füßen.
Er spürt das Klopfen von Schlagadern, das im ganzen Oberkörper fühlbar ist.
Herzklopfen mit Extrasystolen und großer Angst.
Abneigung gegen Milch, Brot und Fleisch.
Heftiges Verlangen nach unverdaulichen Speisen, auch nach fetten Speisen.
Friert leicht, fürchtet die Kälte und fröstelt beständig.
Die Schwäche ist so groß, daß Zittern auftritt, so daß man sich immer wieder hinlegen muß.
Krampfartige Schmerzen im Bauch.

Eigentümliches Gefühl beim Wasserlassen und das Gefühl eisiger Kälte in der Urethra.

Modalitäten

Verschlimmerung: abends, nachts, durch Witterungswechsel, beim Erwachen, durch Berührung, in kaltem Klima.
Besserung: bei passiver Fortbewegung; durch Schleimhautsekretion, die im allgemeinen eine Besserung der Beschwerden ankündigt.

Toxikologie

Die schlechte Heilungstendenz der Ätzwunden durch Salpetersäure ist der der anderen Mineralsäuren vergleichbar und lange bekannt.
Eine Organrichtung ist allen Säuren eigen, so auch der Salpetersäure. Bei den Schleimhäuten des Verdauungstraktes, vor allem der Mundschleimhaut, kommt es zu Wundsein, leichten Blutungen, Schwellungen, Aften und Geschwürsbildung, üblem Mundgeruch, Lockerung der Zähne, Speichelfluß. Gelegentlich folgen dyspeptische Erscheinungen. Bei schweren Vergiftungen von Salpetersäure kommt es zu disenterischen Symptomen, die auch schwere Kreislaufzustände hervorrufen können.

Wichtige Indikationen

Geschwüre, Aphten mit dem Gefühl, als steckten Splitter darin. Analfissuren.
Gastralgie und Gastritis.
Impetigo im Gesicht und an behaarten Hautstellen.
Diarrhö mit stinkenden, klebrigen Stühlen und Blutungen.
Gefühl der Taubheit, die sich bessert durch Erschütterung beim Fahren in einem Fahrzeug.
Schlechtes Sehen abends und nachts, Nachtblindheit. Husten mit reichlichem schleimartigem Auswurf und nadelglassplitterartigem Stechen in der Brust.
Kopfschmerzen mit Bandgefühl um den Kopf und dem Gefühl, als stecke der Kopf in einem Schraubstock, morgens beim Erwachen beginnend, geht einher mit Sehstörungen und heftigem Kältegefühl.

Acidum phosphoricum

Ursprung

Acidum phosphoricum (Phosphorsäure) ist Phosphor in oxidierter Form. Da der elementare Phosphor jedoch bei seiner Verarbeitung und Potenzierung vermutlich auch oxidiert, sind sich Arzneimittelbilder von Phosphor und Acidum phosphoricum bei verschiedenen Potenzstufen sehr ähnlich.
Nach Braun entspricht Acidum phosphoricum etwa dem erloschenen Phosphor. Ihr fehlt die trägere Wirkungsweise, dieser flackernde, eretische, exaltierte und sensitive Charakter des Phosphors.

Persönlichkeitsportrait

Erwachsene

Wie bei allen Säuren ist die Persönlichkeit von Acidum phosphoricum geprägt durch große geistige, körperliche und emotionale Schwächezustände, deren Ursache sehr verschieden interpretiert wird. *Vithoulkas* behauptet, die große Schwäche beginne zunächst auf emotionaler und nicht auf geistiger oder körperlicher Ebene. Dagegen steht meine auf vierzigjähriger Praxis fußende Meinung, daß wohl gelegentlich gewisse auslösende Momente eine Rolle spielen, jedoch körperliche und geistige Schwäche in etwa gleichem Grade die ersten pathologischen Stadien darstellen.
Acidum picrinum-Persönlichkeiten sind vor allem Intellektuelle, bei denen schon eine geringe Einbuße an Kreativität und Aktivität zu deutlich sichtbaren geistigen Mängeln führt.
Acidum phosphoricum leidet weniger unter Kummer und Sorgen als unter den Folgen mancher Auseinandersetzungen, die sich als Enttäuschungen nach moralischen Emotionen oder als enttäuschte Zuneigung manifestieren. Bestehen einmal Beschwerden, werden sie durch Kummer, Gram, Ärger und auch Sorgen deutlich verschlimmert.
Der Acidum phosphoricum-Erwachsene ist von seiner Konstitution her kein schwächlicher oder abgeschlaffter Mensch, sondern ursprünglich sehr kräftig.
Für die angeführten Schwächezustände spielt der Verlust von Lebenssäften eine sehr große Rolle, verursacht durch Blutungen, Blutverluste nach Unfällen oder nach Operationen sowie durch schwächende, heftige, akute Krankheiten mit schweren Schweißausbrüchen, z. B. Malaria, Fleckfieber oder Paratyphus, die nach der Entfieberung plötzlich starkes Schwitzen haben. Bei diesen Patienten und denen, die einen Verlust von Lebenssäften nach sexuellen Exzessen haben, ist Acidum phosphoricum gut anwendbar.
Die früher durchaus aktiven Patienten sind plötzlich lustlos und apathisch, gleichgültig gegenüber den Anforderungen und Begebenheiten des Lebens. Wie alle Säuren empfinden sie eine deutliche Besserung im Liegen und schon bei geringer Belastung, auch bei Geräuschen, besonders Musik oder einem besonderen Geräuschpegel, eine Verschlimmerung. In manchen Situationen ist der Patient völlig erschöpft, fühlt sich sehr wohl im Liegen und ist völlig apa-

thisch. Macht man ihn dann auf seine Umgebung aufmerksam und erzählt ihm eine traurige Begebenheit, die ihn psychisch zusätzlich belastet, fängt er leicht an zu weinen und ähnelt hierbei sehr stark einem Pulsatilla-Menschen. Solche Zustände können aber auch auftreten nach einem Säfteverlust, wie er bei schwerer, erschöpfender Diarrhö stattfindet. Hier ist Acidum phosphoricum ein Mittel, das, ähnlich wie China, nur mit anderen Modalitäten, wirksam ist, um dem Patienten bald wieder auf die Beine zu helfen. Einmal genesen, ist er ein ausgesprochen lieber Mensch von sanfter Gemütsart, leicht lenkbar und anpassungsfähig.

Kinder

Bei Kindern kommt in den meisten Fällen Calcium phosphoricum in Frage, ein Salz von Acidum phosphoricum.
Die kleinen Persönlichkeiten, zu denen Acidum phosphoricum paßt, sind meist körperlich etwas schwächlich und fallen durch allgemeine, leichte Unruhe sowie ihr Schlafbedürfnis auf. Sie sind lebhaft, haben aber sowohl bei körperlicher als auch bei geistiger Anstrengung oft das Bedürfnis, kurz auszuruhen, sogar zwischendurch zu schlafen: Schon die kleinen Kinder toben herum und legen sich dann plötzlich in eine Ecke, um zehn Minuten zu schlafen und dann weiterzuspielen.
Diese nie langweiligen oder tolpatschigen, aber schnell völlig erschöpften und müden Kinder haben großen Durst und leiden oft unter Krämpfen, bei großer Anstrengung auch unter Schwitzen. Gelerntes vergessen sie schnell.

Literatur

Im Zusammenhang mit Acidum phosphoricum stoßen wir auf eine seit dem Jahre 1850 immer wieder sehr gern gelesene Bildgeschichte, die für Kinder geschrieben ist. Möglicherweise hatte der Autor, Dr. Hoffmann, ein Arzt, Kinder, deren Charakter und Temperament dem Prinzip von Acidum phosphoricum entsprach. »Die Geschichte vom Hans-guck-in-die-Luft« ist ein Teil des bekannten »Struwwelpeter«:

»Wenn der Hans zur Schule ging,
stets sein Blick am Himmel hing.«

Wie der sehr viel Phosphorsäure enthaltende Kunstdünger die Pflanzen in die Höhe treibt, veranlaßt die Schule Hans, hoch hinauf in die Wolken und zu den Schwalben zu blicken. Ihm fehlt der feste Boden unter den Füßen:

»Nach den Dächern, Wolken,
Schwalben schaut er aufwärts,
allenthalben:
Vor die eigenen Füße dicht,
ja, da sah der Bursche nicht.
Also daß ein jeder ruft:
»Seht den Hans-guck-in-die-Luft!«

Schließlich wird Hans aber aus allen Beobachtungen herausgerissen:

»Einst ging er an Ufersrand
mit der Mappe in der Hand
nach dem blauen Himmel hoch
sah er, wo die Schwalbe flog.
Also, daß er kerzengrad
immer mehr zum Flusse trat.

Und die Fischlein in der Reih
sind erstaunt sehr alle drei.

Noch ein Schritt!
und plumps! der Hans
stürzt hinab, kopfüber ganz!
Die drei Fischlein sehr erschreckt
haben sich sogleich versteckt.«

Hier kommt er also in die Nähe des Abwassers, das wir und in unserer modernen Zeit voller Phosphate denken können, völlig verschlickt. Die Fische vertreten möglicherweise Vitamin D, das in der Fischleber in hoher Konzentration enthalten ist. Hansens Sturz demonstriert das bei Acidum phosphoricum symptomatische, nächtliche Aufschrekken aus der Traumsituation, als Fallen von der Höhe oder ins Wasser. Die drei erschreckten Fischlein, verweisen darauf, daß Acidum phosphoricum auch ein Mittel bei Schreckfolge ist.

»Doch zum Glück da kommen zwei
Männer aus der Näh herbei.
Und sie haben ihn mit Stangen
aus dem Wasser aufgefangen.

Seht! Nun steht er triefend naß!...
Wasser läuft dem armen Wicht
aus den Haaren ins Gesicht,
aus den Kleidern, aus den Armen;
und es friert ihn zum Erbarmen.

Doch die Fischlein alle drei,
schwimmen hurtig gleich herbei...
lachen fort noch lange Zeit;
und die Mappe schwimmt schon weit.«

Hans ist zu erschöpft, um auch nur den Kopf zu heben. Hier sehen wir Schwäche und Schwitzen, Kraftlosigkeit, Erschöpfung, Enttäuschung und Kummer. Die Mappe, d.h. alles Gelernte schwimmt jetzt weg, und ihm bleibt nur, nach Hause zu gehen, sich ins warme Bett zu legen und zu hoffen, daß man ihn in Ruhe läßt; ihn hält vielleicht auch, daß man ihm Acidum phosphoricum gibt.

Arzneimittelbild

Wichtige Symptome

Schwäche mit Apathie, sowohl im körperlichen, wie im geistigen, als auch im emotionalen Bereich.
Sensorielle Schwäche, besonders bei typhösen Zuständen. Der Kranke ist somnolent, nimmt kaum seine Umgebung wahr, wird er geweckt, ist er völlig klar, aber weinerlich.
Schwächegefühl in der Brust beim Sprechen und auch beim Husten.
Schmerzen im Kopf, als liege ein großes Gewicht auf dem Scheitel.
Gefühl, als wenn Ameisen über den ganzen Körper kriechen, besonders nach sexuellen Exzessen.
Kopf- und Barthaarausfall.
Schweiße reichlich, besonders in der Nacht und in den Morgenstunden.

Modalitäten

Verschlimmerung: durch geistige und körperliche Anstrengung, beim Stehen, durch sexuelle Exzesse, große Aufregung, starke Geräusche, Heimweh und Ärger.
Besserung: durch Liegen, Bettwärme, warmes Einhüllen, Schlafen.
Causa: Verlust von Lebenssäften wie Blut, in Durchfällen, Schweißen, Samenergüssen.

Toxikologie

Von den üblichen Erscheinungsformen des Phosphors ist der Phosphor in seiner elementaren Form als gelber Phosphor am giftigsten.

Acidum phosphoricum wird sehr häufig in Nahrungs- und Genußmitteln verwendet und kann Schwäche- und Erschöpfungszustände zumindest palliativ beeinflussen.
In großen Mengen bewirkt es lediglich eine Art Hypermotorik und Hypersensorik.

Wichtige Indikationen

Die wichtigste Indikation ist bei jungen Menschen, die zu rasch wachsen und körperlich oder geistig überanstrengt sind.
Aber auch allen müden, erschöpften Menschen, durch Krankheit, Ausschweifung, Säfteverlust, durch Kummer oder beklemmende Gemütserregungen. Sie sind mager, vorzeitig ergraut und ohne Hoffnung.
Erkrankungen der Knochen.
Incontinentia urinae bei Kindern mit reichlichen Urinmengen.
Spermatorrhö, besonders nachts ohne Erektion, aber auch nach dem Stuhlgang.
Bei schwerer Form von Diarrhö, wenn Darmblutungen oder Petechien bestehen.
Kopfschmerzen, besonders nach Übermüdung der Augen am Bildschirm, oder auch von langem Lesen und Lernen.
Husten, tagsüber, auch abends mit gelblichem eitrigen Auswurf, leicht sanguinolent.

Acidum picrinicum

Ursprung

Acidum picrinicum (Pikrinsäure) ist in ihrer wäßrigen Lösung und mit ihren Salzen eine starke Säure. Als eiweißfällendes Mittel ist sie älteren Ärzten unter dem Namen *Esbachsche Reagenz* bekannt.
Die Aufnahme der Pikrinsäure erfolgt über Schleimhäute und Wundflächen, die sich bei längerer Berührung mit dem Mittel entzünden. Die Ausscheidung erfolgt hauptsächlich durch den Harn, der sich orangegelb bis rot, beim Stehen an der Luft sogar braun-schwarz färbt durch die Reduktion zu der giftigeren Pikraminsäure.
Im Krieg wurde die bei der Herstellung von Sprengstoffen viel benutzte Pikrinsäure zur Vortäuschung von Ikterus von Soldaten eingenommen, da bereits 0,3 bis 1 g Haut und Schleimhäute sowie Skleren gelb färben und das Bild eines Ikterus vortäuschten. Dies beruht jedoch keineswegs auf Leber- und Galleabsonderungen oder einem Rückstau dieser Substanzen. Die Bilirubin-Werte, auch im Urin, sind negativ.

Persönlichkeitsportrait

Der rote Faden aller Säuren ist, wie schon mehrfach beschrieben, die Gruppe der vier starken Symptome: Schwäche, Ängste, Zwänge und Schweiße.
Die Acidum picrinicum-Persönlichkeit leidet weniger unter Ängsten vor äußeren Einflüssen, empfindet aber ganz große Angst im Bereich der Intimsphäre, aufgrund der dort vorhandenen großen Schwäche und des Zwanges, gedanklich immer wieder nur um das sexuelle Geschehen zu kreisen bzw. sich auch hier, so die Möglichkeiten bestehen, zu betätigen. So entsteht das Bild einer schweren Neurasthenie, bei der die Schwächezustände im Bereich der Intimsphäre im Zusammenhang stehen mit sexuellen Überreizungen, aber auch mit deutlicher Erschöpfung nach sexueller Tätigkeit.
Im Vordergrund steht dann die Angst, ständig zu versagen.
Erektionen heftigster Art ergeben sich bei Tag und Nacht; sie werden erleichtert, durch Waschen mit kaltem Wasser. Aber auch Reizzustände der männlichen Geschlechtsorgane wie Pollutionen, Priapismus, wiederum vordergründig deutliche Kälte der männlichen Geschlechtsorgane sind vorhanden. Der gelegentlich zwanghaft auftretende Priapismus bleibt über Stunden und Tage, geht aber ohne Libido einher. Mit der sexuellen Überreizung und der sehr starken geschlechtlichen Erregung ist allerdings auch eine sehr große Erschöpfung des gesamten Nervensystems und der körperlichen und geistigen Leistungsfähigkeit nach sexueller Betätigung vergesellschaftet.
Acidum picrinicum-Patienten sind Intellektuelle, die geistig sehr hart arbeiten können, dabei aber immer wieder durch zwanghafte Gedanken sexueller Art gestört werden. Durch körperliche Erschöpfung nach sexueller Betätigung geraten sie immer wieder in einen Zustand, der keine geistige Arbeit erlaubt.
Aufgrund ihrer geschlechtlichen Erregung feiern diese Menschen häufig

Orgien in baccho et in venere. Ihr Zustand gleicht dann dem eines von schwerem Infektionsfieber Genesenen, der kaum auf den Beinen stehen kann. Kälte bessert im allgemeinen. Nicht selten hat Acidum picrinicum Kopfschmerzen, die ihn daran hindern, geistig zu arbeiten. Im Bereich des Skelettes hat er ein Gefühl, als wäre er von oben bis unten durchgeprügelt worden mit einem Holzscheit.

Kummer und Sorge belasten die Acidum picrinicum-Persönlichkeit besonders stark. Sie ist dann völlig erschöpft und nicht in der Lage, irgendwelche geistigen oder auch körperlichen Tätigkeiten durchzuführen. Auch die sexuelle und erotische Stimmung gleitet dann sofort ins Negative.

Der Patient wird entschlußunfähig, seine Willenskraft versagt, sein Gemüt ist völlig verstimmt bis zur Depression. Die Kopfschmerzen werden durch geistige, aber auch körperliche Anstrengung, sowie bei grellem Licht, deutlich verschlimmert.

Kommt er an frische kühle Luft oder kann er sich hinlegen, geht es ihm deutlich besser. Schwindel und Ohrensausen sind bei starker Erschöpfung häufig vorhanden, verschwinden aber wieder, sobald es dem Patienten besser geht. Die Schweiße von Acidum picrinicum sind kalt, besonders bei großer Erschöpfung. Bei frischer Luft, Kühle und beim Niederlegen bessern auch sie sich deutlich.

Etymologie

Ein Ausflug in die Etymologie des Wortes Priapismus. Lateinisch »priapus« heißt die Fruchtbarkeit und ist gleichbedeutend mit membrum virile. Priapos ist der griechische Gott der Fruchtbarkeit, der in den Kunstwerken der Antike oft auch in nicht erigiertem Zustand dargestellt ist. Die Sinnenfreudigkeit in der Literatur und der Kunst der Antike beruht auf der zu unserer mosaisch-christlichen Weltanschauung unterschiedlichen Auffassung von Erotik. Der Priapos-Kult breitete sich seit dem dritten vorchristlichen Jahrhundert von den kleinasiatischen Städten Lamsacos und Priapos nach Westen hin aus. Nach der Schlacht am Cranicus (334 v. Chr.) mit Alexander dem Großen, trat Priapos wohl erstmalig auf.

Mit dem Aufschwung der dionysischen Religion, zu der sehr enge Beziehungen bestanden, verdrängte Priapos in Hellas seine ithyphallischen Vorgänger Aphroditos, Ithyphallos, Conisalos, Orthanes, Gavon und Tychnon.

Als Vater von Priapos werden Dionysos, Adonis, Zeus, in manchen Literaturhinweisen sogar ein Esel angegeben. Als Mutter Aphrodite oder eine Nymphe.

Die verbreitetste Sage erzählt, daß Priapos der Sohn von Dionysos und Aphrodite gewesen sei. Somit entstammte er der Verbindung des Weingottes mit der Liebesgöttin.

In der alexandrinischen und römischen Dichtung wurde der ursprüngliche Zusammenhang zwischen Priapos und dem Eselskult spöttisch verkannt, indem auf die Feindschaft der beiden verwiesen wurde.

Eine Sage aus der alexandrinischen Literatur berichtet, Priapos habe nach einem bacchischen Fest der Nymphe Lotis nachgestellt. Aber als er glaubte, bei der schlafenden Nymphe das Ziel seiner Wünsche zu erreichen, schrie der Esel des Silen und weckte Lotis auf. Priapos wurde zum Gespött der Götter. Wütend tötete er das Tier, das darauf als Sternbild an den Himmel versetzt wurde. Eine andere Sage begründet dies damit, daß Priapos bei einem Wettstreit um die

Größe des Penis einem Esel unterlegen sei. Im mittelalterlichen Europa war Priapos oder Priapiscus ein Spottname, der das männliche Glied bezeichnete. Als Krankheitsbegriff wurde *Priapismus* i. S. sexueller und erotischer Geilheit durch Galen (129–210 n. Chr.) in die Medizin eingeführt.

Arzneimittelbild

Wichtige Symptome

Erschöpfung des Nervensystems, des Gehirns und des Rückenmarks.
Erschöpfung der geistigen und körperlichen Leistungsfähigkeit.
Starke geschlechtliche Erregungen mit Priapismus.
Kopfweh in allen Teilen des Kopfes, das häufig im Nacken beginnt und sich bis zu den Augen ausbreitet. Ständige sexuelle Gedanken und sexuelle Erregungen. Wacht fast immer auf mit heftigen Erektionen.

Modalitäten

Verschlimmerung: durch jede Anstrengung geistiger und körperlicher Art, besonders nach starker sexueller Erregung und sexueller Betätigung, durch Kummer und Sorge, Hitze und heißes Wetter.
Besserung: in frischer Luft, durch kaltes Wasser, festen Druck und vor allem durch Niederlegen und allgemeine Ruhe.

Toxikologie

Acidum picrinicum färbt alle Gewebe intensiv gelb und wird wohl deshalb zur Vortäuschung von Gelbsucht verwendet. Sie besitzt ein starkes Fällungsvermögen für Eiweiß und ist deshalb als Eiweißgift zu betrachten, wie in der Verwendung als Esbachschem Reagenz zu sehen.
Im Tierversuch konnten neben anderen Veränderungen auch schwere organische Schädigungen des Rückenmarks hervorgerufen werden. Dennoch ist es fraglich, ob daraus auf die Brauchbarkeit der Säure als toxische Verbindung für die Nerven und das Rückenmark zu schließen ist.
Zu den wichtigsten nervlichen Erscheinungen allgemeiner Art zählen die Schwere des Kopfes, Kopfschmerzen, Schwindel, Delirien, Prostration, seltener Krämpfe, manchmal Ischiadikus-Neuritis.
Diese toxischen Wirkungen von Acidum picrinicum wurden in ihren Einzelheiten erst durch die absichtlichen Prüfungen an Gesunden in der Homöopathie erkannt und konnten dadurch therapeutisch genutzt werden.

Wichtige Indikationen

Geistige Schwächezustände.
Sexuelle Schwächezustände.
Übermäßige sexuelle Erregbarkeit.
Zustände von Impotenz, auch Altersschwäche.
Spermatorrhö bei erhaltener oder übersteigerter Libido, mitunter ohne Erektion.
Priapismus.
Bei Übereinstimmung aller Symptome auch bei Folge von Narkoseschäden.

Acidum silicicum (Silicea)

Ursprung

Acidum silicicum (Kieselsäure) gehört zu den ältesten Heilmitteln der Menschheit und wurde schon in den Papyri des alten Ägypten genannt. Nach *Paracelsus* geriet es in Vergessenheit, bis *Hahnemann* sein Interesse dafür entdeckte und mit seinen Schülern die Arzneimittelprüfung vornahm. Diese wurde in dem Werk »Chronische Krankheiten« veröffentlicht.
Acidum silicicum ist nächst dem Sauerstoff das am weitesten verbreitete Element der Erdrinde und kommt im Gestein in Form von Quarz, Feldspat und Glimmer vor.
Kieselsäure ist ein notwendiger Bestandteil des menschlichen und tierischen Körpers und hauptsächlich im Bindegewebe enthalten, wobei das Bindegewebe jugendlicher Individuen einen größeren Gehalt an Kieselsäure besitzt als das älterer. Der Gesamtgehalt an Kieselsäure des menschlischen Körpers beträgt nur 0,001 %.
In den Pflanzen ist sie am reichlichsten vertreten in Kieselalgen, Gräsern, Knöterich und Schachtelhalm-Gewächsen. Im Bambusrohr schlägt sie sich in der Nähe der Knoten nieder und in dieser Form wurde sie im Orient arzneilich geordert.

Persönlichkeitsportrait

Erwachsene

Die Silicea-Persönlichkeit ist frostig, meist verzagt und schüchtern, gibt in allen Dingen gern nach und hat kein Durchsetzungsvermögen, auch nicht gegenüber Umwelteinflüssen. Sie ist kälteempfindlich, wobei schon der geringste Luftzug verschlimmert. Sie leidet an Energiemangel auf allen Ebenen, ist intelligent, nicht aggressiv, sondern sanftmütig und verständig; sehr empfindsam und verträglich.
Im Gegensatz zu Sulfur beispielsweise oder anderen cholerischen Typen lassen sich diese Patienten auch gern Ansichten aufdrängen, widersetzen sich einfach nicht. Dabei wissen sie genau, daß ihr Gesprächspartner im Unrecht ist, halten nur ihre Meinung zurück. Pulsatilla, der auch eine eigene Meinung hat, ist es viel zu mühselig, diese zu vertreten, während die Silicea-Persönlichkeit sehr reserviert ist, sich aber nicht isoliert. Sie kann über sich reden, wenn die Umstände es erlauben und schließt auch Freundschaften, ist dabei aber nicht unkritisch. Energiemangel und Müdigkeit stehen im Vordergrund, besonders, was geistige Arbeit anbelangt. Silicea lernt gut, aber nur das Wesentliche und hat keine Lust, unbedeutende Sachverhalte zu diskutieren.
Der Energiemangel zeigt sich auch bei der Verschlimmerung durch die kalte Luft im Winter, in der Nacht. Der innere Wärmemangel äußert sich deutlich in Erkältungsneigung, schlechter Heilhaut, Neigung zu chronischen Eiterungen, Lymphdrüsenschwellungen und vielen anderen entzündlichen Reaktionen. Reizbare Schwäche mit Zerstreutheit und Schwindel, besonders im höheren Alter, ist dann sehr häufig.
Nicht selten finden wir chronische Katarrhe an sämtlichen Schleimhäuten, den Luftwegen, dem Verdauungskanal und an den Drüsen.
Schon durch den leisesten Luftzug tritt

Verschlimmerung aller Beschwerden ein. Im zirkadianen Bereich finden wir häufig tagsüber starke Schläfrigkeit, aber nächtliche Unruhe und schreckhafte Träume, Erinnerungsschwäche und starke Erschöpfbarkeit bei geistiger und körperlicher Anstrengung und durch sexuellen Kontakt.
Ein eigenartiges Verhältnis besteht zu spitzen Gegenständen, worüber die Patienten allerdings nie von sich aus sprechen. Sie haben Angst vor spitzen Nadeln, was sich bei Injektionen oder Blutabnahmen bei entsprechenden Fragen zeigt.
Gelegentlich findet sich die Empfindung eines Haares auf der Zunge, ein seltsames Symptom, das auch bei Kalium bichromicum gelegentlich auftritt.
Bei Silicea ist es wichtig, zwischen dem Kind und dem Erwachsenen zu differenzieren.

Kinder

Der dem Silicea-Kind entgegengesetzte Typus ist das phlegmatische, etwas rundliche Calcium-Kind. Silicea ist mager und viel frostiger als Calcium, das friert, aber schnell warm wird und schwitzt, wenn es sich bewegt. Acidum silicicum ist durch und durch kalt und blaß. Körperlich scheint es etwas unterentwickelt, es ist dünner, schmaler als die anderen Kinder, aber nicht so hochgeschossen wie das Phosphor-Kind. Es hat eine blasse, feine Haut mit feinen Haaren, ist empfindsam, defensiv, erlebt Störungen als Einmischung in das eigene Leben und verträgt dies schon in frühester Kindheit sehr schlecht. Es neigt dann dazu, sich zurückzuziehen, ist leicht ermüdbar, schwach, von blasser Gesichtsfarbe, aber durchaus intelligent und gutherzig. Es ist still, vielleicht ein bißchen zaghaft und macht einen sehr sauberen und gepflegten Eindruck. Interessant ist, daß es äußerst akkurat ist und sofort die Wäsche wechseln möchte, wenn es das Gefühl hat, sie sei schmutzig, was bei Kindern sonst kaum vorkommt.
Besonders bei Mädchen muß alles, auch das Spielzeug, sauber sein. Ich erinnere mich an ein kleines zweieinhalbjähriges Mädchen, das in der Praxis herumlief, alle Tücher, die herumlagen, geradezog, alle Bleistifte exakt hinlegte, einfach alles sorgfältig ordnete. Ein völlig ungewohntes, bei einem zweieinhalbjährigen Kind doch seltenes Verhalten. Ich muß dabei erwähnen, daß es wegen chronischer Infekte zur Behandlung kam. Außerdem litt es, wenn es sich nicht im Stadium der akuten Exazerbation einer Entzündung der Luftwege befand, an sehr starkem Fußschweiß.
Kinder dieses Types sind nicht nur seelisch, sondern auch körperlich hochgradig empfindlich. So reagieren sie auf atmosphärische Störungen und Wetterlagen. Der Mond spielt eine große Rolle. Das Verschwinden des Fußschweißes beim Auftreten akuter Krankheiten ist ein sehr wichtiges Symptom. Das Auftreten von solchen Sekreten bessert den Allgemeinzustand. Die stark stinkenden Fußschweiße und anderen Schweiße sollte man deshalb auf keinen Fall durch äußerliche Maßnahmen, wie Desodorantien behandeln, da diese Ausscheidungen dann gehemmt werden und eine Krankheit einfach provoziert wird. Beim jugendlichen Erwachsenen wird Silicea zu einem Konstitutionsmittel. Auch die Jugendlichen sind intelligent. Weiterhin vergessen sie es niemals, wenn man sie einmal zurechtgewiesen hat. Sie verstehen den Grund der Zurechtweisung, sind aber zunächst beleidigt, um ihr Verhalten bald darauf dennoch zu ändern. Zu große Strenge kann bei diesen Jugendlichen zu geistiger Unterdrückung führen, ein der

Behandlung der Drüsensekretion ähnlicher Effekt.
Die Silicea-Persönlichkeit wird auf geistiger Ebene leicht unterdrückt trotz ihrer Intelligenz. Man muß sie also frühzeitig dazu erziehen, sich durchzusetzen oder aber ihr Silicea geben, damit sie sich in einen Menschen verwandelt, der sich in dieser Welt gut behaupten kann, da bei fortwährender Zurückhaltung und Unterordnung, auch im beruflichen Leben, Krankheiten entstehen, die sehr schwer zu behandeln sind.

Arzneimittelbild

Wichtige Symptome

Schwache Persönlichkeit mit erheblichem Mangel an Selbstvertrauen und Angst vor Mißerfolgen. Sehr unentschlossen, aber empfindlich gegen Widerspruch, äußerste nervöse Überempfindlichkeit mit beträchtlicher Erschöpfung. Abmagerung mit deutlichen Assimilationsstörungen. Häufig bei chronischen Eiterungen.
Körperliche und geistige Schwäche verlangt, liegenzubleiben.
Überempfindlichkeit aller Sinne, besonders Empfindlichkeit gegen Berührung.
Kältegefühl mit großer Empfindlichkeit gegen Kälte und Erkältlichkeit.
Großer Mangel an Eigenwärme.
Neigung zu chronischen Eiterungen.
Schwellung und Verhärtung der Drüsen mit Schmerzhaftigkeit, besonders am Hals, in den Achselhöhlen und in den Leistenhöhlen.
Es besteht eine fixe Idee, was Nadeln anbetrifft: Patient fürchtet sich vor Nadeln (Injektionen), sucht sie aber auch und zählt sie.
Stinkender Fußschweiß, der häufig die Zehen wund macht. Schweiße des ganzen Kopfes.
Mitunter lebhafte Röte der Nasenspitze. Eigentümliches Symptom: Patient hat die Empfindung eines Haares auf der Zunge, wodurch immer wieder neuer Reizhusten ausgelöst wird.

Modalitäten

Verschlimmerung: durch Kälte, beim Entblößen, durch Geräusche, starkes Licht, bei Mondwechsel (Voll- und Neumond), während der Morgenstunden, während der Regel.
Besserung: durch Wärme; bei Beschwerden am Kopf durch warmes Einhüllen des Kopfes.

Toxikologie

Bekannt ist lediglich eine durch intravenöse Injektion oder ein von feinstverteiltem kristallinischem Quarz an Versuchstieren typisches silikotisches Granulom. Dieser Quarzstaub wurde von den Zellen des retikuloendothelialen Systems phagozytiert und ziemlich gleichmäßig auf Leber, Milz, Lymphknoten und Knochenmark verteilt. Beobachtet wurde auch eine Ähnlichkeit der Acidum silicicum-Granulome mit den Bildungen menschlicher Tuberkel-Vernarbungen.

Wichtige Indikationen

Chronische Eiterungen. Hier ist Silicea das Hauptmittel, das auch einzusetzen ist bei unaufhörlichen Eiterungen, eiternden Fistelgängen und Hautabschälungen, bei chronischen Geschwüren und chronischer Otitis media sowie bei chronischen Eiterungen der Knochen.
Silicea hilft, Fremdkörper abzustoßen. Schwächemittel bei allgemein schwacher, empfindlicher, zu Erkältungen nei-

gender Konstitution mit starker Ermüdbarkeit und Schweißneigung.
Schwäche im Skelett und Bindegewebssystem.
Chronische Kopfschmerzen in Verbindung mit Sehstörung, die, vom Nacken her beginnend, in den Kopf und in die Augen steigen. Häufig durch geistige Arbeit hervorgerufen. Suborbitale Schmerzen. Alle Schmerzen werden von Geräuschen, Bewegung und Erschütterung verschlimmert, aber gebessert durch warmes Einhüllen des Kopfes. Chronischer, sekundärer Rheumatismus.
Trockene, schuppende Ekzeme und Dyskeratosen, besonders in Verbindung mit Impfungen und deren Folgen.
Ganglien und Hyperostosen, sowie deformierende Arthrosen; chronischer Bronchitis mit reichlicher Expektoration gelben, dick eitrigen Auswurfs, der auf Wasser schwimmt. Der Husten wird durch kalte Getränke ausgelöst und durch warme Getränke gemildert.

Acidum sulfuricum

Ursprung

Acidum sulfuricum (Schwefelsäure) H_2SO_4 hat eine deutlich gewebszerstörende Wirkung, die für das Arzneimittelbild höchstens dann verwertbar ist, wenn wir blutige Sekrete der Schleimhäute, nekrotisierende Geschwüre und die Neigung zu Blutungen finden.
Die physiologische Wirkung beschränkt sich auf Bindung und Entgiftung schädlicher Ausscheidungsprodukte, aufgrund oxidativen Stoffwechsels in der Leber entgiftet. Eine gestörte Entgiftungsfunktion der Leber kann somit durch Gaben von Schwefelsäure gebessert werden.
Schwefelsäure ist notwendig auch für die Bildung der sauren Mukopolysaccharide, die einen wesentlichen Bestandteil der Gelenkknorpel darstellen und zu denen auch das die Blutgerinnung hemmende Heparin zählt.
Da das Sulfat-Ion auch zur Entgiftung von Stoffwechselschlacken dient, entsteht bei Störung dieses Mechanismus immer eine chronische Intoxikation, deren Symptome vor allen Dingen absolute Schwäche, Schweiße, Reizbarkeit darstellen.

Persönlichkeitsportrait

Erwachsene

Im seelischen Bereich der Acidum sulfuricum-Persönlichkeit besteht große Reizbarkeit, nervöse Hast und große Ungeduld. Nichts geht ihm schnell genug.
Im Gegensatz dazu steht die große körperliche Schwäche, die sich immer wieder durch ein zwanghaftes inneres Zittern und Zucken ausdrückt. Es kann den ganzen Körper betreffen, ist aber nicht sichtbar.
Die Schweiße riechen ausgesprochen sauer und sind sehr profus und erschöpfend, vielleicht ein Versuch des Körpers, hier Stoffwechselschlacken auszuscheiden. Dabei besteht deutliche Neigung zu etwas dünnflüssigen dunklen Blutungen an Haut, Schleimhäuten, den Genitalien und dem Zahnfleisch.
Die Schwefelkomponente zeigt sich hier wieder in sehr starken Wallungen, besonders in Zusammenhang mit den Erschöpfungszuständen.
Im Mund und der Mundhöhle sowie am Zahnfleisch kommt es zu sehr starken schmerzhaften Blutungen. Häufig finden sich Magengeschwüre. Es besteht chronisches Sodbrennen mit saurem Aufstoßen, wobei sogar die Zähne durch den aufgestoßenen Saft stumpf werden.
Am häufigsten finden wir Acidum sulfuricum bei Frauen in den Wechseljahren, wenn plötzliche, Tag und Nacht auftretende Hitzewallungen in profuse Schweiße übergehen, die die Patientin nicht nur schwächen und erschöpfen, sondern sie auch psychisch so verändern, daß sie reizbar wird, unwillig, Fragen zu beantworten, nicht aus Halsstarrigkeit, sondern einfach aus Schwäche.
Ungemein starke Schwäche, Ängste, Schweiße und auch Zwänge, die vor allem bewirken, sich vor Menschen zurückzuziehen, verweisen also auf Acidum sulfuricum als das Mittel der Wahl.
Acidum sulfuricum-Persönlichkeiten leiden oft nach Gehirnerschütterungen, einem Sturz oder Schlag immer wieder unter sehr kalter Haut oder einem wie in

kaltem Schweiß gebadeten Körper mit nachfolgender starker Erschöpfung. Selbst bei geringfügigen Kopfverletzungen, die solche Folgeerscheinungen haben, sollte an Acidum sulfuricum gedacht werden.
Die dritte Gruppe, der man bei entsprechender Symptomatik mit Acidum sulfuricum helfen kann, sind die Trinker, die auf klare Schnäpse, vom Branntwein bis zum Korn, vom Whisky bis zum Himbeergeist fixiert sind. Sehr häufig erleben sie gerade diese Zustände von Erschöpfung und völligem Nachlassen der Körper- und Lebenskräfte bei kalter Haut und heftigen Schweißen, werden aber immer wieder vom Zwang bestimmt, nach der Flasche zu greifen.

Kinder

Wie alle Kinderportraits bei Säuren zeigt auch das der Acidum sulfuricum-Kinder eine große Schwäche, die in Krankheit und familiären Ereignissen begründet scheint. Schon bei geringer Gewalteinwirkung entstehen kleine blaue Flecken, oft haben sie Nasenbluten und eine hämorrhagische Purpura, häufig auch ohne große, infektiöse Ursache. Sie neigen sehr zu Blutungen und Hämatomen, auch nach geringfügigen Traumen. Ihre Schweiße sind sauer, insbesondere nach länger dauernden Infektionskrankheiten. Immer wieder verlangen sie nach Obst und essen dies mit gutem Appetit, obwohl sie es nicht vertragen und Bauchweh, Dyspepsien, saure Stühle und einen quälenden Singultus bekommen.
Nur selten sind sie fähig zu geistiger Arbeit.
Schwäche und kleine Schmerzen, manchmal auch Kopfschmerzen, bessern sich schnell durch kurzen Schlaf und Wärme.
Verschlimmerung ist die Folge von Kälte und Zugluft, aber auch von Sinneseindrücken, gegenüber denen sie sehr empfindsam sind.
Häufiges Umknicken der kleinen Gelenke, besonders im oberen Sprunggelenk, aber auch im Kniegelenk, sollte im Zusammenhang mit den anderen beschriebenen Symptomen immer an Acidum sulfuricum denken lassen.

Arzneimittelbild

Wichtige Symptome

Schwäche von Geist und Körper mit hochgradiger Unfähigkeit zu Tätigkeiten.
Traurigkeit und Weinen, große Hastigkeit und Gehetztheit, aber Unfähigkeit, sich überhaupt zu bewegen.
Zittern und Schwäche des ganzen Körpers, ohne daß man es sieht.
Anfallsweise profuse saure Schweiße, dabei aber auch Hitzegefühle mit kalten Schweißen danach.
Neigung zu Haut- und Schleimhautblutungen.
Berührungsempfindlichkeit der Haut.
Rheumatische Beschwerden der kleinen Gelenke, z. B. Arthropathia ovarica der Frauen in den Wechseljahren.
Beschleunigte Herztätigkeit mit Kongestion zum Kopf und kalten Extremitäten, dabei bestehenden Hitzewallungen.
Juckreiz am ganzen Körper, sehr heftig, besonders nachts.

Modalitäten

Verschlimmerung: durch feuchte Witterung, morgens.
Besserung: durch Wärme (trotz Schwitzen und Hitzewallungen).

Toxikologie

Toxikologisch bedeutsame Schwefelverbindungen sind Schwefelwasserstoff, Schwefeldioxid, Schwefelkohlenstoff und Schwefelsäure. Meistens kommt es zu Verätzungen oder Inhalationsintoxikationen.
Sowohl in der chemischen Industrie als auch in Kläranlagen und Jauchegruben bestehen Vergiftungsmöglichkeiten. Unglücksfälle in der chemischen Industrie werden meist durch den Kontakt mit der stark ätzenden und lebendes Gewebe zerstörenden Schwefelsäure verursacht.
Auch Kinder, die aus einer Schwefelsäure enthaltenden Flasche trinken, erfahren diese Einwirkungen auf Larynx, Pharynx und die Speiseröhre.

Wichtige Indikationen

Klimakterische Hitzewallungen.
Gastritis der Alkoholiker.
Schleimhautgeschwüre, besonders im Mund.
M. Werlhoff.

Alumina

Ursprung

Alumina ist Aluminiumoxid (Tonerde) und wurde früher »Argilla pura« genannt. Das Arzneibild gründet sich auf eine Arzneiprüfung von Hahnemann, Hartlaub und Trinks und ist in dem Werk »Chronische Krankheiten« beschrieben.
Alumina macht etwa 7 % der Erdrinde aus und ist vor allem im Gestein als Silikat, aber auch in Ton- und Lehmböden vorhanden.
In vielen Pflanzen, z.B. in Bärlapp-Gewächsen und in Farnen, ist der Aluminagehalt sehr groß, in Tierkörpern dagegen nur in Spuren nachweisbar.
Der Aluminagehalt des Menschen beträgt etwa 0,001 %. In der Tier- und Pflanzenwelt ist Alumina ein notwendiger Bestandteil, der das Wachstum anregt. Fehlt es, so können Samen nicht keimen. Andererseits kann ein großer Reichtum an Alumina in der Bodenlösung das Wachstum der Pflanzen beeinträchtigen.
Alumina regelt bei Pflanzen die Membrandurchlässigkeit für Wasser und Ionen. So verhindert es bei wasserreichen Pflanzen das Austreten der biogenen Elemente aus der Pflanzenzelle. Bei einer Störung dieser Funktion ist ein Verlust von Mineralstoffen und damit auch des Zellwassers zu erwarten, was zu einer »großen Magerkeit« der Zelle führen würde. Dies ist bereits ein deutlicher Hinweis auf den Persönlichkeitstypus.
Angeblich war Alumina schon bei den alten Ägyptern in Gebrauch. Die Beweise hierfür sind allerdings noch nicht erbracht.

Persönlichkeitsbild

Erwachsene

Die Alumina-Persönlichkeit ist im allgemeinen recht gut zu erkennen und schon nach den ersten Minuten zu diagnostizieren. Allerdings darf man sich nicht auf einen bestimmten Gesichtsausdruck, eine bestimmte Körperhaltung oder Verhaltensweisen fixieren, da es auch Ausnahmen gibt.
Alumina ist schwächlich, sehr mager und erscheint frostig, legt beispielsweise auch im warmen Zimmer seinen Mantel nicht ab. Er macht im allgemeinen einen sehr vorzeitig gealterten, etwas »zusammengeschrumpften« Eindruck. Seine Haut zeigt, beim ersten Händedruck schon, große Trockenheit, was sich später auch bei den Schleimhäuten bewahrheitet. Der Gesichtsausdruck ist depressiv. Weiterhin ist ein Zucken im Nacken und im Gesicht zu bemerken sowie ein Zittern, trotz der Schwäche des ganzen Körpers. Die Schritte sind langsam, äußerst bedächtig, und er hat eine merkwürdige Art, sehr umständlich Platz zu nehmen. Zwei ganz wichtige Symptome der Persönlichkeit sind somit Verlangsamung und Herabsetzung der gesamten Motorik sowie eine innere Unruhe, die kaum zu beschreiben ist. Der Bericht über seine Erkrankung zeigt eine starke Verlangsamung des Gedankenflusses, die ebenfalls für Alumina signifikant ist. Berichtet er ein Symptom, vielleicht einen Schmerz, und man fragt ihn nach dessen Qualitäten, so wird der sehr unruhig und kann seine Gedanken nicht in Worte fassen. Seine ungemein langsame Redeweise

verstärkt diesen Eindruck. So kann er für einen Satz Minuten benötigen, ohne dabei zu vermitteln, welcher Art der Schmerz war.
Das dritte Schlüsselsymptom für Alumina ist also neben der Herabsetzung und Verlangsamung und der inneren Unruhe die Schwierigkeit, eigene Gedanken auszudrücken. Natürlich ist ihm sehr klar, daß er hier der Umwelt Schwierigkeiten bereitet, weil seine Informationsfähigkeit deutlich herabgesetzt ist. Er selbst bekommt dann häufig Angst, er könne an einer beginnenden Geisteskrankheit leiden, und verzweifelt an sich selbst, weil er der Meinung ist, es könne ihm doch niemand helfen. Die Angst bzw. Furcht vor geistigen Erkrankungen, Furcht überhaupt, ist in ihrer Art typisch für Alumina: Auch hier ist neben der inneren Unruhe die Herabsetzung der Denkgeschwindigkeit ein wichtiger Faktor in der Beurteilung eines Alumina-Typen.
Freilich handelt es sich meist um senile Patienten. Dennoch sollte der Arzt bei entsprechenden Anzeichen auch an eine beginnende geistige Entgleisung denken.
Die innere Unruhe vermittelt dem Patienten das Gefühl, immer in sehr großer Eile zu sein. Die Zeit vergeht ihm zu langsam. Das führt dazu, daß der Patient immer schon frühmorgens befürchtet, er könne seine Arbeit trotz größter Anstrengung nicht bewältigen. Schließlich wartet er darauf, daß ihm ein Unglück zustößt, was dann zu Depressionen und Suizidvorstellungen führt.
Diese allgemeine Retardierung geistiger, emotionaler und körperlicher Funktion führt auch zu Muskelschwäche, manchmal sogar zu Lähmungen.
Im Darm manifestiert sich die Verlangsamung als Obstipation. Der Patient muß sich sehr anstrengen, um den vollen Darm zu entleeren, auch wenn der Stuhl weich ist. Diese Schwierigkeiten hat er auch mit der Blase.
Die Parese der gestreiften Muskulatur, der Gliedmaßen, betrifft vor allem die Beine, die Alumina häufig trotz großen Anstrengungen nicht mehr koordinieren kann, was zu hilfloser Gehunfähigkeit führt. Dabei besteht außerdem ein Taubheitsgefühl, besonders an den Fußsohlen. Die Reflextätigkeit ist dann stark verlangsamt, Reflexe sind allerdings vorhanden.
Alumina-Persönlichkeiten leiden weiterhin an Schwindelanfällen, die bei Dunkelheit, aber auch schon beim Schließen der Augen auftreten. Der Patient kann nicht stehen, wenn er die Augen schließt; er muß sie bewußt und kräftig offenhalten.
Erhebliches sexuelles Verlangen geht mit großer Erektionsschwäche einher, so daß der Patient keinen Koitus durchführen kann. In manchen Fällen kommt es bei frustriertem Kohabitationsverlangen schließlich zur Masturbation. Die Trokkenheit der Haut mit Juckreiz, eigenartigen trockenen Hautausschlägen führt zu dem Verlangen, immer wieder kräftig zu kratzen, oft bis es zum Bluten kommt. Dann erst fühlt Alumina sich wohl. Sogar die Schleimhäute im Mund und in den Augen sind von der Trockenheit betroffen.
Alumina-Persönlichkeiten sind gekennzeichnet durch eine deutliche Verlangsamung aller motorischen, sensorischen und sensiblen Fähigkeiten sowie eine große innere Unruhe mit teilweise auch sichtbaren Muskelzuckungen, weiterhin durch Melancholie bis hin zur Depression und Resignation (»Niemand kann mir helfen«).

Kinder

Alumina-Kinder sind mager und sehr schwach. Sie frösteln bei jeder Gelegenheit, haben aber keine Abneigung gegen kaltes Wasser. Auffällig ist ihre sehr trokkene Haut und Schleimhaut.
Der manchmal harte oder mit Schleim überzogene Stuhl klebt am After fest und läßt sich schwer aus den Windeln herauswaschen. Die Entleerung verursacht häufig schneidende Schmerzen, so daß die Kinder anfangen, zu weinen.
Sie haben wenig Appetit, essen jedoch gerne unverdauliche Substanzen, beispielsweise Sand, Kalk, Kreide, Gartenerde oder Pflanzen. Beim Spaziergang beißen sie auf Holzstäbchen herum, die sie unterwegs abgebrochen hatten, an ihren Bleistiften kauen sie das Holz ab.

Arzneimittelbild

Wichtige Symptome

Obstipation. Patient kann den Stuhl nicht ausstoßen. Selbst die Entleerung eines weichen Stuhls erfordert große Anstrengung.
Gefühl, als wäre das Gesicht mit Spinnengewebe überzogen oder als wäre Eiweiß auf dem Gesicht eingetrocknet.
Miktion ist nur unter großer Anstrengung möglich, wie beim Stuhlgang.
Schmerzen im Rücken, als ob glühendes Eisen in die Wirbelsäule hineingetrieben wird.
Mit geschlossenen Augen kann er nicht laufen. Auch nachts ist Gehen unmöglich bei Dunkelheit.
Völlig anormaler Appetit auf unverdauliche Dinge (Kalk, Holzkohle, Kaffeebohnen, Teeblätter).
Abneigung gegen Kartoffeln.
Konstriktionsgefühl in der Kehle und in der Speiseröhre.
Gefühl, als ob eine Gräte im Hals stekkengeblieben wäre.
Die Zeit vergeht viel zu langsam.
Suizidideen schon beim Anblick eines großen scharfen Messers, eines Dolches oder bei Blut.

Modalitäten

Verschlimmerung: im Winter, bei Kälte, bei Neumond und bei Vollmond.
Besserung: im Sommer, durch Wärme.

Toxikologie

Die Allgemeinwirkung von Alumina geht über die spinalen Nerven besonders auf den Dickdarm und den Mastdarm, aber auch auf andere Schleimhäute, wo es große Trockenheit erzeugt. Außerdem kommt es zu tiefer Erschöpfung des zerebrospinalen Nervensystems.
Alumina wirkt tiefgreifend, aber äußerst langsam. In Tierexperimenten kommt es zu einem ganz auffälligen Reizverzug, was aus der hauptsächlichen Wirkung, der Hemmung bzw. Unterbrechung von Reizübertragungen des zentralen Nervensystems, verständlich wird. Lähmungen dieser Art kommen bei allen chronisch und langsam wirkenden Giften, z. B. auch bei Blei, vor.
Tödliche Vergiftungen treten auf unter dem Bild einer akuten Bulbärparalyse.

Wichtige Indikationen

Obstipation. Dieses Mittel ist ausgezeichnet bei der Verstopfung von Kindern, insbesondere zusammen mit Bryonia ausgezeichnete Erfolge.
Anämie, besonders bei starkem Fluor, seltener Menstruation und absonderlichen Gelüsten nach unverdaulichen Speisen.

Chronische Sinusitis.
Dyspepsie mit Blutandrang zum Gesicht nach dem Essen mit saurem Aufstoßen und Erbrechen mit Erstickungsanfällen.
Blähsucht.

Argentum nitricum

Ursprung

Argentum nitricum (Silbernitrat) ist sehr leicht löslich und besitzt bakteriostatische Eigenschaften.

Persönlichkeitsportrait

Erwachsene

Argentum nitricum ist geprägt durch Argentum mit seiner großen Schwäche und Erschöpfung als Folge von Überreizungen und Überlastungen sowie durch das so destruktive Mittel acidum nitricum. So ergibt sich das Bild eines Menschen, der sich ständig in ungewöhnlicher Weise überfordert, meist im geistigen Bereich. Er ist von starken Emotionen und großem Ehrgeiz beherrscht, der dazu zwingt, immer wieder etwas Neues anzufangen.

Dabei ist Argentum nitricum äußerst impulsiv. Alles muß sehr schnell gehen. Er ist immer gehetzt und dadurch sehr reizbar und nervös.

Meist ist er intellektuell hochstehend und kritisch, allerdings nur anderen gegenüber, die er auch ungemein zur Arbeit antreibt. Aber auch er selbst wird zum Sklaven seines Wunschdenkens. Seine Ziele sind sehr weit gesteckt, so daß er hetzen und jagen muß und manchmal den Eindruck macht, er wolle sich selbst sowohl geistig als auch körperlich überholen.

An dem Weg, den er sich einmal vorgenommen hat, hält er fest und verfolgt sein Ziel äußerst konsequent. Hat er eine neue Idee, geht er dieser zwar nach, findet aber durchaus wieder zu seiner ursprünglichen Strategie zurück.

Seine größte Schwierigkeit besteht darin, daß er selbst gesetzte geistige und körperliche Ziele in den meisten Fällen nicht erreichen kann. Ist er jedoch erfolgreich, strebt er sofort ein neues Ziel an, das noch höher gesteckt ist und ihn in eine noch stärkere Streßsituation bringt. Dazu kommt die Angst, sich zu blamieren. Steht der Partner auf einem geistig höheren Niveau, strengt sich Argentum nitricum ungemein an und arbeitet bzw. bildet sich weiter, um ebenfalls diese Ebene zu erreichen.

Dies führt zu einer völligen Überforderung im geistigen Bereich, die sich auch im körperlichen Bereich zeigt. So finden wir einen Patienten, der deutlich älter aussieht, als er eigentlich ist. Seine Haut wirkt oft verwelkt. Der behandelnde Arzt findet hier mitunter das Bild eines chronisch Kranken und bemerkt dann dieses Spannungssystem zwischen dem Wollen, dem Können und dem Wünschen.

Auch im Bereich der Schleimhäute bestehen ganz erhebliche Beschwerden. Der Magen steht im Vordergrund mit reichlichem Aufstoßen nach jeder Mahlzeit, mit Verdauungsstörungen und heftigsten Blähungen sowie Motilitätsstörungen, die insbesondere bei Erwartungssituationen eine große Rolle spielen. Ereignisse, wie Examina oder gesellschaftliche Veranstaltungen, z.B. Einladungen oder Opernbesuche, führen dazu, daß der Darm in seiner Motilität angeregt wird, so daß ihn der Patient mehrmals schnell entleeren muß.

Die Stimulation des Vegetativums zeigt sich auch im emotionellen Bereich. Argentum nitricum gehört im beruflichen und privaten, vor allem aber im erotischen Bereich zu den impulsivsten Menschen, die die Materia medica kennt. Aufgrund des körperlich schwachen Befindens werden solche Emotionen, mit denen eine Überaktivität aller Organsysteme einhergeht, nur sehr schwer vertragen und führen zu Symptomen, die von Herzklopfen bis zu Schwierigkeiten bei der Kohabitation reichen.

Hitze ist Argentum nitricum unerträglich und er sucht gern die frische Luft auf, um sich da ein wenig »abzukühlen«, hat jedoch nie Zeit dafür: Immer wieder zwingt er sich aufs neue, aktiv zu sein.

Kommt es zu irgendwelchen Entzündungen oder zu Veränderungen an Haut und Schleimhaut, tritt an allen Körperstellen immer ein Splitterschmerz auf.

Dieser ist charakteristisch und so stark im Mittel verankert, daß ich einmal bei einem Patienten, der die gesamte Symptomatik von Argentum nitricum besaß, Schwierigkeiten bekam, weil er trotz Gastroduodenitis und Kolitis nichts vom Symptom »Splitterschmerz« berichtete. Erst nach weiterer Befragung erzählte er, ohne das Wort »Splitterschmerz« zu erwähnen, daß er häufig einen sehr unangenehmen Traum habe: Er schwimmt alleine in seinem Swimming Pool im eigenen Haus, was ihm große Angst bereitet: Das Wasser ist geleeartig und enthält unendlich viele Glassplitter, an denen er sich verletzen kann.

Hier zeigte sich im Unbewußten der Splitterschmerz deutlich.

Kinder

Argentum nitricum-Kinder sind eigenartige Persönlichkeiten, die nach Nash wie ein kleiner, alter, vertrockneter Mann aussehen, so, als ob sie schon viele Sorgen und Krankheiten erlebt hätten. Sie leiden unter starken, sehr schmerzhaften Blähungen, begleitet von explosivem Aufstoßen, besonders nach dem Genuß des von ihnen sehr begehrten Zuckers, aber auch nach erschreckenden Erlebnissen und Aufregungen. Häufig kommt es dann auch zu Durchfällen mit spritzender Entleerung, ziemlich bald nach der Nahrungsaufnahme. Bei Säuglingen verfärbt sich der Stuhl grün.

Die Schule verursacht Angstzustände. Schon der Schulweg, aber auch schulische Aufgaben sind unangenehm. Häufig klagen die Kinder vor Schulbeginn über Bauchschmerzen und haben Durchfall.

Diese verzagten und ängstlichen Kinder bevorzugen kühle Zimmer und öffnen gerne die Fenster.

Bei entsprechendem Selbstbewußtsein können diese Kinder durchaus intellektuell und fleißig sein, sehr viel lernen, auch alles behalten und dann die anderen leicht überflügeln. Eine Gefahr stellt allerdings ihr großer Ehrgeiz dar.

Arzneimittelbild

Wichtige Symptome

Allgemeine, große Schwäche mit Zittern.

Schwindel, der oft von Ohrensausen begleitet ist.

Angst, von großer Höhe oder Brücken herabzusehen mit Schwindelgefühl.

Schleimhautulzerationen.

Großer Appetit und Verlangen nach Zukker und Süßigkeiten, die aber nicht vertragen werden.

Hat das Gefühl, bestimmte Körperteile würden sich vergrößern.

»Splittergefühl« an vielen Körperstellen, besonders an den Haut-Schleimhautgrenzen.

Schleimige und eitrige Absonderungen geschwüriger Schleimhäute.

Die Zeit vergeht dem Patienten zu schnell, er ist aufgeregt, macht alles in Hast und möchte sich am liebsten »selbst überholen«.

Modalitäten

Verschlimmerung: durch Wärme, Zucker und Süßigkeiten, während der Regel, nachts, durch geistige Arbeit, beim Liegen auf der rechten Seite.
Besserung: in frischer Luft, wenn der Wind ins Gesicht bläst, durch starken Druck, beim Baden in kaltem Wasser.

Toxikologie

Der Toxikologe Levin beschrieb schon Ende des 19. Jahrhunderts alle Formen der akuten sowie der chronischen Vergiftung in ihrer subjektiven und objektiven Symptomatik, nachdem er sich auch über autoptische Befunde informiert hatte. Weitere Erfahrungen stammen von Kobert und Erben, die deutlich zeigten, daß reines Silber ungiftig, Argentum nitricum aber ein starkes Gift ist.
An Schleimhäuten erzeugt Silbernitrat hochgradige Vasokonstriktionen mit Ätzschorf, der sich nach Tagen ablösen kann. Die Haut färbt sich zunächst weiß und bildet Blasen, unter Lichteinwirkung wird sie allmählich grauschwarz und glänzt silbrig. Als Folge örtlicher Resorption in den Atemwegen und im Magen-Darm-Trakt, werden zunächst käsig aussehende, am Licht dunkel werdende Massen erbrochen, später kommt es zu kolikartigen Schmerzen mit Durchfällen. Nach der Resorption erfolgt die Einlagerung in Schleimhäute des Magen-Darm-Traktes, in Leber, Niere und Milz, später noch in das Nervensystem mit Empfindungslosigkeit, Krämpfen, Bewußtlosigkeit.
Bei massiver, intestinaler Anwendung kommt es zu Herzklopfen mit Arrhythmie, Gedächtnisschwäche, Benommenheit und Neuralgien.
Industrielle Vergiftungen ergeben sich bei Silberarbeitern beim Feilen, Polieren und Sägen, wobei Silberstaub entsteht und inhaliert oder durch die Haut resorbiert wird. Häufiger aber sind medizinale Vergiftungen, die infolge Unkenntnis nur bei Todesfällen nachgewiesen werden konnten. Levin beobachtete bei akuten Argentum nitricum-Vergiftungen schnellen, raschen Eintritt von Symptomen, schon nach ein bis zwei Stunden. Er war der Meinung, daß schon viel kleinere Mengen als die gewöhnlich angenommene Dosis von 10 g zu schweren akuten Vergiftungen und damit zum Tode führen können.
Bei jahrelanger Anwendung von früher üblichen silberhaltigen Haarfärbemitteln werden einwandfreie Resorptionen von Silber durch die Haut nachgewiesen. Im Magen wird Argentum nitricum in Silberalbuminat überführt, das durch seine Löslichkeit in Chloralkalien schnell als Chlorsilber aufgenommen wird.

Wichtige Indikationen

Kopfschmerzen
Gastroenteropathien, Gastritis, Magengeschwüre
Zwölffingerdarmgeschwüre.
Psychoneurotische Herzbeschwerden mit erheblichen Ängsten.
Erwartungs- und Angstneurosen, besonders vor Prüfungen und anderen belastenden Situationen.
Kehlkopferkrankungen.

Barium carbonicum

Ursprung

Die Erdrinde enthält durchschnittlich 0,04 % Barium. Der höchste Gehalt an Barium wurde im basischen Gestein, in Graniten, festgestellt. Barium wird auf dem Seegrund als Schwerspat angereichert. Im Sediment bildet sich dabei häufig Bariumsulfat sowie Baryt, wovon der in früheren Arzneimittellehren gebrauchte Name »Baryta« abgeleitet wurde.
Bariumreiche Böden sind unfruchtbar, weil Barium auf Pflanzen giftig wirkt. Auch für den tierischen und menschlichen Organismus, spielt es keine Rolle, sondern ist ein körperfremdes Element, das z. B. als Chlorid sehr giftig wirkt.

Persönlichkeitsportrait

Erwachsene

Bei Barium carbonicum sind vor allem die Kinder und die Greise zu betrachten. Interessant dabei die Ansicht eines Autors, bei Kindern stehe der Lymphatismus im Vordergrund, bei den Greisen dagegen die Sklerose, die vom homöopathischen Standpunkt aus als Spätlymphatismus anzusehen sei. Das gesamte Gewebesystem des Barium carbonicum-Greises ist sehr schlaff. Besonders gestört ist der Hirnkreislauf, wie wir ihn bei der Zerebralsklerose finden, mit Kopfschmerzen und dem Gefühl, als säße das Gehirn locker im Schädel. Dabei bestehen Schwindel, Schlaflosigkeit und ganz erhebliche Intelligenzeinbußen, als Folge des Gedächtnisverlustes oder eines fehlenden Lernprozesses.

In der Literatur wird der Barium carbonicum-Greis als mißtrauisch und kindisch (nicht kindlich!) apostrophiert.
Er hat nachts das Gefühl, die Fußsohlen seien zu heiß und wie in einen Schraubstock gepreßt, was sich dann beim Aufstehen bessert. Kommt es nicht zu dieser schmerzhaften Störung, so ist er durch Jucken am ganzen Körper und an Fußsohlen geplagt, das durch Kratzen nicht gelindert wird. Als Folge der Durchblutungsstörungen kommt es auch zu trophischen Störungen wie Haarausfall am Kopf. Manche Hautstellen sind schlecht durchblutet und sehr trocken. Der Patient hat in Brustkorb und Bauch ein Leeregefühl. Vor allem nachts plagen ihn häufig Herzklopfen und trockener Husten, wie bei Herzasthma. Der Kehlkopf ist trocken, so daß es häufig zu Heiserkeit und Räuspern kommt.
Es ist schwierig, beim Erwachsenen den Intelligenzverlust festzustellen. Barium carbonicum hat im Laufe des Lebens gelernt, auf diesem Gebiet zu kompensieren, redet in Gesellschaft nicht viel, hört nur, kann der Unterhaltung aber nicht folgen.
Viel deutlicher ist das kindische Auftreten. Über die törichte Bemerkung könnte man lachen, wenn der Ernst der Situation dies zuließe.
Dennoch können diese Patienten ihre täglichen Haus- oder sonstige Arbeiten und Geschäfte erledigen. Lediglich bei neuen, ungewohnten Aufgabenstellungen versagen sie, weil sie plötzlich große Probleme vor sich sehen, die sie nicht anpacken können. Die Unentschlossenheit führt schließlich dazu, daß sie nicht mehr wissen, wie sie sich verhalten sol-

len. Schreitet der Prozeß weiter fort, finden wir bei den alten Leuten eine kindisch-kindliche Haltung. Sie spielen mit der Eisenbahn (nicht jeder Mann, der gerne mit der Eisenbahn spielt, ist schon ein Barium carbonicum-Typ!), kaufen sich Spielzeug, Hampelmänner und ähnliches, um die Zeit zu vertreiben.
Die Kälteempfindlichkeit ist ungeheuer groß. Schon der geringste Temperaturabfall führt zu Erkältungen. Auch kalte Speisen werden nicht geschätzt, insbesondere haben sie eine ausgesprochene Abneigung gegen Obst.
Letztlich besteht ein großer Mangel an Selbstvertrauen, der ihre Abgeschlossenheit vor der Gesellschaft und die Angst vor der Meinung anderer Menschen noch verstärkt.

Kinder

Die Persönlichkeit eines Barium carbonicum-Kindes hat sehr viel Ähnlichkeit mit der eines Calcium carbonicum-Typus. Allerdings ist das Barium carbonicum-Kind für sein Alter deutlich zu klein und körperlich und geistig retardiert. Es ist eher dünn und schwach, klein und untersetzt, in allen Bereichen und auf allen Ebenen ein »Zwerg«.
Außergewöhnliche Schüchternheit bestimmt sein ganzes Verhalten. Kommt ein Barium carbonicum-Kind in die Praxis, versteckt es sich sofort hinter dem Stuhl, auf dem die Mutter sitzt, unter deren Rock oder einem Tisch oder es dreht dem Arzt den Rücken zu.
Nicht nur Schüchternheit, sondern auch mangelndes Selbstvertrauen und Mißtrauen führen hier zu völliger Passivität. Die Kinder sind entschlußunfähig. Geht man auf sie zu und bittet sie näherzukommen, so klammern sie sich zunächst an der Mutter fest, kommen dann aber ohne jeglichen Widerstand und ohne eine eigene Meinung zu äußern, näher, fangen höchstens an zu weinen.
Diese Kinder lernen sehr spät laufen und sprechen, bekommen sehr spät Zähne. Das somatische Wachstum ist stark verlangsamt.
Kennzeichnend sind weiterhin große Vergeßlichkeit und mangelhaftes Konzentrationsvermögen, auch während der Schulzeit. Hat das Kind z.B. eine Rechenaufgabe gelöst, weiß es schon nach einer Stunde nicht mehr, wie es dabei vorgegangen ist. Der Lernstoff wird nicht über längere Zeit behalten.
Schnell erschöpft ist das Barium carbonicum-Kind, und jede Bemühung, etwas durchzuhalten, verschlimmert noch den allgemeinen Zustand. Fast immer bestehen chronisch geschwollene Mandeln, häufig eine akute Angina. Hier findet sich die Kombination von Lustlosigkeit, retardierter Entwicklung, Konzentrationsschwäche und einem dümmlich wirkenden Ausdruck im Gesicht. Dabei steht der Mund immer offen. Aus der Nase kommt häufig dicker Schleim, die Oberlippe ist geschwollen.
Ein Symptom, das man beachten sollte, ist der übelriechende Fußschweiß, der sich häufig auch bei Calcium carbonicum-Kindern findet. Nachts juckt oft die ganze Haut.
Barium carbonicum ist bei Persönlichkeiten angebracht, die an den beiden Polen des Lebenslaufes stehen: dem viel zu früh alt erscheinenden Kind und dem kindischen Greis.

Literatur

Theophrastos beschreibt in seinem 9. Charakter, »Der Mißtrauische«, ein Barium carbonicum-Bild. Der ältere, im zerebralen Bereich vielleicht bereits sklerosierte Mensch ist äußerst mißtrauisch, was Theophrastos wie folgt schildert:

»1. Das Mißtrauen ist natürlich ein Verdacht der Unredlichkeit gegen alle, der Mißtrauische aber ist einer,
2. der einen Sklaven Lebensmittel kaufen schickt und einen anderen Sklaven hinterher sendet, der erfahren soll, wieviel es gekostet hat.
3. Er trägt selbst sein Geld und alle paar hundert Meter setzt er sich hin und zählt, wie viel es immer noch ist.
4. Seine Frau fragt er, während er schon im Bett liegt, ob sie die Geldtruhe verschlossen habe, ob der Becherschrank versiegelt und der Riegel vor das Hoftor gelegt sei. Und wenn sie es bejaht, kommt er dennoch nackt vom Lager und barfuß mit der Laterne in der Hand, läuft überall umher und sieht nach. Auf diese Weise kommt er kaum zum Schlafen.
5. Seinen Schuldnern treibt er mit Zeugen den Zins ein, damit sie es nicht leugnen können.
6. Er pflegt seinen Mantel nicht dem Walker zu geben, der ihn am besten pflegen wird, sondern dem, für den ein zuverlässiger Bürge auftritt.
7. Wenn jemand kommt, um sich Trinkgefäße geben zu lassen, so lehnt er das am liebsten ab; ist er aber ein Verwandter oder ein guter Bekannter, dann verleiht er sie nur, nachdem er die Feuerprobe gemacht, sie gewogen und fast einen Bürgen dafür gewonnen hat.
8. Den Sklaven, der ihn begleitet, läßt er nicht hinter sich gehen, sondern voraus, um zu verhindern, daß er ihm unterwegs entläuft.
9. Hat jemand etwas bei ihm gekauft und fragt: ›Wieviel macht es? Schreib es auf! Ich habe jetzt keine Zeit!‹, bekommt er zur Antwort: ›Bemühe Dich nicht, es mir zu schicken, ich werde Dich nämlich begleiten, bis Du Zeit hast!‹«

Arzneimittelbild

Wichtige Symptome

Langsam in den Bewegungen, im Verstehen, in der Erinnerung.
So großer Gedächtnisverlust, daß der Mensch sich in seiner eigenen Wohnung, sogar der eigenen Gegend verirrt, auch in Straßen, durch die er täglich geht.
Verhärtung und Hypertrophie der Drüsen am ganzen Körper, besonders in der Hals- und Nackengegend.
Tonsillenhypertrophie mit häufiger Entzündung und Neigung zu Eiterungen, dabei Schwellung der Unterkieferdrüsen.
Große Empfindlichkeit gegen Kälte, bei jeder Temperatursenkung sofort Erkältung und Schnupfen sowie Mandelentzündungen.
Spinnenwebennetz-Gefühl über dem Gesicht.

Toxikologie

Gefährlich sind die löslichen Barium-Verbindungen wie Bariumchlorid und Bariumkarbonat. Die tödliche Vergiftungsdosis liegt bei 2 bzw. 4 g. Häufig beruhen Vergiftungen auf Verwechselungen, kommen aber auch bei Fälschungen von Mehl vor. Früher wurde Bariumkarbonat zur Vernichtung von Ratten und Kellerasseln als Gift verwendet.
Im letzten Krieg erfolgte eine Vergiftung durch Bariumkarbonat, weil es mit Mehl verwechselt und davon Brot gebacken wurde. Im Anfangsstadium der Vergiftung zeigen sich Krankheiten des Magen-Darm-Kanals, dann werden Muskelzellen der Skelett- und Herzmuskulatur angegriffen. Es kommt zu schlaffen Paresen und einer ausgesprochenen Bradykardie (bis zu 40 Pulsschlägen in der Minute).
Das zweite Stadium, ein Lähmungsstadium, beginnt zwei bis drei Stunden nach

der Vergiftung und hält 24 bis 30 Stunden an. Dabei entsteht die schlaffe Parese der oberen Extremitäten, der Halsmuskulatur, weniger der unteren Extremitäten. Die Sehnenreflexe sind abgeschwächt bis aufgehoben.
Durchfälle und Bradykardie halten auch im zweiten Stadium an, es kommt dann nicht selten zu Bigeminie und Vorhofflimmern, QRS-Komplex-Verbreiterungen, Senkung der Zwischenstöcke und einer QT-Verlängerung.
Die EKG-Veränderungen sind denen bei Hypokaliämie auffallend ähnlich. Leichtere Vergiftungen klingen nach 24 bis 48 Stunden ab.
In schweren Fällen kann ein drittes Stadium mit völliger Paralyse der Extremitäten dazukommen. Dabei wird auch eine Zellvermehrung im Liquor beschrieben, außerdem Obstipation und Anurie.
Außer einer tödlich endenden Herzlähmung, heilten alle bekannten Fälle. Therapeutisch wird als Lokalmaßnahme Natriumsulfat 30 g als Antidot, evtl. Kaliumzufuhr mittels Infusion empfohlen.

Wichtige Indikationen

Bei Kindern Hemmung der körperlichen und geistigen Entwicklung, »zwergenhafter« Typ.
Bei Greisen vorzeitiges Altern mit arterieller Hypertonie, geistiger Verwirrung und Störung der Intelligenz.
Akute Angina gleich zu Beginn.
Arteriosklerose.
Asthma der ganz alten Menschen.
Husten, schlimmer nachts mit Atemnot.
Lymphatismus.
Gicht der Kniegelenke.

Calcium carbonicum

Ursprung

Ein Drittel der Erdoberfläche besteht aus Kalkgestein, einem Sedimentgestein, zwei Drittel aus dem Eruptivgestein Silicium. Die Sedimentgesteine setzen sich in den Meeren an Bänken und in Platten ab und schließen dabei Tiere und Pflanzen ein, die dann versteinern. Eruptivgesteine dagegen werden aus dem Innern der Erde herausgeschleudert und sind meist als Urgestein vorhanden.

Im Gestein kommt Calcium in bedeutenden Mengen in Form von Calcium carbonicum (Calcium-Karbonat) vor. Es tritt als Calcit kristallin auf, seltener als Aragonit.

In mikrokristalliner Form ist der Kalkstein als Marmor bzw. Kreide bekannt. Bei Kreide ging man früher davon aus, sie sei tierischen Ursprungs und aus den Schalen von Meereskleinstlebewesen früherer geologischer Epochen entstanden. Mittlerweile ist bekannt, daß chemische Fällungsvorgänge eine größere Rolle bei der Bildung der Kreide gespielt haben.

Die Bildung des Kalkgesteins verweist auf den Zug des Kalkes zur Sedimentierung, d. h. zur Schwere, der Kreislauf des Kalkes auf die Tendenz zur Kälte. Dabei spielen für den Kreislauf des Calciums in der Natur Wasser und Kohlensäure eine überragende Rolle, für den Kreislauf des Calciums in den Organismen dagegen Phosphor.

Calcium-Karbonate sind in Wasser unlöslich. Lediglich in kohlensäurehaltigem Wasser bildet es saure Karbonate und ist somit besser löslich.

Die Möglichkeit, Kalk auszuscheiden oder auch aufzunehmen, hängt also weitgehend vom Vorhandensein bzw. der Konzentration der freien Kohlensäure im Wasser ab. Kälteres Wasser kann viel mehr Kohlensäure aufnehmen als warmes und wirkt damit stärker löslich. Mit zunehmender Temperatur nimmt die Löslichkeit der Kohlensäure und damit des Calciums stark ab, bei Zunahme von 0 auf 20 °C etwa um die Hälfte.

Kalk ist also ein ausgesprochen kaltes Mittel.

Durch Brennen von Calciumoxid wird Ätzkalk erzeugt, der zur Herstellung von Mörtel benötigt wird. Zu diesem Zweck löscht man den gebrannten Kalk mit Wasser, das er aufnimmt. Dabei geht er unter Wärmeabgabe in Calciumhydroxid über. Durch Zugabe von aus Silikaten bestehendem Sand zum Kalk erhält man den Mörtel, der unter Aufnahme von Kohlendioxid aus der Luft erstarrt, wobei er Wasser abgibt.

Persönlichkeitsportrait

Erwachsene

Der Calcium carbonicum-Typ ist geprägt durch innersekretorisch bedingte Unterfunktion der Epithelkörperchen, der Schilddrüse und der Keimdrüsen, sowie durch Überfunktion von Thymus und Lymphdrüsen. Während der Entwicklung erfährt die Thymusdrüse eine physiologische Rückbildung, so daß der Calcium carbonicum-Typ in den einzelnen Lebensabschnitten ganz verschiedene Bilder bietet.

Beim Erwachsenen ist die Neigung zu Adipositas groß und mit Schwitzen und Erkältlichkeit verbunden. Es besteht großer Kräftemangel, Muskelschlaffheit, Mattigkeit aber auch Mattherzigkeit sowie Kältegefühl in den Gliedern. Häufige Katarrhe der oberen Luftwege und Obstipation stehen hier im Vordergrund. Die Störungen im Wasserhaushalt werden mit zunehmendem Alter immer größer.

Nach Stiegele ist die Psyche von einer deutlichen Mattherzigkeit geprägt, die verschlimmert wird durch geistige und körperliche Anstrengungen. Der Kopf ist immer etwas benommen, es fällt schwer, etwas aufzufassen und man leidet unter rasenden Kopfschmerzen, die sich bei Kälte verschlimmern. Dazu kommt die Angst, verrückt zu werden, und eine Sucht, immer nachts zu grübeln, Selbstgespräche zu führen und sich bis zum Einschlafen voller Mutlosigkeit eine schlimme Zukunft auszumalen. Dies führt zu Herzklopfen und Stenokardie.

Calcium carbonicum hat Angst vor Geisteskrankheiten, vor dem Verlust des Verstandes und damit der Eigenkontrolle und vor Unbekanntem, aber auch davor, unter zu viel Streß und Überanstrengung zusammenzubrechen.

Die Erwachsenen werden, obwohl sie verhältnismäßig gesund sind, meist durch die Belastungen des täglichen Lebens in die Knie gezwungen. Der größte Feind des Calcium carbonicum Menschen ist und bleibt eine Anstrengung, die über das Maß hinausgeht, das seinen Kräften entspricht. Im körperlichen Bereich finden wir kalte Extremitäten, Calcium carbonicum trägt sogar nachts Socken im Bett, zieht sie allerdings nach Mitternacht wieder aus, weil die Füße dann zu heiß werden, als ob im Schlaf Körperhitze produziert würde. Die Erwachsenen schwitzen nicht so stark, wie die Kinder, zeigen aber deutliches Verlangen nach Zucker, den sie eßlöffelweise essen können, und nach Süßigkeiten, trinken auch alle Getränke möglichst stark gesüßt.

Eier essen sie in jeder Form, ob gekocht, als Rührei oder gebraten. Die Ambivalenz des Mittels ist allerdings so groß, daß Calcium carbonicum auch helfen kann, wenn Eier abgelehnt werden. So leiden Calcium carbonicum-Menschen häufig an Ekzemen bei Überempfindlichkeit gegenüber Hühnerei.

Die Belastung kann sehr groß sein und jahrelang andauern, bis sie eines Tages plötzlich zusammenbrechen und den kleinsten Anforderungen nicht mehr gewachsen sind. Dann wachsen die Sorgen um die Zukunft, auch die finanzielle. Die Künstler zweifeln daran, ihre Arbeit bewältigen und beispielsweise ein Bild fertigstellen zu können. Die Mütter machen sich Sorgen um die Entwicklung ihrer Kinder. Vergangene enttäuschende und erfreuliche Erlebnisse verlieren schnell an Bedeutung, wichtig ist nur noch die schwere Zukunft.

Bei weiter fortschreitendem Lebensalter fängt man plötzlich an, sich auf völlig unwichtige Dinge zu konzentrieren, wiederholt dauernd völlig bedeutungslose Scherze und erzählt viele uninteressante Begebenheiten.

Gehen Konzentration oder das Begriffsvermögen völlig verloren, weiß Calcium carbonicum nicht mehr, was er will, wird sehr nervös, erregt und impulsiv, zerstört Gegenstände und weint auch einmal. Bei der kleinsten Provokation fängt er an zu schreien und bekommt dann große Angst, andere könnten merken, daß er sich auf einer Gratwanderung zwischen geistiger Erkrankung und Gesundheit befindet.

Mit zunehmender geistiger Symptomatik verschwinden immer mehr die körperlichen Symptome, so auch das Verlangen nach Süßigkeiten und nach Eiern.

Kinder

Der Calcium carbonicum-Kindertypus ist häufig anzutreffen.
Im ersten Lebensabschnitt leiden die meist blonden, blauäugigen Kinder in ausgeprägten Fällen an Kalkstoffwechselstörungen und Vitaminmangel wie bei Rachitis. Sie zeigen mangelhafte Knorpelverkalkung, verzögerten Fontanellenschluß, Kopfschweiße, Epiphysenverdikkung, Dentitionsstörungen sowie Gasbauch, Milchschorf, Spasmophylie. Es sind blasse, etwas aufgeschwemmte Kinder mit gutem Appetit, die erst spät laufen und sprechen lernen. Auch die geistige Entwicklung erfolgt verzögert.
Alle Drüsen sind vergrößert, so auch die Tonsillen und die submandibulären Lymphdrüsen; auch der Bauch erscheint zu groß.
Diese Kinder sind empfindlich gegen Kälte und Feuchtigkeit, schwitzen leicht und haben immer naßkalte, unangenehm riechende Füße. Dabei sind sie durchaus »pflegeleicht« und für die Mutter gut zu haben. Meist sehen sie gut aus, wirken trotz des Energiemangels manchmal sogar übergewichtig und dann auffallend gesund. Die Arm- und Beinmuskulatur ist allerdings nicht so kräftig wie bei anderen Kindern, sondern besteht eher aus einer schwabbeligen Fettmasse. Häufig schwitzen sie nachts am Kopf, wobei der Schweiß etwas sauer riecht.
Trotz der frostigen Veranlagung können sie sich bei Spiel und Sport sehr erhitzen und fangen dann an zu schwitzen. Nachts strecken sie aufgrund des Hitzegefühls und des Schwitzens die Füße aus dem Bett.
Da die Kinder kaum Eigeninitiative aufweisen, werden sie von anderen beim Spiel mitgerissen, sind dabei aber auch etwas ängstlich. Umgekehrt sind sie äußerst zufrieden, wenn sie nur herumsitzen und gar nichts tun müssen, schauen den anderen beim Spiel sogar zu.
Beim Spiel selbst sind sie schwerfällig und neigen dazu, sich sehr bald zurückzuziehen. Sie haben kein Durchhaltevermögen, um eine Sache intensiv durchzudenken und sich lange mit ihr zu beschäftigen. Ihre geistige Trägheit ist jedoch nicht krankhaft.
Schon im Kleinkindalter haßt Calcium carbonicum es, ausgelacht oder gar verspottet zu werden. Aus Angst davor trauen sich die Kinder bei schulischen Frage- und Antwortspielen nicht zu antworten, auch wenn sie die richtige Antwort wissen. Mitunter bestehen in der Schule in verschiedenen Fächern große Schwierigkeiten.
Heiße Nahrung wird abgelehnt, Eis dagegen sehr gerne verzehrt. Abneigung besteht auch gegen Fleisch, Eier sind in jeder Form sehr begehrt.
Nervös sind diese Kleinen neben ihrer Ängstlichkeit und Schreckhaftigkeit besonders dann, wenn sie müde und schläfrig werden. In Gesellschaft sind sie immer sehr froh und glücklich und spielen, bei Dunkelheit allerdings bekommen sie Angst. Deshalb muß man sich noch eine Weile mit ihnen beschäftigen, wenn sie bei Dunkelheit zu Bett gehen.

Arzneimittelbild

Wichtige Symptome

Pastöse, etwas gedunsene Menschen mit Neigung zu Fettleibigkeit.
Schwerfälligkeit mit hohem Mangel an Spannkraft. Die Reaktionslage ist deutlich herabgesetzt. Rasche Ermüdbarkeit bei körperlicher und geistiger Arbeit.

Frostigkeit mit Abneigung gegen frische Luft. Der geringste Luftzug verursacht Erkältungen.
Kältegefühl an den Füßen, Beinen, als wenn man kalte, feuchte Strümpfe tragen würde, dabei Gefühl von innerer Kälte.
Gefühl von Schwäche und Erschöpfung schon durch die leichteste Beschäftigung, besonders durch Gehen.
Der ganze Verdauungstrakt ist sauer: saurer Geschmack, saures Aufstoßen, saures Erbrechen, saure Stühle. Milch wird schlecht vertragen, verursacht Urtikaria und wird in Klumpen ausgebrochen.
Blutandrang zum Kopf.
Morgendlicher Kopfschmerz, bazilläre Schweiße besonders der harten Kopfhaut.
Die Haut heilt schlecht, geringfügige Wunden eitern leicht, Milchschorf am Kopf.
Abneigung gegen Fleisch und gekochte Speisen, aber Verlangen nach Eiern, Gezuckertem und Unverdaulichem wie z.B. Bleistiften, Kohle, Kreide, Erde.
Eigentümliches: schmerzhafte Eiterung am Nagelfalz.

Modalitäten

Verschlimmerung: durch Feuchtigkeit und Kälte, bei Vollmond und durch geistige und körperliche Arbeit.
Besserung: durch trockenes Wetter, beim Liegen auf der erkrankten Seite. Fühlt sich bei Verstopfung wohl (vor allem Kinder).

Toxikologie

Calcium carbonicum ist nicht toxisch, abgesehen von der lokalen Wirkung des Ätzkalks.

Wichtige Indikationen

Lymphatismus.
Exsudative Diathese.
Störungen des Kalzium-Stoffwechsels, wie z.B. verzögertes Zahnen, verzögertes Gehenlernen, häufig auftretende Kopfschweiße.
Verdauungsstörungen bei Kindern, wobei im Vordergrund der Typ des Kranken steht, daneben aber auch die sauren, mit nicht verdauten Bestandteilen behafteten Stühle. Jedes Kind, das an chronischer Enteritis leidet und abzumagern beginnt, sollte Calcium carbonicum bekommen.
Schwindel bei raschem Aufstehen und beim Wenden des Kopfes, selbst in Ruhelage.
Kopfschmerzen mit Übelkeit, Aufstoßen und Gefühl von Kälte in und auf dem Kopf. Die Schmerzen beginnen früh beim Erwachen, werden schlimmer durch geistige Arbeit, aber auch durch alkoholische Getränke.
Chronische Trigeminusneuralgie, die vom rechten Foramen mandibulare zum Ohr hin ausstrahlt.

Calcium phosphoricum

Ursprung

Hinsichtlich der biologischen Kalkeinlagerung der Knochenmatrix wird jetzt anerkannt, daß die Kollagenfasern die Eigenschaft besitzen, einen Inhibitor enzymatisch zu beseitigen und zur Kristallisation von Calciumphosphat beizutragen. Da das normale Serum mit Calcium und Phosphaten hoch übersättigt ist, benötigt es diesen Inhibitor.

Wird das Kalkgerüst der Erde von der Kohlensäure gebildet und gewandelt, so ist für den Gestaltwandel des Kalkes im Organismus Phosphorus ein bestimmender Faktor, der im Organismus in noch stärkerem Maß als Karbonat die Gestalt und den Funktionswechsel des Calciums bestimmt.

Die Betrachtung des Calciumhaushaltes ist daher nicht ohne Einbeziehung des Phosphatstoffwechsels durchführbar. Der Mechanismus, der den normalen Calciumphosphatstoffwechsel beim Menschen regelt, ist noch nicht vollständig erforscht. Bekannt ist, daß Hormone der Nebenschilddrüse, auch Vitamin D, eine entscheidende Rolle spielen.

Normalerweise besteht ein Fließgleichgewicht zwischen Knochenbildung und Knochenabbau. Wir kennen jedoch Hypokalzämien und Hyperkalzämien und jene Veränderungen des Knochens, die sich bei jungen Menschen durch plötzliche Ruhigstellung infolge von Knochenbrüchen oder Sportverletzungen ergeben. Hier kommt es zur Verringerung von Calciumablagerungen bei gleichbleibendem Plasmastrom. Die Osteoporose gehört zu den Krankheiten, deren Pathogenese und Therapie bis heute noch nicht vollständig geklärt sind. Calciumphosphat ist ein für den lebenden Organismus unbedingt wichtiges Salz.

Persönlichkeitsportrait

Erwachsene

Der meist sehr schlanke Calcium phosphoricum-Mensch ist hochgewachsen und grazil. Er zeigt eine gewisse geistige und körperliche Schwäche, ist reizbar, gleichzeitig aber sehr lebhaft und von äußerst vielseitiger Geschäftigkeit. Der geistigen Beweglichkeit steht die Trägheit seines ganzen Organismus gegenüber, was zu einer deutlichen Unzufriedenheit der Calcium phosphoricum-Persönlichkeit führt.

Beim Übergang vom Kind zum Erwachsenen, manchmal auch schon früher, kommt es nicht selten zu einem großen Typenwechsel, wenn aus dem trägen Calcium carbonicum- ein hochschießender, graziler Calcium phosphoricum-Mensch entsteht, mit Schwächezuständen, die auf allen Ebenen auftreten können. Geistig sind sie träge, können nicht lange lernen, sind sofort erschöpft, emotionell sind sie häufig gleichgültig und in körperlicher Hinsicht besteht keine große Ausdauer. Sie sind deutlich vitalitätsgeschwächt, was wiederum ihre Unzufriedenheit mit sich selbst verstärkt.

Calcium phosphoricum braucht Zeit zur Ausführung einer Arbeit. Er hat nur dann Erfolg, wenn er nicht abgelenkt oder gestört wird. Dabei arbeitet er immer langsam und angestrengt, muß sich immer wieder erholen.

Wenn der Stoff so interessant ist, daß das Arbeiten Spaß macht, kann Calcium phosphoricum geistig sehr vital werden. Routinearbeiten werden von ihm dagegen kaum richtig durchgeführt.
Der geistige Kummer, auch wenige schlechte Nachrichten überwältigen ihn spontan, er fängt an zu weinen, bricht sogar zusammen, ist der Situation nicht gewachsen.
Im Bereich der oberen Wirbelsäule ist der Calcium phosphoricum-Patient sehr empfindsam, besonders bei feuchtkaltem Wetter oder auch, wenn Hals- und Wirbelsäulenbereich feucht werden. Der dann entstehende steife Hals engt die ohnehin nicht große Vitalität noch weiter ein, was dann zur Genugtuung des Patienten einen sichtbaren Grund für seine langsamen Reaktionen darstellt.

Kinder

Es ist lebhaft, lebendig und bekommt durch geistige Belastungen sehr schnell Kopfschmerzen sowie einen heißen Kopf und kalte Füße. Weiterhin verfügt es über alle lebenswerten Eigenschaften von Calcium carbonicum: Es ist »pflegeleicht«, wenn auch etwas lebhafter und mitunter reizbar. In der Schule zeigt es ein etwas besseres Auffassungsvermögen, ist aber vergeßlich und leicht ablenkbar, unruhig, aber auch ideenreich. Auch Schlafstörungen sind gegeben, das Kind redet im Schlaf. Zähneknirschen ist nicht selten. An den Knochennähten, in den Epiphysenbereichen und an den Gelenken kommt es zu Beschwerden infolge raschen Wachstums. Im Bauch bestehen dyspeptische Beschwerden und Nabelkoliken. Die Neigung zu Erkältungen mit Schweißen ist ähnlich wie bei Calcium carbonicum, aber nicht so stark ausgeprägt. Naßkaltes Wetter führt gern zu Erkältungen. Während Calcium carbonicum eine Vorliebe für Eier zeigt, ißt der Calcium phosphoricum-Typ lieber Geräuchertes und Gesalzenes. Milch ist ihm nicht so wichtig. Der Bauch ist eher weich gegenüber dem hartleibigen Bauch von Calcium carbonicum.
Das Kleinkind ist häufig appetitlos, es hat nie Zeit zum Essen.
Neben der Furcht vor der Dunkelheit, wie bei Calcium carbonicum finden wir eine Überempfindlichkeit gegenüber atmosphärischen Störungen, die sich in Angst vor Gewittern und vor allem in großer Angst vor dem Alleinsein äußert. In Gesellschaft kann sich Calcium phosphoricum jedoch durchaus besser behaupten als sein dickerer Bruder Calcium carbonicum.
Es kann sich gut ausdrücken und ist trotz Frostigkeit fähig, bei Anstrengungen seine Haut auch zu erhitzen, z. B. beim Sport.

Literatur

Calicum phosphoricum ist ein Kindermittel, das die Kinderliteratur, z. B. in Hoffmanns »Struwwelpeter« als »Suppenkaspar-Typ«, beschreibt. Dieses Kind ißt normalerweise mit gutem Appetit, nimmt aber nie an Gewicht zu. Calcium phosphoricum-Kinder haben einen viel zu großen Energieverschleiß, sowohl im somatischen als auch im psychischen Bereich. Sie haben Schulkopfschmerzen, Lernschwierigkeiten, verlangen nach Saurem, Geräuchertem, nach Salzstangen; eine ganz gewöhnliche, nicht besonders gewürzte Suppe mögen sie nicht:

»Der Kaspar, der war kerngesund,
ein dicker Bub und kugelrund,
er hatte Backen rot und frisch;
die Suppe aß er hübsch bei Tisch,
doch einmal fing er an zu schrei'n

›Ich esse keine Suppe! Nein!
Ich esse meine Suppe nicht!
Nein, meine Suppe eß' ich nicht!‹

Am nächsten Tag – ja, sieh nur her!
Da war er schon viel magerer.
Da fing er wieder an zu schrei'n:
Ich esse keine Suppe, nein!...

Am dritten Tag, oh weh und ach!
Wie ist der Kaspar dünn
und schwach!...

Am vierten Tage endlich gar,
der Kaspar wie ein Fädchen war.
Er wog vielleicht ein halbes Lot
und war am fünften Tage tot.«

Arzneimittelbild

Wichtige Symptome

Asthenische, sehr bewegliche und lebhafte, aber zartgliedrige, nervöse Personen. Sie sind ängstlich und schreckhaft. Vergeßlichkeit, mangelndes Konzentrationsvermögen.
Rasche, geistige Ermüdbarkeit und Verschlimmerung durch geistige Arbeit (siehe Schulkopfschmerzen).
Gelegentlich Beschwerden in der Herzgegend beim tiefen Atmen.
Bei Katarrhen der oberen Luftwege. Fließen bei Kälte, aber Stocken in der Wärme.
Kälte der Extremitäten mit Taubheitsgefühl und Kribbeln.
Verlangen nach Salzigem und Geräuchertem.
Übelkeit bei Tabakrauch und Kaffeegenuß.
Nach kalten Getränken Durchfälle.

Modalitäten

Verschlimmerung: durch kaltes und feuchtes Wetter, besonders zur Zeit der Schneeschmelze, außerdem beim Denken an die Beschwerden.
Besserung: im Sommer bei warmem und trockenem Wetter.

Toxikologie

Toxikologisch ist Calcium phosphoricum nicht relevant.

Wichtige Indikationen

Adenoide Wucherungen und vergrößerte Mandeln, jedesmal verschlimmernd bei einer neuen Erkältung.
Als Konstitutionsmittel besonders bei ängstlichen und schwachen, aber erethischen Kindern.
Schulkopfschmerzen. Besonders bei geringer geistiger Anstrengung und Arbeit. Es sind die Kinder, die immer mit Kopfschmerzen aus der Schule nach Hause kommen.
Rheumatische Zustände, die im Herbst und Frühjahr schlimmer werden, besonders bei kalter, feuchter Witterung und zur Zeit der Schneeschmelze.
Frakturen. Zur Besserung und Beschleunigung der Kallusbildung, besonders, wenn Frakturen nur langsam heilen.
Wachstumsschmerzen in den großen Enden der Röhrenknochen bei zu schnell wachsenden Kindern.

Carbo vegetabilis

Ursprung

Carbo vegetabilis (Holzkohle) erhält man durch trockene Destillation von Holz. Hahnemann verwendete bei seinen Prüfungen Birkenholz, andere dagegen Buche.
Das Produkt bei der trockenen Destillation des Holzes besteht zum größten Teil aus Kohlenstoff, enthält aber auch Aschenbestandteile, deren wichtigster wohl Kaliumcarbonat ist. Im großen und ganzen entspricht die Wirkung von Carbo vegetabilis der des Kohlenstoffes. Holzkohle hinterläßt 1 % Asche und enthält keinen Schwefel.
Schon Plinius empfahl Holzkohle zur Behandlung von Karbunkeln. In späteren Jahren wurde sie bei eiternden Geschwüren angewendet, um die Fäulnis aufzulösen und den Gestank zu beseitigen.
Als Mundwasser mit »Geruchsbinder« diente es bei Foetor ex ore, und in der konventionellen Medizin wird es gelegentlich noch bei übermäßiger Gasbildung im Bauch eingesetzt. Bei allen Filtern finden wir als Aktivteil noch Holzkohle.
Sokrates wies darauf hin, daß nicht nur jedes Wort, sondern auch Farbe und Art des Gegenstandes Bedeutungsträger sind. Bei Carbo vegetabilis ist somit die Farbe Schwarz zu betrachten. Sie symbolisiert zumindest in Europa immer den Tod und etwas Negatives, Böses. So sprechen wir von einem »schwarzen Tag« in unserem Leben, einem »Schwarzseher« oder der »schwarzen Liste«, einer »schwarzen (schmutzigen) Weste«. Der negative Bereich zeigt sich auch in den Ausdrücken »schwarze Magie« und »schwarzer Tod«, wie die Pest genannt wurde, die so viele Menschen hinweggraffte.
Die Anwendung der Adsorptionswirkung der Holzkohle ist nach Hahnemann als chemische, d.h. allopathische Therapie anzusehen. Die dynamische, somit arzneiliche Wirkung zeigt sich unter Verreibung mit Milchzucker.
Für ein angemessenes Verständnis von Carbo vegetabilis ist es wichtig zu bedenken, daß der beispielsweise in Graphit, Petroleum, Steinkohle enthaltene Kohlenstoff fossiler Überrest von längst zugrunde gegangenen Pflanzen oder Tieren ist und somit das tote Lebewesen als Arzneimittel angewendet wird.

Persönlichkeitsportrait

Erwachsene

Carbo vegetabilis ist das typische Arzneimittel für die »carbonitrogene« Konstitution nach *Grauvogel,* bei der eine Ansammlung und unvollständige Ausscheidung von Stoffwechselprodukten im Kohlenstoffwechsel vorhanden ist. Hiervon sind nach Grauvogel Menschen mit geschwächter Blutzirkulation, mit kapillaren und häufig venösen Stauungen auf der Grundlage eines schlechten Gasaustausches des Blutes betroffen, wie er sich bei alten, gebrechlichen Leuten sowie vor allem bei Kreislaufschwäche und nach oder bei Infektionskrankheiten findet.
Auch bei Kreislaufschwäche auf dem Hintergrund einer kardialen Krankheit ist Carbo vegetabilis häufig den Mitteln aus der Herzglykosidreihe vorzuziehen oder zusätzlich zu verabreichen.

Häufig sehen Carbo vegetabilis-Menschen livide aus und haben ein längliches, zyanotisches und hageres Gesicht. Sie haben ein großes Verlangen nach frischer Luft, sind kühl; sogar der Atem ist spürbar kalt zu empfinden von einem Außenstehenden.

Es besteht ein großer Mangel an Lebenswärme, der sich in enormer Schwerfälligkeit und Trägheit äußert. Man hat den Eindruck, das Blut zirkuliere viel zu langsam; dabei besteht Kollapsneigung.

Deutliche Verschlimmerung zeigt sich bei feucht-warmem Wetter, wobei erhebliche Kälte von den Knien abwärts verspürt wird, dabei aber ein innerliches Brennen.

Besserung dieser Beschwerden erfolgt durch Hochlagerung der Beine.

Alle Katarrhe der Luftwege haben einen unangenehm riechenden Auswurf.

Diese Patienten sind teilnahmslos und geistiger Arbeit vollkommen abgeneigt. Im Dunkeln haben sie Angst und befürchten sogar Gespenster.

Zeitweise zeigen sie hypochondrische Reizbarkeit sowie, wenn auch selten infolge der großen Schwäche, emotionelle zornige Wallungen, mitunter schwache, läppische Heiterkeit.

Immer steht die Trägheit aller physischen und psychischen Funktionen im Vordergrund. So ist die körperliche Schwäche sehr groß, im emotionalen Bereich herrscht Gleichgültigkeit bis zur Apathie, und im geistigen eine ungeheure Konzentrationsschwäche. Schwierige Zusammenhänge werden nicht verstanden, die gewohnte Arbeit kann kaum verrichtet werden, so als ob der Verstand nicht richtig funktioniere. Am deutlichsten ist dies zu sehen an der Entschlußlosigkeit, die auftritt, wenn Entscheidungen zu treffen sind.

Interessant ist eine nur für kurze Zeit anhaltende Phase des Gedächtnisschwundes, die genau so plötzlich wieder verschwindet. Auch fixe Ideen sind vorhanden, die sich durch Nachrichten und Berichte von Freunden festigen und trotz aller Arzneimittel nicht mehr aufgegeben werden.

Bei diesen äußerst trägen Menschen verschlimmert sich eigenartiger Weise alles, wenn sie sich hinlegen. Diese Modalität ist durch die Trägheit des Kreislaufs zu erklären, der in dem Augenblick, in dem die Bewegung aufhört, deutlich reduziert wird, die Organe mit weniger Sauerstoff versorgt und damit eine Verschlimmerung herbeiführt.

Bei allen Carbo vegetabilis-Persönlichkeiten, bei denen ein Mittel in der Ganzheitsbetrachtung indiziert ist, finden wir immer extreme Blähungen, die äußerst lange anhalten können und sich nur etwas bessern, wenn häufiges Aufstoßen eintritt. Ein solches Bild entsteht meist, wenn sich der Patient als »Vielfraß« betätigt hat. Da er normalerweise sehr geringe Mengen zu sich nimmt, kommt es bei größerer Menge von Fett, Milch oder Butter zu solchen Zuständen, die bis zum Kollaps führen können, da das Herz in seiner Funktion eingeengt wird. Diese Persönlichkeiten mit dem hageren, lividen, zyanotischen Aussehen findet man gelegentlich in Gesellschaften der Classe suprême, wo man sich mit Speisen der Nouvelle cuisine den Leib »vollschlägt« und vielleicht noch bei Tisch kollabiert. Dann hilft Carbo vegetabilis schnell und sehr sicher.

Diese Menschen können auch Ulzera haben, die groß, entzündlich verändert, aber fast schmerzfrei sind.

Neben Fett wird Alkohol nicht vertragen. Carbo vegetabilis lehnt selbst bei einem Kollaps oder einer Kreislaufschwäche jeden Tropfen Alkohol ab, weil er um die Unverträglichkeit weiß. Möglicherweise ein Schlüsselsymptom für Carbo vegeta-

bilis ist das Verlangen, gefächelt zu werden, das im übrigen auch bei Apis oder Pulsatilla zu finden ist. Dies sind allerdings heiße, warme Typen, während Carbo vegetabilis kalt ist.
Auch Symptome, bei denen durch Wind eine Verbesserung oder gar Verschlimmerung eintritt, sind nicht auf Carbo vegetabilis zu beziehen. »Wind« und »angefächelt werden« sind zwei verschiedene Symptome!
Im somatischen Bereich finden wir die meisten, auf eine Persönlichkeit abgestimmten, Symptome. Ausgeprägt ist allerdings die Angst, nicht vor dem Tod, sondern schon in jungen Jahren um die Gesundheit, auch bei geschlossenen Augen.
Dabei ist ganz wichtig, daß Carbo vegetabilis keine Angst *vor* der Dunkelheit hat, sich aber fürchtet wenn es dunkel ist.
Von sehr großer Bedeutung ist die Tatsache, daß das Krankheitsbild des gesamten Menschen meist als Folge eines Schocks, entweder eines Unfalls oder einer schweren Krankheit auftritt.
Hier beginnt dann bei dem sonst gesunden Menschen plötzlich eine empfindliche Schwächung der gesamten Persönlichkeit, die sich vor allem in Kälte, Schwäche, Gleichgültigkeit, Schwerfälligkeit zeigt. Nach einem Unfall besteht Angst vor dem Verkehr und dem Autofahren. Diese Symptome sollte man sich sehr sorgfältig überlegen, wenn man Spätfolgen eines Unfalls behandelt.

Kinder

Auch beim Kind besteht Lustlosigkeit, aber nicht im zerebralen oder emotionellen Bereich. Hier ist vielmehr der Blutkreislauf, der Stoffwechsel gestört. Das Kind kommt beispielsweise über ein bestimmtes Krankheits- oder auch Wachstumsstadium nicht hinaus.
Es besteht große Ermüdbarkeit und eine Neigung zu Ohnmachtsanfällen, die Haut ist kalt, manchmal sogar blaß. Das Sprechen fällt sehr schwer, Begriffsbildungen fehlen völlig, man hat das Gefühl, der Denkvorgang läuft anders ab als bei anderen Menschen.
Dazu kommt ein etwas schwaches Gedächtnis und ein recht träges Reaktionsvermögen. Entscheidungen fallen dem Kind sehr schwer.
Will man es zu einer Tätigkeit bewegen, wird es recht mürrisch; seine Aggressivität ist aufgrund der Schwäche jedoch nicht allzu groß.
Der Bauch des Kindes ist aufgetrieben, alle Akren sind bläulich und eiskalt. Nachts allerdings ist das Kind unter der Decke ganz warm, heiß, sogar schwitzig, wobei der Schweiß säuerlich riecht.
Das Schularbeiten verrichtende Kind klagt nach kurzer Zeit über Kopfschmerzen. Treten sie einmal auf, dann fällt es dem Kind sehr schwer, sich zu konzentrieren, nachzudenken oder überhaupt irgendwelche Arbeiten durchzuführen, und ist an Schultagen müde. Trotzdem will es nicht gerne ins Bett wegen seiner Angst vor Gespenstern, Geistern und eigenartigen Wesen,die herumstreichen könnten. Man muß im Zimmer das Licht brennen lassen.
In dem Bereich der allgemeinen Trägheit finden wir auch Verstopfung mit großen Gasmengen in den Därmen. Beim Kind führen die Verdauungsprobleme mit den Blähungen und Verstopfungen zu ausgesprochener Neigung für bzw. Abneigung gegen bestimmte Nahrungsmittel. Fleisch und Fett sind ihm, wie auch dem Erwachsenen, zuwider, und es besteht erhebliches Verlangen nach Salzigem und Süßem. Milch verursacht sehr viele Blähungen.
Abends hat das Kind eine rauhe und heisere Stimme, manchmal besteht ein

deutlicher Stimmverlust. Interessant sind die Angst und Empfindlichkeit gegenüber Kälte. Dabei besteht ein großer Bedarf an frischer Luft und auch hier der Wunsch, mit einem Buch oder einem Blatt Pappe Wind zuzufächeln.
Auch bei den Kindern bestehen als vordergründige Symptome Schwerfälligkeit, Verlangsamung, Trägheit, Kälte.

Literatur

Shakespeares Dramen beschreiben häufig die menschliche Psyche, sowohl des Gesunden wie auch des Kranken. Der Carbo vegetabilis-Typus findet sich beispielsweise in der zweiten Szene des vierten Aktes von »Romeo und Julia«, in der Lorenzo die Wirkung schildert, die der Schlaftrunk auf Julia haben wird:

»Dann rinnt alsbald ein kalter,
matter Schauer
durch Deine Adern und bemeistert sich
der Lebensgeister; den gewohnten Gang
hemmt jeder Puls und hört
zu schlagen auf.
Kein Odem, keine Wärme
zeugt von Leben;
der Lippen und Wangen
Rosen schwinden
zu bleicher Asche;
Dein Augenvorhang
fällt, wie wenn der Tod
den Lebenstag verschließt.
Ein jedes Glied,
gelenker Kraft beraubt,
soll steif und starr und
kalt wie tot erscheinen.«

Hier finden sich alle Leitsymptome: große Schwäche und Mattigkeit, Erlahmen der Blutzirkulation, eisig kalte Haut, kalte Hände, Füße und Beine, allgemeines Frieren, kalter Atem und Mund, kalte Schweiße, blasse und kalte Lippen. Allgemeiner Verlust der Lebenswärme. Die Füße und Beine sind steif und lassen sich kaum bewegen.

Arzneimittelbild

Wichtige Symptome

Völlig erschöpfte Lebenskraft, Kollapsigkeit.
Die Akren des Körpers sind eiskalt, auch die ganze Haut.
Ein wichtiges Symptom: Sogar der Atem ist kalt.
Im Innern spürt der Patient ein Brennen.
Übermäßige Flatulenz, Meteorismus mit Schmerzen.
Immer wieder auftretende Beklemmung mit Atemnot, der Patient hat Angst, er bekomme keine Luft mehr. Patient bittet ständig darum, daß ihm Luft zugefächelt wird.
Herzschwäche schreitet fort, dabei wird die Körperoberfläche immer bläulicher, zyanotisch.
Hämorrhagien an den Schleimhäuten, aber auch unter der Haut.
Widerwillen gegen Milch und Fett sowie Speisen mit solchen Bestandteilen.
Breiartige Speisen mag der Patient überhaupt nicht.
Übermäßige Sekretion aus der Lunge.
Übler Geruch aller Ausscheidungen und aus dem Mund.
Schwere Anämie.

Modalitäten

Verschlimmerung: am Abend, durch fette Nahrungsmittel, Milch, feuchte und warme Witterung, im Winter, bei Kälte, zwischen 16.00 und 17.00 Uhr.
Besserung: durch Aufstoßen, Gasabgang durch den Darm, Kälte, Zufächeln von Luft.

Toxikologie

Carbo vegetabilis ist nicht toxisch, aber hier erwähnenswert, weil die Adsorption von Giften in einer Reihe von Arbeiten bewiesen ist. Schon im Jahre 1830 gab es Untersuchungen, daß Carbo vegetabilis tödliche Strychnindosen neutralisierte. Außerdem gilt die Kohle als Adsorbens bei durch übermäßige Säureausscheidung verursachte Gärungsprozesse im Magen. Bei der Bakterienadsorption hat sich die Kohle anderen Adsorbentien gegenüber weit überlegen gezeigt.

Wichtige Indikationen

Völlige erschöpfte Lebenskraft, verminderte Lebensqualität. Alle Endzustände von Krankheiten mit Kälte, Zyanose, fadenförmiger Puls, also Erkrankungen vor dem Ende des Lebens.
Es lindert als Heilmittel den Todeskampf.
Alle Zustände von großer Schwäche bei alten Leuten mit venöser Kongestion.
Asthma bei Greisen mit Zyanose der Haut, wobei jedes Mal verzweifelte prälétale Fälle erscheinen.
Altersgangrän an den Zehen beginnend (nicht bei Diabetes).
Ulzera, besonders der Unterschenkel, mit jaucheartigem, brennendem, stinkendem, ätzendem Eiter. Schlimmer bei Nacht. Die Schmerzen haben heftigsten Charakter.
Dyspepsie mit stinkender Flatulenz, viel Aufstoßen und Gasabgängen.
Schwindelgefühl, besonders dann, wenn der Bauch voller Wind ist.
Windkoliken.
Eine wichtige Indikation sind die bei Magenfüllung auftretenden Extrasystolien.
Carbo vegetabilis ist anzuwenden als Mittel der letzten Stunden oder als Akutmittel bei plötzlich auftretenden Schockzuständen, die deutlich ein letales Ende anzeigen. Carbo vegetabilis kann in einem solchen Falle, wie ich selbst gesehen habe, noch »Wunder wirken«.

Causticum

Ursprung

Der Name »Causticum« steht in der alten Schulmedizin für alle möglichen Substanzen, die etwas verätzen oder vernichten können, wie z. B. starke Säuren, Jod, Fluor, Flußsäure, Chlor, Salpetersäure, Silbernitrat. Samuel Hahnemann suchte ein Mittel, das dieses zerstörende Prinzip so rein wie möglich verkörpert. Dieses Präparat, hergestellt aus jenem Wasser, mit dem Kalk gelöscht wurde, hat schon zu Hahnemanns Lebzeiten, aber auch noch viele Jahrzehnte, sogar ein Jahrhundert später unter den homöopathischen Ärzten und Chemikern Streit entfacht. Die Gegner der Homöopathie argumentieren immer wieder, Causticum enthalte keinerlei wirksame Bestandteile. Die behauptete Wirkung sei ein Hahnemannsches »Hirngespinst«.
Wir wissen bis heute nicht, worauf die Wirkung des Präparates beruht. Sicher ist aber, daß das Wirksamkeitsspektrum ausgesprochen groß ist, und jeder homöopathische Arzt, der über Jahre und Jahrzehnte eigene Beobachtungen gemacht hat, weiß, wie wertvoll dieses Mittel ist. Um den Grundzug des Arzneimittels zu verstehen, sollte man wissen, daß die Grundsubstanz aus Marmor oder anderen Kalkverbindungen besteht und beispielsweise in Form von Grabsteinen und Altären auftritt. Diese schließen Millionen von Überresten kalkhaltiger Lebewesen ein, sind also eigentlich Massengräber. Schon in diesem Gedanken findet sich eine wichtige Leitschiene für das Verständnis des Arzneimittelbildes.

Persönlichkeitsportrait

Erwachsene

Causticum ist das in der ganzen homöopathischen Pharmakopoe einzige alkalische Mittel und somit die einzige Lauge. Säuren sind dagegen in der Homöopathie zahlreich vertreten. Dementsprechend sind Causticum-Menschen in tiefster Seele aus-gelaugt oder aus-geätzt von ihrem Leben und dessen Ereignissen: von der eigenen Krankheit, dem Leid eines Nahestehenden, dem Tode eines lieben Menschen und von allem, was damit im Zusammenhang steht. Folgen von Verdruß, Gram, Kummer, Leid und Mitleid finden sich in diesem bei richtiger Indikation wunderbar wirksamen Mittel in hohem Maße.
Der Erwachsene ist eher der blasse, etwas psorische Schwächling mit dunklen Haaren und Augen, äußerst empfindsam. Nicht selten finden wir gestörte funktionelle Aktivitäten von Gehirn und Rükkenmark. Wesentlich aber ist die Verstimmung im Sinne von hoffnungsloser Traurigkeit durch Sorgen, Kummer und Leid, verbunden mit viel Weinen. Alle Ereignisse und Zustände nach dem Tod eines lieben Menschen werden intensiv erlebt: die Beerdigung, davor die heilige Messe, hernach das Beisammensein mit der Familie und schließlich die Erbstreitigkeiten. Alles laugt restlos aus. Immer wieder fließen die Tränen.
Tränen bilden das erste große Merkmal eines Causticum-Menschen, leidvolle Erlebnisse das zweite. Diese Menschen erlebten Leid durch Familientragödien, Krieg, jahrelange Gefangenschaft, schwere Krankheiten. Entsprechend

ihrem Temperament und ihren Anlagen werden sie entweder selber chronisch krank oder aber radikal und dann auch brutal.
Dritte typische Eigenschaft ist, aus Mitleid krank zu werden, mit anderen zu leiden, deren Leid miterleben und daran auch fast oder ganz zu zerbrechen. Das starke Mitgefühl für die Leiden anderer kann zu Schlaflosigkeit führen. Wochen-, monatelange Nachtwachen oder aber pausenlos unterbrochener Nachtschlaf führt zu einem großen Schlafdefizit, das auch gelegentlich die Folge von Ärger und »heiligem Zorn« darstellt, wie wir ihn gern bei Menschen finden, die sehr viel Leid erlebt haben, denen einmal der »Kragen platzt« und die sich einmal Luft machen wollen. Diesen Ausbruch muß der Arzt gelassen abwarten, um den Patienten wirklich helfen zu können. Als Ärzte dürfen wir nicht selbst zum Causticum-Patienten werden. Unser Mitleid äußert sich in dem Willen, mit dem Herzen, aber auch mit der Ratio und unserer Arzneimittelkenntnis zu helfen.
Diese kranken, leidgeprüften und durch Mitleid gequälten Menschen sind meist jedoch sehr friedlich und bescheiden. Eine letzte Gruppe stellen die Menschen mit angeborener oder durch Krankheit, Unfall oder andere Einwirkung entstandener somatischer und geistiger Behinderung dar.
Trotz dieser Schwäche müssen sich diese Menschen dauernd bewegen, finden aber keine Erleichterung dadurch. Sogar nachts ist es ihnen unmöglich, eine bequeme Lage zu finden oder gar nur einen Augenblick still zu liegen. Sie frieren ständig, aber es gelingt ihnen nie, sich so warm zuzudecken, daß die Wärme Erleichterung bringt. So kommt es leicht zu Erkältungen. Der Husten ist rauh mit schmerzhaftem Wundgefühl in der Brust. Besserung folgt immer beim Trinken von kaltem Wasser. Die Patienten sind leicht heiser. Eine rauhe Aphonie liegt vor, besonders in den Morgenstunden.
Nach Expositionen in kalten Winden oder in Zugluft, auch nach schweren fieberhaften Krankheiten, entwickeln sich auch allmählich Lähmungen im Stimmapparat, an der Zunge, gelegentlich an den Augenlidern, überhaupt sehr häufig im Gesicht, seltener an Extremitäten. Die rechte Seite ist bevorzugt. An der Blase kommt es besonders bei alten Damen zu Sphinkterschwäche, die zur unwillkürlichen Entleerung von Harn bei Husten, Niesen und Lachen führen kann.
Die Haut ist trocken und heiß, besonders in der Nacht. Hautveränderungen, wie Ekzeme, Rhagaden, auch Warzen, jucken und brennen mitunter und sind meist trocken. Selten bestehen vesikuläre Veränderungen, häufig Parästhesien.
Genau wie bei den Kindern sind Narben, besonders nach Verbrennungen und Verbrühungen, die immer wieder wund werden und aufbrechen, oder alte Verletzungen, die sich wieder öffnen, eine Indikation für Causticum. Und wenn der Patient sagt, daß er sich seit einer vor Jahren erlittenen Verbrennung nie wieder wohl gefühlt habe, so muß man als Arzt zuallererst an Causticum denken.
Causticum ist auch ein gutes Antidot bei Bleivergiftungen, die Lähmungen verursachen, wie dies beispielsweise früher bei Schriftsetzern der Fall war, die mit Bleitypen arbeiteten. Causticum wurde hier erfolgreich angewendet.

Kinder

Das Causticum-Kind hat meist dunkle Haare, aber eine gelblich-blasse, sogar fahle Hautfarbe. In seinen Bewegungen etwas ungeschickt, stolpert sehr viel und verstaucht sich des öfteren seine Gelenke. Es ist ungelenk, stolpert sogar

im Traum oder beispielsweise über kleine Figuren, die im Teppich eingewebt sind. Das Kind ist verdrießlich und ruhelos, hat immer Angst vor der Zukunft, besonders vor dem Abend und der so dunklen Nacht, kann nicht alleine schlafen gehen. Es fürchtet sich davor, die Augen zu schließen, denn dann sieht es unheimliche Bilder.
Es ist äußerst sensibel und beginnt leicht zu weinen, wobei es selber wenig schmerzempfindlich ist und wenig Leid, aber sehr viel Mitleid empfindet. Es leidet mit anderen, wenn andere weinen oder Schmerzen haben.
Das ist das Charakteristikum, an dem man ein Causticum-Kind sehr schnell erkennen kann, besonders nach dem Bericht der Mutter.
Das Mitleid verkrampft es sehr leicht, kann aber auch völlig entspannen, bis zu Lähmungen hin. Schlaffe Lähmung besteht besonders dann, wenn der Blasenschließmuskel beim Husten, Lachen und Springen nicht mehr voll funktioniert. Auch Bettnässen ist eine häufige Störung, die sich beim ersten Schlaf einstellt und von unwillkürlichen Muskelzuckungen großer Muskelgruppen sowie kleinerer Muskeln begleitet wird, die im Schlaf andauern.
Beim Husten haben die Kinder das Gefühl, die Luftröhre sei voll, in der sie auch ein rauhes Brennen empfinden. Sie können schlecht abhusten. Aber alles bessert sich nach einem Schluck kalten Wassers: Sie »löschen den Brand«. Hier ist an den gelöschten Kalk zu erinnern.
Ein weiteres Merkmal, an dem man Causticum-Kinder sehr leicht erkennen kann, ist ihre Ablehnung von Süßigkeiten; mitunter ekeln sie sich sogar davor. Das ist bei Kindern wirklich selten. Typisch für ein Causticum-Kind ist auch die Vorliebe für Geräuchertes, Wurst und Gesalzenes. Die Haut ist trocken und ungesund, rissig und mit Warzen behaftet; häufig sind die Nägel deformiert oder von Warzen umgeben.
Bei Folgen von Verbrennungen, durch die die Kinder nicht nur im körperlichen, sondern auch im seelischen Bereich geschädigt wurden, können wir mit Causticum sehr viel erreichen.
Auf Causticum-Kinder verweist auch die Tatsache, daß diese wegen ihrer Furcht vor der Nacht und der Dunkelheit sehr spät zu Bett gehen. Die Trias des Spät-zu-Bett-Gehens, der Ablehnung von Süßigkeiten und der geringen Bewertung des eigenen Schmerzes bei großem Mitleid mit fremdem Schmerz läßt den Weg zum Causticum-Kind sehr leicht finden.

Arzneimittelbild

Wichtige Symptome

Größe körperliche und geistige Schwäche mit Zittrigkeit, Frösteln und lähmungsartiger Schwäche, besonders der Hirnnerven, Atonie an Blase und Mastdarm.
Angst vor Dunkelheit, Muskelzucken, Schreibkrampf, choreatische Zuckungen.
An den Schleimhäuten Gefühl von Brennen und Wundsein, wie von rohem Fleisch.
Nach den Mahlzeiten große Schlafsucht. Man kann sogar während der Unterhaltung einschlafen und im Sitzen.
Bei allen möglichen Krankheitszuständen, von Husten bis zu Zuckungen im Gesicht oder hysterischen Anfällen, hindert ein Schluck kalten Wassers deutlich.
Die Schmerzen sind qualvoll, anfallsweise reißend, immer mit dem Gefühl, als sei die schmerzhafte Stelle rohes Fleisch.
Stuhlgang, häufig Verstopfung mit heftigem, vergeblichem Drang, wie bei Nux vomica. Die Stühle werden nur mit größ-

ter Anstrengung entleert, können aber auch unfreiwillig abgehen. Am besten kann der Patient, der Causticum benötigt, in halb stehender Stellung den Stuhl absetzen.
Eigentümliches Symptom: das Gefühl eines leeren Raumes zwischen dem Gehirn und der Stirn.

Modalitäten

Verschlimmerung: durch trockene Kälte und morgens nach dem Aufstehen, durch schönes kaltes Wetter, kalte Luft, Fahrt im offenen Wagen oder mit dem Fahrrad.
Besserung: durch regnerisches oder nebliges Wetter, beim Trinken von kaltem Wasser.

Toxikologie

Eine toxische Wirkung von Causticum ist nicht bekannt.

Wichtige Indikationen

Folge von Gram, Kummer, Zorn, Ärger und vor allem von großem Leid und Mitleid.
Rheumatische und gichtige Leiden bei trockener Haut und Feuchtigkeitsbesserung.
Neuralgien mit Brennen, Herpes zoster.
Parese und Lähmungen nach Infektionen, aber auch mechanischer Art.
Trockenes Ekzem, Ulcera cruris.
Chronische Laryngitis, Tracheitis.
Blasenatonie, Enuresis.
Bronchitis.

Graphites

Ursprung

Kratylos, der Lehrer von Sokrates, wies immer wieder darauf hin, daß Namen deutliche Aussagen treffen über Gehalt und Inhalt des Bezeichneten. Dies trifft auch für die Bezeichnung »Graphites« zu. Sie kommt vom Griechischen »grapho«, »ich schreibe, ich ritze ein, ich kerbe«. Der Graphit ist ein Griffel, den man benutzte, um auf Wachstafeln zu schreiben, später auch zum Beschreiben der Stimmtafel. Will man etwas tief einritzen, sprechen die Griechen von »charatso«, worauf auch der Begriff »Charakter« basiert. Charakter ist also das in Seele und Konstitution Eingeritzte, fest mit ihr Verbundene. Tatsächlich haben wir in Graphites ein Mittel, das auch hinsichtlich des Charakters eine Rolle spielen kann.
Eine weitere Kohlenstoffverbindung aus reinem Kohlenstoff, die aber wesentlich dichter und härter ist, ist der Diamant. Etymologisch betrachtet, heißt »dia« »tief hindurch« und »manteo« »wahrsagen«. Das prophetische Weissagen, das Ahnen und Vermuten, das Tief-Hineinblicken-Lassen sind dem Diamant eigen. Aufgrund seiner Kristallstruktur verdichtet der Diamant das Licht in sich, indem er dessen Frontgeschwindigkeit von etwa 300 000 km/sec auf die Hälfte herabsetzt. Durch diese Verdichtung entstehen im Licht Spannungen, die dann in immer wieder neuen, feurig funkelnden Farben aufleuchten.
Wenn man Licht im geistigen Sinn als Bewußtsein und Farbe als Seele versteht, erlebt man das »Seelenleben« eines Diamanten. Der Kohlenstoff, aus lebendiger Substanz in ungeheuerer Dichte, muß hier nicht das Erlebnis des Lichtes, sondern von Leben beinhalten und damit ein Bewußtsein schaffen, das sich als Seele im Diamant zeigt. Das Licht wird zur Farbe, das verdichtete, geordnete Bewußtsein zur Seele. Man sieht mit den Augen der Entstehung der Seele aus dem Geistigen, der Verinnerlichung des Geistes zur Seele und dem Feuer des Diamanten einfach zu. Seele wäre dann am Widerstand verdichteter und verinnerlichter Geist.
Graphit dagegen, dessen Dichte nicht so groß ist, blockt Licht einfach. Es wird nicht einmal mehr zurückgestrahlt, sondern völlig verdichtet, geschluckt, allenfalls in Wärme umgewandelt. Graphit ist undurchsichtig und geheimnisvoll. Wer hierüber weiter meditieren möchte, sollte sich mit der Apokalypse des heiligen Johannes beschäftigen. Er wird dann eine Transparenz von Kohlenstoff finden, die über den Rahmen chemischer und physikalischer Ausagen weit hinausgeht.

Persönlichkeitsportrait

Erwachsene

Eine Graphit-Persönlichkeit ist bereits beim Betreten der Praxis im allgemeinen sehr deutlich zu erkennen, bevor sie spricht (wobei sie den Mund äußerst langsam öffnet). Graphites ist übergewichtig und schlapp, hat eine etwas unreine Haut. Hat man eine gute Nase, kann man ihn »erriechen«. Er ist langsam, sowohl in seiner Bewegung als auch in seinen Emotionen. Intellektuelle Tätigkeiten fallen ihm äußerst schwer. Er

ist träge, nimmt sehr langsam alles auf, was man ihm sagt. Dies muß man auch noch wiederholen. Dennoch dringt nichts bis ins Zentrum seines Erinnerungsvermögens. Er kommt einem vor wie ein Mensch, der Schallmauern um sich erbaut hat, so daß nur ein Teil der Sinneseindrücke bis zu seinem Bewußtsein gelangen kann.
Das alles ist schon bei der Anamnese deutlich erkennbar. Man hat das Gefühl, der Patient, der hier vor einem sitzt, hat gar keinen eigenen Willen, sondern reagiert automatisch wie ein Roboter, der allerdings deutlich schnellere Reaktionen zeigt.
So ist er auch leicht vergeßlich. Was auf ihn einstürmt, wird nicht so fest eingeritzt in seine Seele, als daß man es gleich wieder abrufen könnte. Man muß ihm langsam Denkanstöße geben, damit er sich wieder erinnern kann.
Spricht man den Patienten darauf an, daß man ihm alles aufschreiben muß, verweist dieser darauf, in seinem Kopf habe nichts mehr Platz.
Die Patienten sind sich ihrer Emotionslosigkeit und ihrer verlangsamten Reaktion durchaus bewußt, die sich beispielsweise beim Einkaufen zeigt, wo sie nie wissen, was sie wollen oder sich nicht entscheiden können wegen des Preises. Sie haben Angst, es könnte irgend etwas passieren.
Die im emotionalen, geistigen und somatischen Bereich bestehenden Symptome, sind in den Morgenstunden immer schlimmer. Morgens haben sie die meiste Angst und zeigen die größte Unfähigkeit, irgendeiner Arbeit nachzugehen. Erst am Abend, wenn der Druck des Tages etwas nachläßt, fühlen sie sich erleichtert, gehen sogar manchmal aus sich heraus, können auch einmal emotional reagieren. Negative Emotionen zeigen sie in dem Bereich der Musik, die sie nicht vertragen können besonders dann, wenn sie Negatives erlebt haben. Sie fühlen sich dann noch elender, können in Tränen ausbrechen und schalten das Musik erzeugende Gerät dann einfach ab.
Im körperlichen Bereich sollte man vor allen Dingen in der Behandlung sehr häßlicher Narbenkonstriktionen und Keloiden an Graphites denken. Hier ist es *das* Mittel der Wahl. Ich habe bei einer Tracheaoperation nach einem schweren Motorradunfall erlebt, daß man ein bestehendes Stoma nicht rückoperieren konnte, wegen einer schweren Narbenstriktur, die dann unter Graphites nach einem halben Jahr völlig in Ordnung kam.
Die Haut der Graphit-Persönlichkeit ist meist in Ellenbeugen, Kniekehlen, an und vor allem hinter den Ohren und an den Haargrenzen sehr rissig und sondert gelbe, dicke, klebrige Flüssigkeit ab. Dieses Sekret stinkt, wie alle Arzneimitteltypen, die ein Kohlenstoffmedikament brauchen. Häufig bestehen sehr üble Ekzeme, die allerdings, wenn der Patient auch noch dem Arzneimittelbild entspricht, äußerst gut auf Graphit ansprechen.
Die Nägel sind häufig deformiert und können leicht in allen Richtungen einbrechen.
Auf unterdrückte Hautausschläge können Beschwerden wie vikarierende Kopfschmerzen oder Magen-Darm-Beschwerden, Colica mucosa oder sogar Asthma folgen. Hier kann mit Graphit schnell geholfen werden.
Der Patient fühlt sich wohl, wenn er sich hinlegt, ruhig verhält und nichts tut, dazu noch etwas ißt, somit seinen Lieblingsbeschäftigungen nachgehen kann.
Häufig sind die Patienten sehr empfindlich gegenüber Lichtreizen und empfinden ein Taubheitsgefühl an den Extremitäten; Krämpfe sind dabei selten. Was die Essensgewohnheiten anbelangt, ist die

Tatsache wichtig, daß eine große Abneigung gegen Süßigkeiten und gegen Salz, meist auch noch gegen Fisch besteht. Die gesamten Nahrungsmittelmodalitäten findet man in dieser Kombination kaum noch bei einem anderen Arzneimittel. Im Vordergrund stehen immer Fettsucht, Müdigkeit, Kälte, Trägheit und Verstopfung.

Kinder

Das Kind, das Graphit braucht, ist ungesund dick, friert leicht und ist obstipiert. Es hat kein Selbstvertrauen, kann sich überhaupt nicht entscheiden. Auf eine Frage antwortet es so lange nicht, bis sie sich erledigt hat. Obwohl es den Eindruck äußerster Interesselosigkeit hinterläßt, ist es an allem interessiert, denkt ständig über die Zukunft nach. Es hat einfach nicht den Mut, sein eigenes Ich in den Vordergrund zu stellen.
Es weint leicht, besonders beim Musikhören, streitet aber auch gern und beginnt plötzlich im Streit zu lachen. In vielen Fällen versucht es so seine eigene Unfähigkeit, klare Handlungen zu vollführen, zu verbergen und bewegt sich recht schwerfällig.
Die Verdauung ist gestört; der Stuhl besteht aus kleinen, harten, von Schleim umhüllten Knollen. Die Haut steht im Vordergrund bei diesen kleinen Graphites-Patienten. Sie ist trocken, sehr rauh und springt gern auf, besonders, wenn man viel wäscht und bei kaltem Wetter oder in kaltem Wasser. Bald entstehen blutende Rhagaden. Die trockene, aufgesprungene Haut sondert auch Sekrete ab. Am meisten ist die Haut gestört in großen Hautfalten, so in den Augen- und Mundwinkeln, der Leistenbeuge, den Beugeseiten der Ellbogen und Knie, an den Handgelenken, um den Anus herum und besonders hinter den Ohren. Hier finden wir tiefe, mitunter sogar sehr schmerzhafte Spalten, aus denen eine dicke, klebrige, honigartige, gelbe Flüssigkeit tritt, die mit zunehmender Absonderung immer dickere Krusten bildet beim Eintrocknen. Das Sekret riecht äußerst unangenehm.
Diese Kinder haben auch sehr viele chronische Nasen- und Mittelohrabsonderungen mit nachfolgendem scharfen Ohrsekret, wodurch die ganze Umgebung des Gehörganges, der Augen und der Nase gereizt ist. Dabei vergrößern sich auch die Halsdrüsen, die Rachenmandeln und verhärten sich.
Sehr positiv ist der Appetit dieses Kindes. Wenn aus irgendeinem Grund eine Mahlzeit ausfällt, z. B. auf Reisen, kann es das kaum verkraften, denn es fühlt sich besonders gut, wenn es viel gegessen hat. Sogar Magenbeschwerden oder Bauchschmerzen werden besser nach dem Essen. Dabei besteht deutlicher Widerwille gegen Süßigkeiten und Gekochtes, Geräuchertes oder Scharfes wird dagegen gerne verzehrt.
Der Erwachsene, der Graphites braucht, kann sich ohne weiteres aus einem Graphites-Kindertyp entwickeln, kann aber auch im Laufe der Entwicklung nach der Pubertät oder noch etwas später entstehen und zeigt dann zwar einige, dem kindlichen Typ ähnliche Merkmale, ist aber im wesentlichen doch ein eigenständiger und mit den Kindern nicht zu vergleichender Typ.

Arzneimittelbild

Wichtige Symptome

Man kann die wichtigsten Merkmale eines Graphit-Menschen zusammenfassen in: faul, fett frostig, ißt viel, ist verstopft.
Neigung zu Fettleibigkeit.

Empfindlichkeit gegen Kälte.
Ständiges Nässen; alles näßt: die Haut, der Darm, die Schleimhäute, die Genitalorgane; Nässen aber auch auf dem behaarten Kopf.
Fissuren in den Mundwinkeln, an den Brustwarzen, an den Fingerspitzen, an den Zehen, am Anus, an der Vulva.
Rissige, eingewachsene oder mißgebildete Nägel an Füßen und Händen, die mitunter sehr häufig verdickt sind.
Gefühl eines Spinnengewebes auf der Stirn.
Gefühl der Kälte am Herzen.
Kann mitunter besser hören in rollenden Fahrzeugen, weil möglicherweise durch die Erschütterung der Gehörknöchelchen eine stärkere Schwingung entsteht.
Die Schmerzen strahlen nach allen Seiten aus, danach bleibt die befallene Stelle noch schmerzhaft gegen Berührung.
Viel Schmerzen im Periostbereich.

Modalitäten

Verschlimmerung: während und bei verzögertem Eintreten der Menstruation, bei Kälte.
Besserung: durch warmes Einhüllen.

Toxikologie

Eine toxikologische Wirkung von Graphites bei bestimmten Dosen ist nicht bekannt. Nach dem umfangreichen Arzneimittelbild und in Analogie zu der durch Graphit und andere Kohlenstoffe verursachten großen Luftverschmutzung ist jedoch anzunehmen, daß Graphites toxikologisch wirkt, was bisher nicht mit Sicherheit diagnostiziert werden konnte. Hier ist an die träge Reaktionsweise, die Müdigkeit und Abgeschlafftheit vieler Menschen, besonders in Großstadtzonen, zu erinnern sowie an die so häufigen, in unendlich vielen Variationen auftretenden Hauterscheinungen, wie sie in der letzten Zeit immer häufiger geworden sind.

Wichtige Indikationen

Meist chronische Erkrankungen, in seltenen Fällen, wie zum Beispiel bei einer akuten Diarrhö, kann es auch einmal im akuten Fall eingesetzt werden.
Obstipation, wobei knotige, reichliche Stühle, mit Schleimfäden gelegentlich verbunden, vorhanden sind, die nur unter großen Anstrengungen abgesetzt werden können. Diarrhö, glasige, schleimige Stühle, die einen penetranten, infernalischen Gestank verbreiten.
Alle kohlenstoffhaltigen Arzneimittel, wie Graphites, Petroleum oder andere, stinken in ihren Sekreten immer sehr heftig. Das gilt auch für die Haut, besonders bei nässenden, krustigen Ausschlägen in der Umgebung der natürlichen Körperöffnung, d.h. also hinter den Ohren, auch in den Falten der Gelenkbeugen und in den Krusten sickert eine gelbe Flüssigkeit, zäh wie Honig heraus, die sehr stinkt. Ekzeme werden schlimmer bei Wärme, das Jucken schlimmer bei der Nacht in der Bettwärme. Bei fast allen chronischen sehr kranken Zuständen der Haut, die immer mit Rhagaden, Exkoriationen und immer stärker chronisch werdenden Geschwüren einhergehen, paßt Graphites sehr gut.
Rezidivierendes Erysipel kann gelegentlich bei entsprechender Konstitution Graphites erfordern.
Lymphdrüsenschwellung des Halses, der Achselhöhle, der Leiste und des Mesenteriums, besonders bei Kindern, wenn es als Arzneimittel dazu paßt.
Dyspepsie. Der Magen-Darm-Trakt ist in seiner Tätigkeit ungeheuer verlangsamt,

wobei außerdem erhebliche Blähungen mit wiederum entsetzlichem Gestank eine Rolle spielen.
Kopfschmerzen, besonders beim Erwachen und wenn sie einseitig rechts auftreten.
Graphites ist ein erstaunliches Heilmittel für entzündliche Zustände im Bereich von Narbengewebe, aber auch bei Keloiden und schließlich bei Konstriktionen von Narben, die dann dazu führen, daß im Bereich der Schleimhaut und Haut (Speiseröhre, Luftröhre) Verengungen entstehen, die operativ behandelt werden müssen. Hier kann mit Graphites, über längere Zeit hinweg gegeben, ein positiver Effekt erzielt werden.
Amenorrhö, besonders der blutarmen Frauen.
Fluor albus bei entsprechendem Habitus.
Arthritis urica bei entsprechendem Habitus.

Jodum

Ursprung

Jodum (Jod) stellt ein relativ seltenes Element dar. Es wurde im Jahre 1811 durch Courtois in der Asche einiger Meeresalgen nachgewiesen, während seine elementare Natur 1815 von Gay-Lussac erkannt wurde.
Mit den Elementen Chlor, Fluor und Brom gehört Jod zu den Halogenen (Salzbildnern), die sich direkt mit einem Metall zu Salz verbinden. Bestes Beispiel hierfür ist das häufig in der Küche verwendete Kochsalz, das aus Natrium und Chlor besteht.
Alle Halogene sind hochgiftig und werden aufgrund ihres desinfizierenden, ja sogar ätzenden Charakters zur Vernichtung von Bakterien benutzt.
Jod ist ein schwarzer, fester Stoff, der unter Erwärmung in ein violettes, prachtvoll aussehendes Gas übergeht. Bei Abkühlung geht es direkt in den festen Zustand über, ohne eine flüssige Zwischenphase zu durchlaufen. Der Name »Jodum« kommt vom griechischen Wort »iod nephas«, d.h. »veilchendunkel« oder »dunkelblau« und spricht das violett gefärbte Gas an.
In freiem und reinem Zustand findet man Jod in der Natur nicht, wohl aber in seiner Verbindung mit Natrium, und zwar in der Gesellschaft von Chile-Salpeter. Es sind dies in den meisten Fällen fossile Reste prähistorischer Lebewesen, denn Jod reichert sich praktisch nur in Geweben lebender Organismen an.
Am meisten finden wir Jod in den Seetieren, in Korallen, Muscheln, Tang, aber auch auf dem Land in Zwiebeln, Kohlrabi, Wassermelonen, Gurken, Spinat und Eiern, die besonders viel Jod enthalten.
Der menschliche Organismus enthält Jod besonders in der Schilddrüse, dem größten Regulator des Jodstoffwechsels, sowie in Haut und Haaren, im Blut und in den Gonaden der Frau.
Im Laufe des Lebens wechselt der Jodgehalt im Organismus. Während der Pubertät steigt er steil an, etwa zwischen dem 20. und 50. Lebensjahr befindet er sich auf seinem höchsten Niveau, um dann allmählich abzufallen.
Auch von den Jahreszeiten ist der Jodgehalt des Körpers abhängig. So finden wir im Frühling den stärksten Jodgehalt, der im Sommer fast bleibt. Im Winter wird er sehr schwach.
Die wichtigste Funktion von Jod liegt in der Beschleunigung des Stoffwechsels, wodurch das Wachstum begünstigt und Energie zur Verfügung gestellt wird, die schließlich nicht nur zum »Handeln«, sondern auch zum »Begreifen« führt. Diese Tatsache wird erhellt durch die Jodverstärkung im Organismus während der Pubertät, im Wachstum und auch im Frühling. Hier haben wir besondere Zeiten großer Kreativität und großer Aktivität. Auf dieses Verhalten des Organismus durch Jod werden wir im Persönlichkeitsportrait zurückkommen.

Persönlichkeitsportrait

Erwachsene

Jodum-Persönlichkeiten sind immer voller Angst, die sich mitunter bis zur Unerträglichkeit steigert, besonders dann,

wenn sie stillhalten sollen. Immerzu müssen sie sich bewegen, immer tätig sein, obwohl sie eigentlich sehr müde und erschöpft sind.
Nie haben sie Zeit, sich auszuruhen, denn in dem Augenblick, in dem sie beispielsweise beim Arzt, in der Kirche, im Kino oder im Theater ruhig sitzen, übermannt sie Unruhe und Angst. Dies bessert sich erst bei körperlicher Betätigung, bei Entspannung durch lebhafte Bewegung, z. B. Sport, besonders an der frischen Luft. Ihr pausenloser Energieverschleiß führt zwangsläufig auch zu Gewichtsverlust.
Im geistigen Bereich sind sie ebenfalls lebhaft und ungemein anstrengend, weil sie unkonzentriert sind und gedanklich so sprunghaft, daß man ihnen kaum folgen kann. Hat man eine Frage beantwortet, stellen sie schon die nächste aus einem ganz anderen Gebiet. Dieses unstete Wesen steigert wiederum ihre Unruhe, so daß sie sich über sich selbst ärgern. Nun neigen sie auch zu jähzornigen Wut- und Gewaltausbrüchen, die, durch einen plötzlichen Impuls ausgelöst, alle Emotionen freisetzen, mitunter ohne äußeren Grund, lediglich als Folge einer Überspannung der inneren Ambivalenzen.
Gelegentlich kommt es dann zu einem emotionellen Chaos, das zu Aggressionen und destruktiven Handlungen führt und diese Menschen gewalttätig werden läßt, bis zu dem Grad, daß sie Lust bekommen, jemanden grundlos zu ermorden, ja sogar Suizid zu begehen. Sie drohen, die Kontrolle über einen krankhaft gesteigerten Tätigkeitsdrang zu verlieren.
Da dieser Jähzorn unterschwellig immer vorhanden ist, werden sie schon durch die banalsten Anlässe zu Gewalttätigkeiten und emotionalen Explosionen angeregt.
Ein Stressor, der Jodum-Persönlichkeiten das Leben zur Hölle macht, ist äußere Wärme oder Hitze. So werden sie schon bei normalen Sommertemperaturen und in einem angemessen temperierten Zimmer ängstlich, nervös und reizbar. Die mit Erregung verbundenen Hitzegefühle führen dann zu starken Schweißausbrüchen.
Besonders bei schwülem Wetter, vor Gewittern fühlen sie sich äußerst unruhig und unausgeglichen; man sollte sich dann hüten, mit ihnen ins Gespräch zu kommen, da die Gefahr besteht, daß sie etwas falsch verstehen. Interessant in diesem Zusammenhang ist das plötzliche Auftreten von kalten, aber trotzdem gut durchbluteten Händen und Füßen. Auch Digitus mortuus ist hier zu sehen. Obwohl es diesen Patienten immer zu heiß ist, brauchen sie eine Wärmeflasche. Es ist möglich, daß sie warm ins Bett gehen und nachts frierend aufwachen. Diese plötzliche Ambivalenz der Thermoregulation in Richtung Frost- oder gesteigertem Wärmegefühl ist ein äußerst relevantes Zeichen, um die Jodum-Persönlichkeit zu erkennen und auch in der Arzneimittelprüfung zu finden.
Es ist kein Widerspruch, aber auffällig, daß Patienten oft frostig sind, aber, obwohl sie leicht frieren, im warmen Zimmer nervös werden und die Fenster aufreißen, weil ihnen bang wird bei der Hitze.
Aus der Überreizung der Schilddrüse ist auch der unmäßige Hunger zu verstehen. Die Jodum-Persönlichkeit wird nervös, reizbar, sehr ungeduldig, wenn sie nicht zur rechten Zeit etwas zu essen bekommt. Die von einem leeren Magen ausgehende Unruhe steigert sich bis zu großer Schwäche und Magenschmerzen. Die Jodum-Menschen essen nur »einmal am Tag«, d.h. von früh bis abends; immer

wieder müssen sie etwas zu sich nehmen, um ihre nervöse Unruhe zufriedenzustellen. Sie verlangen dann meist etwas Pikantes, das die Magen- und Darmtätigkeit anregt. Deswegen sind sie diätetisch sehr schwer zu beeinflussen; man kann kaum mit einer Compliance rechnen. Dabei erscheint der Jodum-Patient eher mager, obwohl er gut ißt, ein weiteres Charakteristikum des »Janus-Kopfes« von Jodum.
Gerade bei der Jodum-Persönlichkeit ist die Ambivalenz der Wirkung eines Arzneimittels äußerst genau zu beobachten.

Kinder

Hier finden wir ausgesprochen unruhige, niemals stillsitzende, gejagte und sehr hochgeschossene »Menschlein«, die noch nervöser werden, wenn sie ruhig sitzen müssen. Sie neigen immer dazu, herumzurennen. Die Unruhe nimmt ab, je mehr und je schneller sie sich bewegen. In der Schule gilt das Jodum-Kind als ruhelos, kann nicht stillsitzen,
ist sehr impulsiv und wird in den Pausen meist in der Raufecke gefunden.
Auch bei den Kindern besteht im emotionellen Bereich plötzliche, grundlose und chaotisch wirkende Reizbarkeit mit unerwarteter Gewalttätigkeit, wobei selbst diese kleinen mageren Gestalten plötzlich eine erstaunlich starke Energie freisetzen.
Die innere Unruhe ist sehr vordergründig, weil sie, wenn man ihr freien Lauf läßt, alles bessert. Sie führt und zwingt pausenlos zum Handeln, Rennen und Sich-Bewegen. So verweisen auch die starke Logorrhö und übertriebene Fröhlichkeitsbereitschaft darauf, daß Bewegung die Unruhe bessert.
Dem Jodum-Kind ist es immer heiß; es möchte am liebsten an die frische Luft, auch im Winter. Umgekehrt aber kann es plötzlich sehr stark frieren.
Auch im Stoffwechselbereich besteht eine ungemein starke Überaktivität, so daß ständig Nahrungsnachschub gefordert wird. Wenn sie auch nur kurze Zeit ohne Essen bleiben, bekommen Jodum-Kinder Kopfschmerzen. Dabei bleiben sie aber mager und verlieren, genau wie die Erwachsenen, auch noch an Gewicht. Im weiteren Verlauf werden die Gewebe etwas trocken. Kommt es zu einer Erkältung, so haben wir scharfe Sekrete der Schleimhäute mit einer richtigen Entzündung. Nase und Kehlkopf können dann sehr schmerzhaft und trocken werden. Die Stimme ist dann heiser und das Sprechen schmerzt, beim Atmen ist ein kruppartiges Geräusch zu hören, und der Patient ist immer sehr warm, die Haut ist außerordentlich heiß.

Arzneimittelbild

Wichtige Symptome

Angst und Unruhe, besonders in Ruhe und bei Hunger.
Sehr großer Hunger mit großer Aufnahme von Nahrungsmitteln in reichlicher Menge, dabei trotzdem Abmagerung.
Alle Beschwerden bessern sich durch reichliche Nahrungsaufnahme.
Atrophie von Drüsen (besonders Hoden und Brustdrüsen).
Hypertrophie der Schilddrüse und sämtlicher anderen Drüsen, besonders im Mesenterium.
Alle Sekrete, besonders aber Fluor, haben einen üblen Geruch und sind ungemein reichlich und ätzend.
Das Herz wird wie von einer eisernen Faust zusammengepreßt und stolpert und jagt in der Brust.

Auffälliges, unerklärliches Schwächegefühl und Atemnot beim Treppensteigen oder anderen Belastungen.
Indolenz bei vielen Erkrankungen.
Schmerzen, als ob ein Keil zwischen Ovar und Uterus in den Leib hineingetrieben wird.
Magenbrennen mit Übelkeit und hartnäckigem Erbrechen. Viel Spannungs- und Völlegefühl im Oberbauch.
Übler Mundgeruch mit starkem Speichelfluß.
Häufige Diarrhö, besonders am Morgen und nach Milch.

Modalitäten

Verschlimmerung: durch Wärme, in Ruhe, bei Sonne, leerem Magen, Hunger.
Besserung: durch Kälte, Waschen mit und Baden in kaltem Wasser, beim Gehen in kühler, frischer Luft, beim Essen.
Schmerzen werden bei Jod selten angegeben und dann meist in großer Wärme oder im Bett, was sicher auch von der Wärme herrührt.

Toxikologie

Eine akute Jodvergiftung ist sehr selten. So beschreibt Moeschlin in »Klinik und Therapie der Vergiftungen«, daß fast alle der zahlreichen Suizidversuche mit Iodtinktur nicht letal verliefen. Allerdings wird auch geschildert, daß schon bei 30 g Jodtinktur Todesfälle auftreten können. Wahrscheinlich führt die starke Reizwirkung in den meisten Fällen zu Erbrechen, so daß eine akute Jodvergiftung sehr selten vorkommt.
Bei einer Vergiftung ist sofortiges Eingeben von reichlich mit Mehl verdünntem Wasser, d.h. von Stärke, angezeigt, um das Jodum zu binden. Dann sollten evtl. Emetika gegeben werden, danach sollte eine Magenspülung mit Natriumthiosulfat erfolgen.
Die häufigere *chronische* Jodvergiftung kommt durch ärztliche Überdosierung zustande. Dabei spielen z.B. Jodkontrastmittel eine Rolle, es kommt zu Hyperthyreose mit Tachykardie, Tremor, Abmagerung, Schlaflosigkeit und Durchfällen, daneben auch Katarrhen der Schleimhäute wie Konjunktivitis, Jodschnupfen und Bronchitis.
Der durch Jodkontrastmittel ausgelöste Jodschock führt unter Umständen zu Zyanose, Erschwerung der Atmung, Lungenödem, schwerstem Blutdruckabfall und sehr rasch eintretendem Exitus. Deswegen sollten bei Jodkontrastmittelverwendung immer Vortestungen stattfinden.
Von der Vergiftung chronischer Art ist die Jodallergie abzugrenzen, bei der schon kleinste Mengen auch in unterschwelligen Dosen zu Hauterscheinungen, Jodschnupfen oder sogar zu Jodasthma führen können.

Wichtige Indikationen

Herzklopfen bei körperlicher Arbeit, zusammenschnürendes Gefühl in der Herzgegend, große Schwäche, daß man kaum sprechen oder etwas tun kann.
Vegetative Dystonie, Pseudohyperthyreose.
Kopfschmerzen und Schwindel mit kongestiv pulsierendem Charakter und mit Angst.
Idiopathischer Speichelfluß.
Asthma bei entsprechenden Modalitäten.
Adenoide Wucherungen.
Katarrhe aller Schleimhäute.
Husten mit Schmerzen in der Brust, mit Kehlkopfschmerzen, die bis zum oberen Brustbeindrittel ziehen.

Beim Husten wird dicker, grauer, salzig oder süßlich schmeckender Schleim expektoriert.
Hektische Zustände mit erhöhter Sympathikotonie.
Rhinitis vasomotorica.

Auch die Hyperthyreose und Thyreotoxidose kann mit Jodum behandelt werden, jedoch nur von fachlich qualifizierten Kollegen mit sorgfältiger Kontrolle des Schilddrüsen-Hormon-Status.

Kalium bichromicum

Ursprung

Das Chromsäurepräparat wird ausschließlich in der Homöopathie angewandt. Hier gibt es ausgezeichnete Prüfungen. Bereits im Jahre 1844 wurde es in den homöopathischen Arzneischatz eingeführt.

Persönlichkeitsportrait

Die Persönlichkeit Kalium bichromicum ist genauso schwierig zu beschreiben wie alle anderen Kaliumsalze. Sie ist etwas undurchsichtig, verschlossen, äußerst zurückhaltend, aber ein sehr guter, äußerst korrekter und tüchtiger Mitarbeiter, Untergebener oder Freund.
Die Gewissenhaftigkeit und Fähigkeit, in erlernten Bereichen sehr positiv aktiv zu werden, sind äußerst befriedigend für den Arbeitgeber, beglückend für den Partner. Wie auch andere Kalium-Typen bauen sie sich eine kleine eigene Welt auf, die sie sich abstecken, wie wir es im Tierbereich bei Haus- und Hofhunden finden. In diesem meist sehr engeren Bereich sind sie glücklich, zufrieden und erreichen ungemein viel. Umgewöhnung fällt ihnen ungemein schwer, so daß sie mitunter den Eindruck machen, einen beschränkten Horizont zu haben. Da sie sich nur in ihrem kleinen engen Kreis wohlfühlen, ist es sehr schwer, ihnen neue Ideen, moderne Formulierungen oder Pragmatiken nahezubringen.
Bei aller Exaktheit und Genauigkeit streben sie auch sehr nach Materiellem, haben aber auch Spaß an allem Schönen und Guten. Jedoch müssen alle von ihnen bevorzugten Aktivitäten, Essen, Trinken und die Sexualität, nach einem sorgfältigen, traditionell aufgebauten, genau durchdachten Terminkalender ablaufen. So verkümmert ihr esoterisches Denken fast, zumal sie sich mit transzendentalen Methoden keinesfalls beschäftigen.
Die Kalium bichromicum-Persönlichkeit lebt, liebt, herrscht und gehorcht nur innerhalb ihrer besonderen Welt, in der sie voll konzentriert und zufrieden ist und sich an manchen Tagen und bei besonderen Gelegenheiten weder durch Telefon noch durch die Haustürklingen stören läßt.
Sie hat ihre Familie, kaum Freunde, und so finden wir diese Patienten mitunter sogar als Eigenbrötler, die sich deutlich abschließen und manchmal sogar menschenfeindlich wirken.
Dieses Abschlossensein und die Engstirnigkeit erschweren die Erhebung einer guten homöopathischen Anamnese, die den ureigenen persönlichen Plan ansatzweise erkennen läßt, in erheblichem Maße.
Aufgrund ihrer Abkapselung und ihrer Kontaktarmut stellen sich die Patienten sehr genau dar und beschreiben alles so, als ob der Gesprächspartner ein Dummkopf wäre. Zu Erklärungen benötigen sie sehr viel Zeit, bauen sie aber exakt und pragmatisch auf.
Die ständigen Wiederholungen und sorgfältigen Darstellungen können einem lebhaft und schnell Denkenden große Schwierigkeiten bereiten. So paßt Kalium bichromicum sehr gut auch zur gesamten Mentalität älterer oder jüngerer Menschen, die frühzeitig verkalken.

Im körperlichen Bereich findet sich die dauernde Entzündung der Schleimhäute, insbesondere der Nasennebenhöhlen, selten auch der Gelenke. Bei den Nasennebenhöhlen fallen Schmerzen an eng umschriebenen Stellen des Gesichts in Höhe der Nasennebenhöhlen auf, die bei Druck äußerst schmerzhaft sind.
Ganz typisch ist bei Kalium bichromicum die große Menge an Sekreten, die äußerst zäh und klebrig, eitrig, gelbgrün sind, mit sehr viel blutigen und krustigen Bestandteilen.
Der Schleim ist manchmal so zäh, daß sich der Patient ungeheuer anstrengen muß, ihn herauszuschneuzen.
Mit zunehmendem Alter fühlen sich diese Menschen etwas isoliert, weil sie nie große soziale Kontakte gepflegt haben. Da sie sich lange mit ihren Gefühlen abgekapselt haben, können sie ihrer Umwelt gegenüber eines Tages sehr verdrießlich werden, auch einmal »aus der Haut fahren« und grantig sein.
Sie zeigen dann mit ihrer Abgeschiedenheit und dem eigenwilligen Wesen häufig das Bild eines etwas beschränkten Menschen, von dem man sich aber nicht täuschen lassen darf, da sie sehr geistvoll sind und mitunter überraschend viel wissen.
Wichtig sind das Verlangen nach Bier und der Genuß beim Biertrinken. Ab einer gewissen Grenze, die mit zunehmendem Alter immer enger gesteckt wird, verträgt der Patient das Bier jedoch nicht mehr und bekommt einen ganz erheblichen »Bier-Kater«, der am besten mit Kalium bichromicum in tiefer Potenz und häufigen Gaben gebessert werden kann. Das Verlangen nach Bier und seine Unverträglichkeit ist zumindest für Männer zunehmenden Alters äußerst signifikant.
Der Ausspruch eines Patienten in mittleren Lebensjahren, der ungeheuer gern Bier trank, das aber nach zwei bis drei halben Litern schon nicht mehr vertrug, ist signifikant: »Ich liebe das Bier. Es ist das einzige Getränk, das mit jedem Schluck neuen Durst verursacht und mit keinem einzigen Schluck, und sei er noch so groß, den Durst löscht!«

Arzneimittelbild

Wichtige Symptome

Entzündungen der Schleimhäute von Bronchien und Magen-Darm.
Festhaftende, zähe Absonderungen, die sich in langen Fäden ziehen.
Schmerzen in den Gesichtsknochen, punktuell an verschiedenen Stellen der Oberkiefer und der Stirn.
Schmerzhafter Druck über der Nasenwurzel.
Geruchsverlust.
Rauher Husten und Heiserkeit mit schwer löslichem, zähem Auswurf.
Sekret ist eitrig, blutig, borkig.
Kleine runde Geschwüre in den Schleimhäuten der oberen Luftwege.
Folgen von Biergenuß mit Übelkeit und Erbrechen.
Magen-Darm-Störungen.
Häufig abwechselnd mit rheumatischen Beschwerden.
Eigenartiges Symptom:
Gefühl eines Haares auf der hinteren Zungenpartie.

Modalitäten

Besserung: Tagsüber, durch feucht-warmes Wetter.
Verschlimmerung: Morgens ab 3 Uhr; durch kaltes Wetter; durch Kaffee, schlimmer nach Biergenuß und nach Koitus.

Toxikologie

Erstmals fiel bei gewerblichen Vergiftungen in englischen Fabriken auf, daß dicke und hellhaarige Leute besonders leicht von Kalium bichromicum angegriffen werden. Bei diesen Arbeitern in Chromfabriken ist auch die Modalität der Verschlimmerung mancher Symptome durch heißes Wetter beobachtet worden.
Das toxische Bild verschiedener Chromsalze und Chromsäure überhaupt ist uns aus der Gewerbemedizin am besten bekannt und zeigte sich in Färbereien und elektrischen Chrombatterie-Fabriken, bei fotographischen Chrom-Silber-Verwendungen und Chromatzusatz zum Kühlsatz, bei Radiatoren zur Korrosionsverhütung in Chromgerbereien.
Auch bei unzweckmäßigen medizinischen Anwendungen sind uns toxische Veränderungen bekannt.
Die gelb bis gelbrote Färbung der Haut oder Schleimhaut oder des Erbrochenen nach lokaler oder resorptiver Einwirkung zeigt die besondere Einwirkung des Giftes an. Es kommt zu Übelkeit, Erbrechen, Magenschmerzen, Appetitlosigkeit, Leberschäden und profusen Durchfällen mit Wadenkrämpfen und Kollapszuständen. Weiterhin zu schweren Nierenschäden mit Hämaturie, Anurie und Urämie. Der Tod erfolgt in schwerem Schock und Kollaps im ersten Stadium.
Erholt sich der Patient von dem Kollaps, kommt es zu einer Urämie am achten bis zehnten Tag, ähnlich wie bei Sublimat-Vergiftungen.

Wichtige Indikationen

Beschwerden im Bereich der oberen Luftwege, Kopfregion, mit Schleimabsonderung. Kopfschmerzen, Geschichtsneuralgie bei Sinusitis. Konjunktivitis, Blepharitis, Keratitis atitis media et externa, chronische Rhinitis, Sinusitis, Laryngitis und Tonsillitis.

Magnesium carbonicum

Ursprung

Das Leichtmetall Magnesium ist am Aufbau der Erdrinde zu 1,29 Gewichtsprozent beteiligt. Es kommt nur gebunden vor, vor allem als Karbonat.
Magnesium carbonicum (Magnesiumkarbonat) kommt rein als Magnesit oder im Doppelsalz Dolomit vor und bildet hier mit Calcium carbonicum zusammen ganze Gebirgszüge.
Auch im Meerwasser ist es zu finden.
Magnesia alba, ein lockeres, weißes Pulver, ist ein komplexes Magnesiumkarbonat.
Auch in Pflanzen kommt Magnesium vor, so z.B. in Klee, Tomaten, Sonnenblumen und Wacholder. Magnesium carbonicum wurde bereits von Hahnemann in den »Chronischen Krankheiten«, später von Hartlaub und Trinks in der »Reinen Arzneimittellehre« beschrieben.
Arzneimittelprüfungen bestehen seit langem.

Persönlichkeitsportrait

Erwachsene

Magnesium carbonicum ist ein Arzneimittel, das zunächst nicht einfach zu verstehen ist und sich nicht aus den einzelnen Bestandteilen, Magnesium und dem Kohlenstoff, rekrutieren läßt. Es ist ein sehr ambivalentes Mittel, auf der einen Seite voller Aktivität, auf der anderen zurückgezogen und ängstlich, dann wieder geprägt von Aggressionen, auch gegen sich selbst, bei ausgesprochen hohem Intellekt.
Schließlich ist es sehr furchtsam und unruhig.

Alle diese wie ein roter Faden die Persönlichkeit begleitenden Symptome sind immer gleichzeitig vorhanden. So finden wir beispielsweise eine erhebliche Aggressionsbereitschaft neben der Angst vor möglichen Geschehnissen. Fehlt ein Ansprechpartner, gegenüber dem man sich aggressiv verhalten kann, rennt man beispielsweise mit dem Kopf gegen die Wand und schlägt sich die Stirn an, trotz der Angst vor Schmerzen. Trotz großer Furcht vor Unglücksfällen unternimmt man eine möglicherweise große und gefährliche Reise.
Innerlich sind diese Menschen sehr unruhig. Sie sehnen sich nach Schönem, Idealem, gleichzeitig nach animalisch triebhaften Erlebnissen. Dies führt sehr häufig zu seelischen Spannungszuständen, in denen wiederum die Angst, unheilbar zu sein, bestimmend sein kann.
Trotz ihres sehr guten Appetits nehmen diese Patienten nicht zu, sondern eher ab, besonders dann, wenn sehr starke Emotionen im Vordergrund stehen.
Im körperlichen Bereich gehen Durchfälle einher mit schneidenden, zum Zusammenkrümmen nötigenden Kolikschmerzen. Die Stühle sind grün und sehen aus wie schaumiges Wasser in einem Froschtümpel, in dem weiße, kalkartige Inseln schwimmen. Vor allem nachts werden diese Durchfälle oft von trockenem Husten begleitet.
In erstaunlich regelmäßiger Periodizität wiederholen sich diese Beschwerden alle drei Wochen.
Nicht selten bestehen Neuralgien, die so heftig sind, daß sie zu starker Unruhe führen, so daß der Patient sich ständig

satz zueinander stehen auch die große, rein biologische Schwäche und eine unglaubliche Variabilität der Sprache. Der Patient ist in der Lage, sehr vieles mit immer neuen Worten auszudrücken.
Diese Ambivalenz finden wir auch im Schlaf. Hier schreit der Patient und lacht, weint aber auch, möchte im Traum gerne sprechen, wird aber durch irgendein Hemmnis daran gehindert. Er träumt von ungleichen Kämpfen, in denen er einmal unterliegt und dann wieder siegt und hat Angst, wenn er ins Bett geht. Im Bett wird er so unruhig, daß er wieder aufsteht.
Neben den immer parallel verlaufenden ambivalenten körperlichen Symptomen besteht eine starke Ambivalenz der Gemütssymptome. Einerseits ist Magnesium carbonicum sehr streitsüchtig, andererseits fürchtet er eine Auseinandersetzung. Er ist sehr schwach, aber äußerst unruhig und geprägt von verschiedenartigen Ängsten. So hat er Angst, jemandem etwas wegzunehmen, insbesondere Süßigkeiten, die er sehr liebt. Er stiehlt sie sogar, ähnlich wie Natrium carbonicum, hat allerdings Angst, dabei erwischt zu werden. Weiterhin hat er Angst vor dem Arzt und vor einer Krankheit.
Ist er krank, dann fühlt er sich besser, wenn er dauernd daran denkt.
Häufig besteht eine Aversion gegen Frauen, oft aber auch eine ungeheuere Sehnsucht, mit Frauen zusammen zu sein. Diese Menschen fühlen sich besser in der Geborgenheit einer Umarmung, haben aber gleich wieder Angst, verlassen zu werden.
Sie haben eine ungeheuere Sehnsucht nach Liebe und träumen auch davon. Obwohl sie ganz konkrete Vorstellungen von einem Liebesverhältnis haben und den Partner mit Zärtlichkeit überschütten wollen, zeigen sie ein äußerst streitsüchtiges Verhalten. Diese Menschen sind geprägt von einem chaotischen Innenleben und befinden sich auf Wege zur Selbstfindung.

Kinder

Diese Kinder sind sehr sensibel und nervös, ohne Ausdauer und Widerstandsfähigkeit. So haben sie weiche, schwache Muskeln und sind großen körperlichen und geistigen Anstrengungen überhaupt nicht gewachsen.
Als Schulkind sind sie sehr leicht erschöpft und kommen mit heftigen Kopfschmerzen aus der Schule, wachen aber auch nachts mit Kopfschmerzen auf und können dann nicht mehr schlafen. Aufstehen und Herumlaufen bringen deutliche Besserung. In der Schulzeit sind sie hochgradig müde, immer unausgeschlafen, selbst, wenn ausreichend lange Nachtruhe vorausgegangen ist.
Alle Magnesium carbonicum-Kinder haben ein starkes Verlangen nach Fleisch, aber große Abneigung gegen Gemüse und Salat. Hinzu kommt als wesentliche Modalität die Unverträglichkeit von Milch, sogar von Muttermilch, die saures Erbrechen verursacht und zu farblosen, unverdauten, durchfälligen Stühlen führt, die in eine wäßrige Substanz übergehen und von heftigem Wundsein in der Aftergegend begleitet sind. Nicht selten ist dann auch eine trokkene Bronchitis festzustellen.
Die Haut ist trocken und schuppig. Auf der Kopfhaut zeigen sich eigenartige schuppige Effloreszenzen, besonders bei Säuglingen und Kleinkindern.
Die Durchfälle treten in eigenartiger Periodizität alle drei Wochen auf.
Nach heißen Speisen finden sich oft Hitzewallungen und Schwitzen im Gesicht und am Kopf. Die Kinder sind sehr emp-

findlich gegen Kälte; dennoch bessert frische Luft.

Arzneimittelbild

Wichtige Symptome

Starke nervöse Erschöpfung, die sich in Frieren und beständigem Frösteln äußert.
Periodizität aller Beschwerden, etwa alle drei Wochen.
Menstruationsblutung fließt nur nachts oder im Liegen.
Viel Schmerzen während der Regel.
Überempfindlichkeit gegen geringfügige Geräusche, Berührung und kalte Luft.
Alle Schmerzen sind von Schweißen begleitet.
Der ganze Körper ist schmerzhaft und müde, besonders aber die Unterschenkel und die Füße.
Alle Sekretionen, auch der Schweiß und Exkretionen sind sauer, haben einen sauren Geschmack und äußerst sauren Geruch.
Unverträglichkeit von Milch.

Modalitäten

Verschlimmerung: durch Ruhe, Bettwärme.
Besserung: durch Bewegung im Freien.

Toxikologie

Magnesium ist ungiftig. In der Verbindung mit Aluminium, mit dem es industriell, z. B. im Elektron Leichtmetall, oft verwandt wird, kann es beim Eindringen in kleine Wunden auch als Metallstaub hartnäckige Entzündungen und Infiltrate mit schlechter Heilungstendenz verursachen.

Wichtige Indikationen

Diarrhö mit schneidenden Leibschmerzen, alle drei Wochen regelmäßig.
Die Kinder sehen bleich und krank aus.
Diarrhö tritt meist nach Genuß von Milch auf.
Schmerzen blitzartig auftretend, verschwinden jedoch genau so schnell.
Nächtliche Zahnschmerzen. Der Kranke muß aufstehen und herumlaufen.
Kokzygodynie. Plötzliche durchbohrende Schmerzen.
Rheumatismus, vor allem der rechten Schulter.

Hydrargyrum (Mercurius)

Warum kein Persönlichkeitsportrait von Hydrargyrum?

Mercurius (Quecksilber) ist eines der wenigen Arzneimittel, das einen Götternamen aus der griechischen bzw. römischen Mythologie trägt und hat einige Besonderheiten. Er zeigt sich schon durch Herkunft und Name als ein ungeheuer eigenwilliges, faszinierendes Arzneimittel, das etwas außerhalb des gesamten Denkens über Polychreste steht. Einige Autoren zeigen einen roten Faden auf und verweisen auf essentielle Aspekte, wie charakteristische körperliche, geistige und emotionelle Symptome, Syndrome und Phänomene. Entgegen ihrer Auffassung bin ich der Meinung, das man daraus kein Konstitutionsmittel bzw. Persönlichkeitsportrait aufstellen kann.

Der griechische Name für Mercurius, Hermes, bezeichnet den geheimnisvollen, sehr schweigsamen Götterboten aus der griechischen Mythologie. In der deutschen Sprache finden wir das Wort »hermetisch« als »geheimnisvoll«: Hermes ist ein großer Schweiger und sehr elitär, wie Mercurius auch das einzige flüssige Element des periodischen Systems darstellt. Hermes war in allen Bereichen zuhause und der einzige der gesamten Götterwelt, der bei den Göttern Nektar und Ambrosia schlürfen durfte, aber auch von den Menschen verehrt wurde, unter ihnen weilte und ihnen in allen Bereichen und Künsten hilfreich zur Seite stand. Die verstorbenen Seelen führte er zum Hades hinab, um ihnen die Angst vor dem Überschreiten des Styx oder dem Höllenhund zu nehmen und konnte danach den Hades wieder verlassen.

»Hermes Trismegistos« war der in sämtlichen drei Weltbereichen ungeheuer Mächtige, der nicht festgelegt werden kann: Er lebte als Gott im Olymp, auf der irdischen Welt als Berater der Menschen und schließlich als Seelenführer und Seelentröster im Hades.

Durch feinste Kanäle vermag er hindurchzugehen. Wir kennen dies aus dem Arzneimittelbild, wo er selbst bei Entzündungen der Lymphwege wirksam wird.

Quecksilber, das in einem Ledersäckchen aufgehängt wird, durchdringt das Leder in weniger als zwei Stunden und kann in flüssiger Form in einem Gefäß aufgefangen werden. Mercurius ist das alles durchdringende, alles durchforschende, alles wissende, fast allmächtige Wesen. Er kennt die Geheimnisse von Himmel und Hades, auch der irdischen Welt. So stark ist er im Bereich der Elemente, daß er sogar Gold und Silber, mit denen kein anderes Element reagiert, angreifen kann.

Dieses so elitäre, faszinierende, dynamische und trotzdem so ungekannte und hermetische Arzneimittel in ein Persönlichkeitsportrait zu fassen, ist unmöglich, zumal Mercurius keine feste Grenze hat und ohne Anfang und Ende ist. Es ist flüssiges Silber (Hydrargyrum), fällt auseinander, fließt in Bruchteilen von Sekunden wieder eng zusammen und läßt sich nicht mehr teilen. Ein Persönlichkeitsportrait läßt sich jedoch nur darstellen, wenn man auch seine Grenzen fassen kann.

Natrium chloratum (Natrium muriaticum)

Ursprung

Natrium chloratum (Kochsalz) enthält zwei Elemente, deren Beachtung zum Verständnis des Arzneimittelbildes sehr wichtig ist.
Das Element Natrium kann selbst Wasser zerstören und in seine Bestandteile zerlegen. Wirft man es in ein schmalhalsiges mit Wasser gefülltes Gefäß, so kann es sich sogar selbst entzünden, und der durch Natrium aus dem Wasser dislozierte Sauerstoff trägt zur von einem schwachen, explosiven Knall begleiteten Bildung einer Flamme bei, die nicht sofort verlischt. Ein Stückchen Natrium, das in ein Wasserbecken geworfen wird, ist in seiner Beweglichkeit faszinierend zu beobachten: es springt so wild umher, daß man es kaum im Auge behalten kann.
Auch Chlor, der zweite Bestandteil, hat einen destruktiven Charakter. Wie wir aus der modernen Hygiene des Trinkwassers wissen, zerstört es Parasiten im Wasser, da es lebendige Eiweißsubstanzen angreift und vernichtet.
Beide Elemente sind somit äußerst temperamentvoll und kraft ihrer Dynamik von destruktivem Charakter.
Bringt man sie zusammen, so entsteht Natrium chloratum, unser Kochsalz, teils in amorpher, teils in kristalliner Form. Kaum kommt es ins Wasser, dissoziiert es, und wir finden ein in Ionen gespaltenes, aber im allgemeinen völlig ruhiges, zwar dynamisches, aber nicht mehr destruktives Element.

Persönlichkeitsportrait

Erwachsene

Die beiden Elemente vermitteln somit in ihrer Verbindung ein völlig neues Charakterbild: Aus dem eben noch aggressiv-destruktiven wird ein mildes, sanftes, lebenserhaltendes, Lebensqualität verbesserndes und schmackhaftes chemisches Teilchen, das wir zum Leben brauchen. Natrium chloratum-Persönlichkeiten sind häufig Hypochonder, die jeden Zuspruch ablehnen, sogar wütend werden, wenn man ihnen freundlich und liebevoll zuredet.
Bei geistiger Arbeit, die ungemein verschlimmert, treten Kopfschmerzen auf, die durch kaltes Wasser gebessert werden. Sonnenbestrahlung und Sonnenhitze verschlimmern ebenfalls. Sogar Musik wird nicht vertragen.
Der verschlossene, ruhige, etwas geheimnisvolle Mensch braust aber auch leicht auf. Morgens ist er nicht gut aufgelegt. Er ist ein »Morgenmuffel«; vor allem von 10.00 Uhr bis 12.00 Uhr ist es schwierig, mit ihm umzugehen. Am liebsten legt er sich dann hin, träumt und geht seinen wechselnden Stimmungen nach.
Der Heiterkeit mit einer Neigung zum Tanzen und Singen stehen Zornesausbrüche gegenüber, die bei Tröstungsversuchen enorm exaltieren.
Mitunter ist Natrium chloratum sehr verletzlich, äußerst sensibel. Spott, Demütigung oder Abweisung sind unerträglich, auch wenn andere Menschen davon betroffen sind. So vermeidet er es auch tunlichst, den anderen zu verletzen oder ihm ein Leid zuzufügen. Aufgrund der so starken Sensibilität lebt er wie in einer

Glasglocke, hat seine eigene Welt, regelt seine Angelegenheiten selbst und kann auf diese Weise vermeiden, daß er emotionell angesprochen wird.

Der großen Sensibilität steht im noetischen Bereich ein hoher Grad an Objektivität gegenüber. Das ungemein scharfe Problembewußtsein bringt sowohl ein sehr starkes Verantwortungsgefühl hervor sowie Mitleid für andere, die ihre Probleme nicht lösen können. Die Patienten sind dann äußerst geduldig und haben ein sehr klares Urteil, wenn es um andere geht. Sie selbst sind sehr verletzlich und nachtragend.

Ihr verschärftes Problembewußtsein führt dazu, daß sie, auch wenn sie sich von anderen isolieren, ihre eigenen privaten Probleme sehr gut lösen können.

Der modernde Natrium chloratum-Mensch neigt dazu, abends fernzusehen und auch bei spannenden Filmen einzuschlafen. Wird das Gerät vom Partner ausgeschaltet, erwacht er, ist todmüde, geht zu Bett und kann nicht schlafen!

Große Schwierigkeiten bestehen bei herzlicher, intensiver Zuneigung zu anderen Menschen. Nie zeigen sie ihre Gefühle, so daß der Partner, wenn er dies nicht genau erkennt, mitunter auch einmal eine Fassung verlieren kann und ärgerlich wird.

Alle von außen kommenden Belastungen, wie Demütigung, Kummer, Schmerz, fixieren sich sehr schnell in der somatischen Ebene des Magen-Darm-Traktes, äußern sich aber auch als rheumatische Beschwerden.

Das außerordentliche Wesen spiegelt sich auch in den extremen Ab- und Zuneigungen. Es besteht größtes Verlangen nach Salz, aber auch Abneigung gegen schleimige Speisen und Fette.

Eine Blasen- oder Darmentleerung in Gegenwart anderer ist völlig unmöglich: Die Angst, ausgelacht zu werden, verursacht eine Verkrampfung des Sphinkters.

Wird bei dem zwar nie durchschaubaren, aber doch liebenswerten Natrium chloratum-Menschen die Grenze der Erträglichkeit emotioneller Belastbarkeit überschritten, wird er melancholisch, sogar depressiv. Bei plötzlichem Kummer oder Liebesverlust fällt er in eine tiefe Depression, die er mit eigener Kraft nicht bewältigt, in der er sich aber auch nicht helfen läßt. Musik wird auch in diesem Zustand völlig abgelehnt.

Mitunter kommt es auch zu unerklärbaren, emotionalen Zuständen, wie Heiterkeit oder Traurigkeit. Traurigkeit bei heiteren Anlässen oder auch Heiterkeit bei traurigen Anlässen sind für den Außenstehenden oft unverständlich.

Bei zunehmendem Alter zeigt sich die Angst vor Krankheiten, vor allem vor Herzkrankheiten, wenn plötzlich ein Kältegefühl in der Brust auftritt. Es können sogar Zwangsneurosen entstehen, die sich in Putzen, Sich-Waschen und anderen derartigen Handlungen äußern.

Natrium chloratum erweist sich bei näherem Kennenlernen als so tief wirksames Mittel, daß es im innersten psychischen Bereich angesiedelt ist. Der behandelnde Arzt wird selten erleben, daß der Natrium chloratum-Patient seinen Empfindungen Ausdruck verleiht im Gegensatz zum Phosphor-Patienten, der alles ausplaudert.

Aufgrund der chemischen Verbindung zweier aggressiv-destruktiver Elemente, die sich in dieser Form weder aggressiv noch destruktiv äußern, ist Natrium chloratum eine erstaunliche Persönlichkeit. Beide Elemente führen im Innersten der Persönlichkeit ein ionisiertes Dasein und kommen wie ein Vulkan nur gelegentlich zum Ausbruch. Natrium chloratum ist ein Arzneimittel, das bei genauer Kenntnis dem Patienten, selbst dem mit schwersten Veränderungen, sehr gut helfen kann, wenn es paßt.

Kinder

Das Portrait eines Natrium chloratum-Kindes ist sehr vielschichtig. Die kleinen Kinder sind mager und untergewichtig und neigen zu Blutarmut, haben aber keinen schlechten Appetit und großen Durst. Sie entwickeln sich nur langsam. Häufig hat es Drüsen am Hals. Die Haut ist blaß, wenig elastisch und mitunter etwas fettig, was während der Pubertät zu starker Akne führen kann.
Natrium chloratum-Kinder lernen spät laufen. Sie sind sehr hastig, unruhig, aber zu schwach, um ihrer Hast auch entsprechen zu können. Die Sprache ist etwas holprig. Manchmal machen sie einen nicht sehr intelligenten Eindruck.
Ein Natrium chloratum-Kind wird zunächst leicht mit einem Barium carbonicum-Kind verwechselt. In der Sprechstunde erkennen wir es daran, daß es sich gegen eine Behandlung wehrt, wenn es den Arzt nicht schon lange kennt. Leicht kommen ihm die Tränen, interessanterweise nicht aus Angst oder Furcht, sonder eher aus Wut.
Wenn man diese Tränen nicht beachtet und nicht versucht, das Kind zu trösten, hört das Weinen und Schreien auf. Das Kind wird ruhig und beobachtet seine Umgebung.
Häufig bestehen Schwierigkeiten mit dem Flüssigkeitshaushalt. Schwitzen wechselt mit trockener Haut und Schleimhaut, mitunter finden sich eine sehr trockene Zunge und ein dementsprechend großes Verlangen nach Flüssigkeit. Diese ständige Bewegung unter Flüssigkeitsaustausch im Körper entspricht den Gegebenheiten im Meer, wo Natrium chloratum durch sein Vorhandensein ebenfalls Bewegung hervorruft.
Die Ambivalenz von Natrium chloratum ist freilich sehr groß: Tränende Augen können von stark fließendem Nasensekret begleitet sein, der Durchfall ist häufig dünnflüssig und der Speichel oft dünn und reichlich vorhanden, so beispielsweise bei Heuschnupfen, bei dem sehr häufig Natrium chloratum angezeigt ist. Bei der trockenen Haut springen häufig die Lippen auf und die Mundwinkel reißen ein. Besonders bei Fieber, bilden sich oft Bläschen. Dieser Herpes febrilis ist bei Natrium chloratum-Kindern so häufig wie bei Natrium chloratum-Erwachsenen.
Am Haaransatz finden wir gerne Hauteffloreszenzen. Natrium chloratum-Kinder sind frostig, empfindlich gegen Zugluft, frösteln und niesen dann sofort. Andererseits verursachen Sonne und Sommerwetter, vor allem schwüle Hitze, Kopfschmerzen, meist im Bereich der Stirn. Bestehende Hauterscheinungen werden durch Sonne und warmes Wetter, häufig auch durch Salzwasser, also am Meer, schlimmer. Das Gegenteil kann allerdings auch der Fall sein.
Im Zusammenhang mit dem erwähnten guten Appetit, ist das große Verlangen nach Kochsalz interessant. Alle Speisen werden zusätzlich gesalzen; so werden in Salzwasser eingetauchte Gurkenscheiben verzehrt, aber auch Maggi und Senf sind sehr begehrt, so daß großer Durst schon beim Essen entsteht. In dem Maße, in dem alle anderen Kinder Zukker mögen, lecken Natrium chloratum-Kinder an einem Salzstein oder Salzfaß. Wie bei Erwachsenen steht zwischen zehn und elf Uhr morgens im allgemeinen die geringste Energie zur Verfügung. Zu dieser Zeit fühlen die Kinder sich sehr schlecht, bekommen Kopfschmerzen, auch während der Schulzeit, werden müde und träge. Kreativität und Aktivität setzen erst wieder nach der Mittags-

stunde ein, wobei diese Kinder dann nicht unbedingt nach Essen verlangen, weil sie nur essen, wenn sie Hunger haben. Festgelegte Zeiten und Handlungen sind für den Natrium chloratum-Menschen nicht bindend.
Im emotionalen Bereich sind Lachen und Weinen, Fröhlichkeit und Zorn im Wechsel vorhanden. Das Natrium chloratum-Kind kann wie ein Erwachsener vergessen, wird aber nie verzeihen und rächt sich auf seine besondere Art.
Die Schule bringt wegen der erforderlichen Konzentration und Aufmerksamkeit Schwierigkeiten.
Das Kind ist gern allein, vermeidet den Kontakt zu anderen Menschen und zieht sich in sich selbst zurück. Lediglich die nächsten Angehörigen finden Kontakt zu ihm. Hier spielen möglicherweise frühzeitige Isolationserlebnisse eine Rolle, verursacht beispielsweise durch den Brutkasten bzw. durch Entwicklungsstörungen und Krankheitszustände bei Frühwaisen oder Kindern, die, aus dem Elternhaus herausgerissen, ihre Geborgenheit frühzeitig verloren haben. Im allgemeinen kann man bei einem Verständnis der Reaktionen ein Natrium chloratum-Kind gut führen, vorausgesetzt, es wird nicht von schweren seelischen Erschütterungen, wie dem Verlust von Vater oder Mutter oder Scheidung der Eltern, belastet. In solchen Fällen kann es sehr schwierig und verschlossen werden. Es geht dann überhaupt nicht mehr aus sich heraus und bereitet der Umwelt auf diese Weise erhebliche Mühe.

Literatur

Hahnemann schreibt in den »Chronischen Krankheiten« über das klassische psychische Symptom: »Melancholie, zugefügte Beleidigungen können nicht aus den Gedanken losgesprengt werden. Beim Denken an die längst vergangene Not treten Tränen in die Augen.«
Im Kapitel »Kind« finden wir unter dem Stichwort »Schwermut, er kann nicht weinen«, ebenfalls Natrium chloratum.
Eine zusammenfassende Darstellung dieser Symptome bietet in der Bibel das 1. Kapitel Mose, 19. Hier wird vom Weibe des Lot erzählt, deren anläßlich der Vernichtung der Städte Sodom und Gomorrha beschriebenes Symptom sprichwörtlich wurde:
»Da nun die Morgenröte aufging, hießen die Engel den Lot eilen und sprachen: ›Mache Dich auf, nimm Dein Weib und Deine zwei Töchter, ..., daß Du nicht auch umkommest in der Missetat dieser Stadt.‹
Und als sie ihn hatten hinausgebracht sprach er: ›Errette Deine Seele und seh nicht hinter Dich. Auf den Berg rette Dich, daß Du nicht umkommst!‹...
Da ließ der Herr Schwefel und Feuer regnen... auf Sodom und Gomorrha... Sein Weib aber sah hinter sich und ward zur *Salzsäule*....«
Diese Frau befand sich an diesem Morgen in schrecklicher Not. Eine gewaltige Naturkatastrophe hatte in ihren Augen ein Teil ihres eigenen Ichs zerstört: Sie sieht, wie ihre Heimat vernichtet wird. Weder Einsicht noch Liebe, nicht einmal Gott können den Schmerz lindern. So ist es ihr nicht übelzunehmen, daß sie sich entgegen dem Rat des rettenden Engels umdreht und Abschied nimmt. Sie muß sich umschauen und wird zur Salzsäule. Sie versteinert innerlich, erstarrt vor Kummer und Not.
Der Natrium chloratum-Mensch ist sehr gefühlvoll und daher sehr mitfühlend, möchte aber seine Gefühle verbergen. Keiner soll merken, wie es in ihm arbeitet. Der Säftehaushalt mit Mineralien, Elektrolyten und ernährendem Flüssig-

keitsstrom ist gestört. Die Psyche ist geprägt von kummervoller Not, dem Schock, den beim Erleiden nicht geweinten salzigen Tränen.

Arzneimittelbild

Wichtige Symptome

Müdigkeit, Schwäche, häufig durch Säfteverluste überanstrengte Menschen mit auffallender Neigung zum Weinen, aber Verschlimmerung durch tröstenden Zuspruch.
Viele Träume, insbesondere von Einbrechern. Beim Aufwachen muß er sich überzeugen, daß niemand da ist. Träume auch von brennendem Durst.
Große Schwäche und trotz starkem Appetit Abmagerung, besonders am Hals, bei Kindern auch am ganzen Körper.
»Bearing-down« morgens beim Erwachen.
Man ist hier zum Hinsetzen gezwungen, um das Schwächegefühl aufzuheben, dabei Schmerzen in der Kreuzgegend.
Häufiger Herpes an den Lippen mit trokkenen, rissigen Schleimhäuten, häufig tiefer Riß in der Mitte der Oberlippe, gelegentlich auch in den Mundwinkeln. Landkartenzunge.
Häufige Ausschläge in den Gelenkbeugen, am Rand der behaarten Haut, hinter den Ohren.
Heftiger Durst, Verlangen nach großen Mengen Wasser, die auf einmal und kurz hintereinander getrunken werden.
Immer wieder Verlangen zu trinken.
Abneigung gegen Brot und fette Speisen.
Großes Verlangen nach Salz.
Große Schweiße im Gesicht beim Essen.
Ein eigentümliches Symptom ist ein Kältegefühl in der Gegend des Herzens bei großer geistiger Überanstrengung.

Modalitäten

Verschlimmerung: durch jede körperliche oder geistige Beschäftigung, Hitze, an der See, durch Ruhe, tröstenden Zuspruch. Die schlechteste Zeit ist zwischen 10.00 und 12.00 Uhr morgens.
Besserung: beim Liegen, besonders auf dem Rücken, bei starken Schweißen, leerem Magen, kalten Bädern.
Zu beachten ist bei Natrium chloratum die Ambivalenz der Wirksamkeit So kann beispielsweise Besserung *oder* Verschlimmerung an der See oder an der Sonne auftreten.

Toxikologie

Kann bei übermäßiger Zufuhr zu chronischer Schädigung der Organe führen. Akuter Salztod durch Wasserentziehung. Verwendung hypertonischer Kochsalzlösungen als Emetikum kann bei Kleinkindern lebensgefährlich sein. 200 g Kochsalz innerlich verabreicht, kann beim Erwachsenen ad exitum führen.

Wichtige Indikationen

Chronische Entzündungen des Lidrandes, der Bronchien, der Magenschleimhaut mit Abmagerung und Kräfteverfall. Chronische Fälle von Gastritis, Appetitlosigkeit mit Widerwillen gegen Brot und Fleisch. Übelkeit, Erbrechen und hartnäckige Verstopfung.
Migräne. Der Anfall beginnt morgens im Bett mit Übelkeit, Erbrechen. Die Schmerzen werden besser beim Aufstehen, kommen aber wieder bei Bewegung.
Funktionelle Herzstörungen. Patient hat das Gefühl, als ob ein Vogel in seiner Brust flattert.

Die Pulsation kann sehr stark sein, so daß der ganze Körper erschüttert ist.
Heftige, krampfartige Niesanfälle in der Frühe, sobald man anfängt, sich zu bewegen oder sich aufdeckt.
Heuschnupfen.
Trockener Husten, besonders in der Kehle ein Kitzeln.
Bei jedem Anfall Stirnkopfschmerzen, mitunter auch unwillkürlicher Harnabgang.
Kopfschmerzen, die als Begleiterscheinung von Augenüberanstrengung auftreten.
Personen, die am Abend vor dem Fernsehschirm einschlafen, nachts im Bett aber schlaflos wachbleiben.
Natrium chloratum ist neben seinem Einsatz bei bestimmten klar umgrenzten Krankheiten ausgesprochen gut anzuwenden bei erschöpften, ermüdeten und anämischen Menschen, die trotz reichlicher Nahrungsaufnahme weiter abmagern.

Phosphorus

Ursprung

Phosphorus (Phosphor) tritt weiß bzw. gelb, rot und schwarz auf und kommt fast ausschließlich in den Phosphatmineralien Phosphorit und Apatit vor. Phosphorit findet sich vor allem auf der Kolahalbinsel in Rußland, in Nordafrika und in Florida, Apatit in alpinen Klüften und magmatischem Gestein. Der aus Guano bekannte mineralisierte Vogelmist der Südseeinseln besteht aus einer Mischung von Phosphaten und Uraten.
Die größten Phosphorusvorkommen vermutet man auf Grund der Analysen von Meteoriten im Erdkern. Im Pflanzenreich kommen sie in verschiedenen Verbindungen vor. Im tierischen und menschlichen Organismus begegnen wir anorganischem Phosphorus in allen Körperflüssigkeiten und Zellen des Organismus, hauptsächlich in den Knochen. Organische Phosphorusverbindungen dienen in allen Körperzellen als Träger wichtiger Lebensfunktionen.
Die Entdeckung des Elements Phosphorus wird dem Hamburger Chemikalienhändler und Alchimisten Henik Brandt zugeschrieben, der im Jahre 1669 eingedämpften Harn unter Luftabschluß stark erhitzte, ist möglicherweise aber bereits im 12. Jahrhundert durch einen arabischen Alchimisten, Alchid Bechil, erfolgt.
Der Name »Phosphorus« beruht auf dem griechischen Adjektiv »phosphoros«, zu deutsch »lichttragend«, und bezeichnet die Eigenschaft des gelben und weißen Phosphorus, im Dunkeln zu leuchten; Phosphorus ist somit ein »Lichtträger«. Der geistige Vater für diesen, angesichts der biochemischen Rolle des Phosphorus als Energieträger sehr treffenden Namen, war der Hofmedicus Esholz beim großen Kurfürsten Friedrich Wilhelm von Brandenburg.

Persönlichkeitsportrait

Erwachsene

Die Etymologie des Wortes »Phosphorus« trägt zur Erklärung dieses Elements entscheidend bei. So entspricht dem Begriff »Phosphorus« in der Bedeutung »Lichtträger« lateinisch »Luzifer«, auch als Beiname des Teufels bekannt.
Als Licht und Lichtträger erscheint Phosphorus im periodischen System, wo es die einzige leuchtende nicht radioaktive Substanz ist. Sie ist sehr unruhig. Das zeigt sich bei nächtlichen Schiffahrten, wenn bei Neumond phosphoreszierende kleine Schaumkrönchen faszinierend aufleuchten.
Phosphor-Persönlichkeiten strahlen Liebenswürdigkeit und Liebe aus, suchen aber auch nach Liebe. Sie sind aufregend, haben ein anziehendes Wesen und fesseln ihre Umgebung.
Man verfällt ihnen unter Umständen mit »Haut und Haaren«. Sie sind sehr intelligent, sprühend, äußerst wach, sportlich. Abends sind sie in der leicht abgedunkelten Bar zu finden, wo sie ihre langen blonden Haare im Takt der Musik wiegen und mittels eines oft sehr schönen Körpers Männer bzw. Frauen »angeln«. Phosphor-Menschen in jungen Jahren scheinen manchmal »Angelhaken des Teufels« zu sein.

Die starken Emotionen dieses gut aussehenden, zarten, anmutigen und sportlichen Menschen mit den feinen Gesichtszügen und der zarten Haut spürt man bereits bei einer leichten Berührung von Schulter oder Arm. Ihre Haare sind fein und weich, von natürlichem Glanz und eigenartigem Schimmer. Oft sind sie blond, können aber auch rot- oder schwarzhaarig und dunkeläugig sein und ähneln dann in dieser Hinsicht fast dem Teufel.

Auffallend sind vor allem die Augen mit den langen Wimpern und den sehr aufreizenden Augenbrauen. Der Blick ist etwas weich, verträumt, sinnlich und dann wieder aufregend.

Mit diesen Augen erfahren sie jegliche Zuwendung, die sie sich wünschen. Pulsatilla dagegen, ebenfalls weich und liebevoll und mit seelenvollem Blick eines widerkäuenden Kälbchens wartet auf Zuwendung. Phosphor dagegen »angelt« mit den »Werkzeugen des Teufels«.

Phosphor-Persönlichkeiten sind äußerst sensibel und einfühlsam, können sich genau auf ihr Gegenüber einstellen und sind gern bereit, über alle Themen zu diskutieren. Auch ohne Fachkenntnis erweisen sie sich hierbei als äußerst redegewandt.

Sie verhalten sich rücksichtsvoll, überaus großzügig und sehr hilfsbereit. Frauen finden Kinder geradezu bezaubernd und setzen sich immer für diese ein.

Trotz ihrer Sensibilität sind diese Patienten extrovertiert und haben aufgrund ihrer Unterhaltsamkeit, Fröhlichkeit und Hilfsbereitschaft sehr viele Freunde. Kritik äußern sie kaum. Kleine Schwächen sind für den Außenstehenden eher amüsant und werden durch die beständig gute Laune von Phosphorus akzeptiert.

Phosphor-Patienten vermitteln den Eindruck, rundherum glücklich und humorvoll zu sein, allerdings mit ernstem Hintergrund, was manchen Menschen unangenehm ist. Aber immer begeistern das Improvisationsvermögen und die Fähigkeit, Freude zu bereiten, gerade in Gesellschaft. Die natürliche Offenheit bereitet großes Vergnügen, und die ausgestrahlte Wärme wird an andere weitergegeben. Herzlichkeit, Sensibilität und das Talent, auch andere aufgrund ihrer so guten »Gottesgaben« zu loben, bringen dem Phosphor-Menschen Dankbarkeit und Freude ein. Phosphor ist immer dominant, aber nicht aggressiv, sondern einfach unterhaltsam, und erreicht seine Position auf stille und bescheidene Weise.

Diese Menschen sind auch eitel. Sowohl Männer als auch Frauen können sich stundenlang vor dem Spiegel verschönen.

Der höchste Grad der Empfindsamkeit zeigt sich bei übersinnlich veranlagten Menschen mit telepathischen Fähigkeiten.

Diese Menschen, die die Zukunft vorhersagen, sind gute Medien und in Zirkeln zu finden, die mit der Welt der Geister, auch der Naturgeister, verkehren.

Diese magische Dimension trifft man bereits bei jungen Phosphor-Persönlichkeiten. Sie kann zu Nervosität und Erregbarkeit führen, auch zu Ängsten vor Krankheiten. Häufig besteht ein undefinierbares Grauen im transzendentalen Bereich. Man fürchtet, daß etwas passieren könnte, fährt aus Angst nicht im Auto mit und ist, wenn man hört, das Auto habe tatsächlich einen, wenn auch kleinen, Unfall gehabt, froh über die eigene Entscheidung.

Die kleinen Ängste äußern sich besonders bei Gewittern. Es gibt keinen Arzneimitteltyp, der die Veränderungen der elektrischen Spannungen in der Luft so stark fühlt wie Phosphor.

Größere Ängste hat Phosphor, wenn er einsam ist, was aber ganz selten der Fall ist. Dann kommt es zu einem Gefühl der Hilflosigkeit. Er begibt sich dann in die Gesellschaft anderer Menschen und benötigt Zuspruch. Kaum eine Arzneimittelpersönlichkeit ist dann so vertrauensvoll und dankbar wie der Phosphor-Patient.

Phosphor verkörpert auch als Erwachsener ein Kind, das fröhlich und leichten Herzens durchs Leben geht. So finden wir bei Phosphor-Männern wie bei -Frauen ungewöhnlich starke, flatterhafte, emotionale kindliche oder jugendliche Wesenszüge. Es ist schwierig, dieser froh durch das Leben tanzenden Phosphor-Persönlichkeit Ketten anzulegen; geschieht dies, so darf sie diese nicht spüren, was aber bei der beschriebenen Sensibilität ganz schwierig zu erreichen ist. Die Art, anderen entgegenzukommen, kann auch in Verschwendungssucht ausarten. Phosphor kann sehr großzügig Geld ausgeben, ohne zu wissen, wie er es wieder beschaffen kann.

Phosphor-Persönlichkeiten können ihre Umwelt positiv, aber auch negativ, stark beeinflussen. Umgekehrt sind sie selbst sehr beeinflußbar und damit auch verwundbar, dies auch im rein somatischen Bereich. Eine Blutung bei verwundeter Haut kommt nicht nach wenigen Minuten zum Stillstand, sondern blutet lange. Bei relativ starker Berührung, wie einem Schlag auf den Arm oder einer heftigen Umarmung, entstehen Blutergüsse und »blaue Flecken«.

Auch im Bereich der Sinneswahrnehmungen ist die Beeinflußbarkeit sehr groß und führt zu schmerzhaften Erfahrungen, besonders im Bereich der Liebe. Im geistigen Bereich birgt die große Aufgeschlossenheit häufig die Gefahr in sich, auf »zu vielen Hochzeiten zu tanzen«, schließlich unkonzentriert zu werden und den Boden unter den Füßen zu verlieren.

Für den Arzt ist der Phosphor-Patient unter diesem Aspekt angenehm. Er zeigt eine gute Compliance und spricht uneingeschränkt und vertrauensvoll über alle Symptome. Eventuelle Befürchtungen kann der Arzt sehr schnell zerstreuen.

Beim Träumen baut die Phosphor-Persönlichkeit Wolkenschlösser, die dann gelegentlich plötzlich zusammenbrechen.

Die so lebhaften Menschen überschreiten sehr schnell die Grenzen ihrer eigenen Fähigkeiten und werden müde, wenn sie sich intensiv mit einer Angelegenheit beschäftigen. Aber bereits ein sehr kurzer Schlaf bringt Erquickung und erneute Fröhlichkeit, Heiterkeit, Humor und die Fähigkeit, den Mitmenschen zu helfen.

Auffällig sind der Durst, besonders nach kalten Getränken, sowie das Verlangen nach Obst, Salaten und Salz und der Appetit auf Fische. Phosphor genießt alles Kühle bzw. Kalte.

Das Liebesleben von Phosphor, besonders der Frauen, ist äußerst interessant. Die Faszination, die sie ausstrahlen, wird noch größer, wenn sie verliebt sind. Sie sind in verliebtem Zustand so begeistert, daß sie sich Illusionen hingeben: Alles, was sie lieben, wird von ihnen übersteigert gesehen. Hier ist an den »Sommernachtstraum« von *Shakespeare* zu erinnern, in dem Titania dem Eselskopf Schönheit verspricht.

Hat sich Phosphor einmal verliebt, vergißt er völlig, daß er diesen Zustand in regelmäßigen Abständen und jedesmal als die große Liebe schlechthin erlebt hat. In vorgerücktem Alter neigt er noch zu pubertärem Schwärmen, läßt sich auch gerne noch einmal auf romantische Abenteuer ein, kultiviert das Verliebtsein und ist bestrebt, seine Leidenschaft lange zu erhalten.

Wiederholte Liebesbeziehungen oder mehrfache Ehen lassen an Phosphor den-

ken. Da im Bereich der Sinnlichkeiten alle Elemente im Übermaß vorhanden sind, kann Phosphorus zu außerordentlicher Triebhaftigkeit, Schamlosigkeit, Erotomanie, ja sogar zu Nymphomanie oder Satyriasis neigen. Dies zeigt beispielsweise das Verhalten hübscher, junger Mädchen, die Männer nach Belieben verführen. Phosphorus-Persönlichkeiten sind sexuell überaus anziehend und dynamisch, was auch zu Schwierigkeiten in einer Beziehung führen kann. Phosphor-Persönlichkeiten finden sich in übertriebenem Maße begehrenswert und schön und sind von so starken Emotionen bestimmt, daß sie einen Partner damit überfordern und sich somit mehreren Menschen gleichzeitig zuwenden.
Freilich sind diese Menschen auch anfällig für melancholische Reaktionen. Überschwenglichkeit und Lebenslust können auch Schutzmechanismen darstellen gegen das große Gespenst der Melancholie oder der Langeweile.
Gelegentlich reagiert Phosphor jedoch auch mit Niedergeschlagenheit auf seine Höhenflüge. Diese Trostlosigkeit, die sich bis zu einer Abscheu vor dem Leben steigern kann, führt zu tiefster Verzweiflung, die durch unaufhörliches Weinen und tiefe Depressionen geprägt ist. In diesen Phasen besteht auch Suizidgefahr. Diese Züge der sonst so lebhaften und extrovertierten Persönlichkeit beruhen auf der großen Ambivalenz aller vorhandenen Elemente. Zeigt sich die Schattenseite des Lebens nicht in jungen Jahren durch Enttäuschungen, erfährt Phosphorus sie sicher im Alter, wenn er der Jugend weichen muß.
Ein letzter Aspekt ist im Zusammenhang mit Luzifer zu erwähnen, der in Phosphor steckt, sinnlich ist und anregend wirkt. Nachdem er ein Lustobjekt »geangelt« hat, läßt er es wieder fallen, ohne Rücksicht auf die verwundete Psyche des Betroffenen. Gegen ein eventuell aufkommendes Schuldgefühl setzen Phosphor-Personen die Ansicht, alles gegeben und geschenkt, dem anderen das Leben verschönert zu haben.
Sie fragen sich, warum dieser jetzt beleidigt ist.
Diese Arzneimittelpersönlichkeit enthält wie keine andere die Pole stärkster Lebensfreude und tiefster Verzweiflung: Auf der einen Seite ist das Leben herrlich, kann aber auch in den Schatten tiefster, schwerster Depressionen führen, die nur an der Seite eines Partners aufzufangen sind, der alle Spannungen miterlebt hat und dennoch am geliebten Menschen festhält.

Kinder

Bei der Besprechung der Elemente trat Phosphor schon hervor als ein leuchtendes Element, ein »Lichtträger«. Diesen Eindruck vermittelt auch ein Phosphor-Kind. Es gewinnt schnell die Sympathie aller Menschen, ist allerdings sensibel und reagiert überempfindlich auf Sinneseindrücke jeder Art, auf Berührung wie auch auf atmosphärische Veränderung. Auch im persönlichen Kontakt spürt es genau, ob ihm jemand wohlgesonnen ist oder nicht, und reagiert entsprechend. Die Responsibilität des Phosphorkindes ist ungemein groß. Tritt man ihm offen, ehrlich und sympathisch gegenüber, so wird es sich schnell anschließen, Einblick gewähren in die Tiefe seiner Seele und sich als ein etwas glühendes Wesen präsentieren.
Im somatischen Bereich finden wir das Wachstum des Körpers deutlich dem der inneren Organe überlegen, was auch dazu führt, daß die Kinder hoch aufschießen, aber immer eine etwas vornüber gebeugte Körperhaltung zeigen.
Im geistigen Bereich finden wir eine sehr

zarte Seele, die zwar sehr enthusiastisch ist, ganz heftig aufflammen kann, um sich für etwas zu engagieren, und vielen Freude bereitet, aber sich infolge schneller Erschöpfung auch wieder zurücknimmt. Phosphor-Kinder gleichen einem Schmetterling, der schwerelos von einer Blüte zur anderen flattert, sich überall ein wenig amüsiert und wieder verschwindet. Aufgrund der Lebhaftigkeit im körperlichen und im geistigen Bereich ist das Kind schnell erschöpft. Ein immer wieder eingeschaltetes kurzes Schläfchen wird sehr schnell wieder Kräfte herbeiführen, wobei die Phasen der Erregbarkeit und der Erschöpfung sehr rasch und schlagartig wechseln. Das Kind ist nicht gerne allein, besonders nicht im Dunkeln, fürchtet sich deshalb vor dem Abend, hat Angst vor Gewittern und ängstliche Vorahnungen. Im Bett steigert sich die Unruhe noch mehr, so daß man ihm abends keine Geistergeschichten erzählen sollte, da es sonst nicht einschlafen kann. Nicht selten sind Schlafwandler - mondsüchtig gelegentlich - bei Phosphor-Kindern zu finden.

Das Kind hat großen Appetit, wird sogar nachts von Hunger wach und muß dann etwas essen, um dann wieder schlafen zu können. Typisch ist das auch bei Erwachsenen vorhandene Verlangen nach frischen, saftigen Dingen, wie Salat, Gemüse, Obst, Eis und eiskalten Getränken. Magenbeschwerden werden durch eiskaltes Trinken gebessert.

Die Neigung zu Blutungen ist sehr groß. Vor allem bei Erkältungen kommt es schnell zu Nasenbluten. Zahnfleischbluten und kleine Blutergüsse im Unterhautgewebe sind ebenfalls häufig. Zu einem Schnupfen kommt bald eine Bronchitis bzw. ein sehr unangenehmer Reizhusten. Alles verschlimmert sich an der kalten Luft, besonders beim Sprechen, Lachen und Singen.

Im Gegensatz zu vielen anderen Mitteln lassen sich Phosphor-Kinder auch gern massieren und einreiben. Sie suchen Kontakt und Anlehnung, aus dem Verlangen heraus, des anderen Kraft und Lebensqualität zu übernehmen. Einreiben, überhaupt Reiben sowie Streicheln bringen Linderung der Beschwerden.

Alles in allem ein sympathisches Kind. Ein hilfsbedürftiges, kein pflegeleichtes Kind, aber ein Kind, das sehr viel Freude macht.

Literatur

Bei Tolstoi zeigt die Persönlichkeit der Anna Karenina absoluten Phosphor-Charakter. In großer Liebe ist sie ihrem Liebhaber Bronski zugeneigt, gibt ihm alles, um ihn und sich selbst glücklich zu machen. Als Bronski nicht mehr mit der gleichen Leidenschaft reagiert, sie nicht mehr der einzige Bezugspunkt seines Denkens und Lebens ist, ist sie völlig unfähig, sich leise zurückzuziehen, etwas stiller zu werden. In dem Nachlassen von Bronskis leidenschaftlichen und schmeichelnden Emotionen sieht sie eine Zurückweisung, ist verzweifelt und beginnt jetzt zwischen leidenschaftlicher Liebe und unvernünftigen Forderungen zu schwanken. Sie wirkt gekünstelt, immer wieder versucht sie, ihre alles verzehrende Leidenschaft aufrechtzuerhalten und grollt Bronski sehr, als sie damit scheitert.

Aufgrund ihrer übermäßig sensiblen Phosphor-Persönlichkeit ist sie jedoch darauf angewiesen, Liebe zu geben und zu empfangen. Sie kann nicht ohne Liebe bzw. mit dem emotionalen Mißklang weiterleben, den sie selbst hervorgerufen hat. Damit tritt die unbewußte emotionale Instabilität ihrer Persönlichkeit deutlich in ihr Bewußtsein. Sie verliert

die Kontrolle über ihre Gefühle, wird hysterisch und nimmt sich das Leben, indem sie sich unter einen Zug wirft. Das Verhalten Annas und die Reaktion auf ihre Zwangslage sind ganz typisch für Phosphor.
Den Notizen Tolstois ist zu entnehmen, daß er ursprünglich beabsichtigte, Anna als böse Verführerin darzustellen, die für ihre moralischen Vergehen gerecht leidet. Beim Schreiben nahmen jedoch ihre Warmherzigkeit, ihr Charme und ihre impulsive Liebenswürdigkeit, alles Kennzeichen der Phosphor-Persönlichkeit, immer mehr Raum ein und begannen ein Eigenleben zu führen. So ruft sie mehr Sympathie und Mitleid hervor als Mißbilligung und zeigt auch hier ein Merkmal des Phosphor-Menschen.

Arzneimittelbild

Wichtige Symptome

Brennempfindung an allen Körperteilen, besonders aber an den Armen und Händen. Die Füße sind bei Phosphor meist nicht beteiligt und kalt.
Neigung zu Blutungen.
Überempfindlichkeit aller Sinnesorgane.
Hunger, besonders nachts, Verlangen nach kalten und frischen Speisen, wie Obst, Salat, kaltes Gemüse und Getränke.
Durst. Der Kranke fühlt sich wohler, wenn er kalte Getränke, am besten kaltes Wasser, getrunken hat.
Leeregefühl im ganzen Abdomen.
Schmerzhafte Larynx und auch Pharynx-Organe.
Beklemmungen und Schweregefühl auf der Brust bei Lungenerkrankungen, besonders bei Pneumonie. Diese Empfindung ist äußerlich.
Große Angst vor Gewitter und große Unruhe bei Gewitter.
Sehr empfindlich gegen verschiedene Düfte wie Blumen, aber auch gegen üble Gerüche.

Modalitäten

Verschlimmerung: vor und während Gewitter, durch geistige Anstrengung, Liegen auf der linken Seite, abends in der Dämmerung.
Besserung: durch kalte Speisen und Getränke, Liegen auf der rechten Seite und nach Schlaf.

Toxikologie

Von den herkömmlichen Erscheinungsformen des Phosphors am giftigsten ist der elementare gelbe Phosphor. Vergiftungen mit gelbem Phosphor waren früher sehr häufig, solange dieses Element zur Zündholzherstellung gebraucht wurde. Auch die jetzt verworfene Rattenvertilgungsart mit Phosphorpaste wurde gerne zu Mord oder Selbstmord benutzt. Zur Bekämpfung schädlicher Vögel wird gelegentlich heute noch gelber Phosphor in Gifteiern angewandt. Aufgrund der Vergiftungsgefahr sollten Kinder diese nicht in die Hand bekommen.
Die akute Vergiftung kommt auf verschiedenem Wege zustande. So lösen Phosphordämpfe heftige Reizerscheinungen an der Bronchialschleimhaut aus, die in sehr kurzer Zeit zu einem Lungenödem führen können.
Die tödliche Dosis für den Menschen liegt bei 0,05 bis 0,1 g gelbem Phosphor. Beim klassischen Bild der akuten Phosphorvergiftung lassen sich drei Stadien unterscheiden.
Im ersten Stadium tritt kurz nach peroralem Einbringen des Giftes eine schwere Gastroenteritis mit brennenden Schmerzen auf sowie Erbrechen und Schocker-

scheinungen. Dazu kommen Durchfälle, der Atem riecht knoblauchartig und die Stühle leuchten gelegentlich im Dunkeln.
Überlebt der Kranke dies, folgt ein symptomfreies zweites Stadium von eins bis acht Tagen. Dabei besteht relatives Wohlbefinden, sogar mit Euphorie gepaart, allerdings auch mit Störungen des Bewußtseins und Schwächeanwandlung.
Im dritten Stadium folgen Erbrechen, Übelkeit, Durchfälle, Schmerzen im Bauch und Leberbereich sowie massives Bluterbrechen. Es besteht ein typischer Phosphorikterus.
Extremitätenschmerzen sind sehr heftig, der Puls wird klein und schnell, Herztöne immer weniger hörbar. Es kommt zu Hämorrhagien, Leukopenie, manchmal auch zu Monozytose, die Harnausscheidung ist verringert. Im Urin finden sich pathologische korpuskuläre Bestandteile.
Zuletzt erfolgen Somnolenz, Delirien und konvulsivische Anfälle.

Wichtige Indikationen

Blutungen aller Art, z.B. Nasenbluten, aber auch subkonjunktivale Blutungen.
Schwindel, besonders bei alten Menschen mit Blutandrang zum Kopf, Brennen im Hirn, ein wichtiges Gefühl!
Geistige Anstrengung und starke körperliche Arbeit, die sehr zur Erschöpfung führen.
Lebererkrankungen, Nierenerkrankungen.
Bronchitis, Bronchopneumonie.
Kehlkopferkrankungen bis zur Aphonie bei Pharyngitis und Laryngitis.
Karies und Nekrose der Röhrenknochen.
Hämorrhagien, Purpura, hämorrhagische Form der exanthematischen Fieber.
Kopfschmerzen.
Schlaflosigkeit.
Langandauernde Fieber.
Erkrankungen der tiefen Augenregionen, Retinitis, Korneitis, Glaskörpertrübung.

Stibium sulfuratum nigrum (Antimonium crudum)

Ursprung

Metallisches Antimon war den Chinesen schon vor 5000 Jahren bekannt und wurde auch von den alten Ägyptern verwendet, die es als eine Abart des Bleis betrachteten.
Die ersten zu Beginn unserer Zeitrechnung gegebenen Vorschriften zur Bearbeitung des »stibi« (ägypt. stim=Grauspießglanz) stammen von den griechisch-römischen Klassikern Pedanios, Dioskorides und C. Plinius secundus. Bereits in ägyptischer Zeit wurde der Grauspießglanz als Schminke begehrt und als Medikament bei der Behandlung von Wunden und Hautkrankheiten benutzt. Auch heute noch wird Antimonium crudum im Orient zur Behandlung der Bagdad-Beule verwendet.
Von den 7 Arcana des Paracelsus sind zwei antimonhaltig: Pulvis solaris niger und Pulvis solaris ruber.

Mythologie

Nach einer Sage soll der Name »Antimonium« von Mönchen des ausgehenden Mittelalters geprägt sein, die das Mittel an Schweine verfütterten und beobachteten, daß die Tiere damit besser gediehen und kräftiger wurden. Den Frauen war der Gebrauch als Schminke durch einen bischöflichen Erlaß verboten worden, da kosmetische Veränderungen des Gesichtes als Sünde betrachtet wurden.
Heute noch gibt es Gänsezüchter, die ihren Tieren eine geringe Menge Antimon zusetzen, um eine Leberverfettung und damit delikate Gänseleber zu erzeugen.
Als der Abt eines großen Klosters seinen Mönchen ebenfalls Antimonium crudum verabreichen ließ, mußte er feststellen, daß es ihnen gar nicht gut bekam und sie zum Teil sogar schwer erkrankten. Sie wurden immer magerer, hatten eine belegte Zunge und Magenschmerzen. Das bei Schweinen gut wirkende Mittel, richtete sich hier gegen die Mönche und war ein »Antimonachicum« oder »Antimonium«.
Im 16. und 17. Jahrhundert galt Antimonium fast als Allheilmittel. Dies geht aus dem Werk »Currus triumphalis antimonii« von Basilius Valentinus, einem Benediktinermönch, hervor.
Die großzügige Therapie in den damals noch üblichen hohen Dosen führte zu vielen Vergiftungen mit tödlichem Ausgang, was schließlich zur Ächtung des Mittels führte. An einigen deutschen Universitäten wurde schließlich bei der Promotion die eidliche Versicherung verlangt, daß der Promovierende kein Antimon-Präparat in seiner Praxis verwenden würde.

Persönlichkeitsportrait

Verdrießliche Menschen sind es, auch oft reizbar, ständig müde, ängstlich und schreckhaft, weinerlich. Geringfügige Einflüsse von außen greifen sie so stark an, daß sie in Mutlosigkeit und Verzweiflung verfallen. Am liebsten begingen sie dann Suizid.

Diese Menschen sind sentimental, geben sich bei Kerzen- oder Mondlicht ihren Träumen hin. Sie verausgaben sich völlig in einer Liebesbeziehung, fallen andererseits bei unerwiderter Zuneigung in schwere Depressionen.
Oft sind sie sehr schlecht gelaunt, haben keine Lust, auch nur ein Wort zu sprechen oder gar angesprochen zu werden. Bei der geringsten Störung ärgern sie sich sehr.
Ihre Schläfrigkeit ist begleitet von großem Gähnen. Haben sie endlich Zeit zum Schlafen, dann ist der Schlaf unruhig oder fehlt völlig. Sie werden dann ganz munter im Bett, frieren aber dabei. Schlafen sie ein, dann sind ihre Träume entweder von Schrecken und Angst erfüllt oder aber äußerst wollüstig.
Der Magen reagiert bei jeder Belastung und Spannung, so bei Terminnot oder anderen Geringfügigkeiten Dabei kommt es häufig zu Durchfall, aber auch zu Verstopfungen. Das für diesen Menschen ganz typische Symptom ist immer die wie ganz dick von weißer Milch bedeckte Zunge.
Trotz der Frostigkeit wird Sonnenhitze, aber auch das lodernde Feuer eines Kamins nicht vertragen. Bei warmem Sommerwetter ist er völlig erschöpft.
Trotzdem besitzt er eine ungeheuere Abneigung gegen kaltes Baden.
Die Kinder schreien beim Waschen mit kaltem Wasser, und Schwimmen in kaltem Wasser führt gelegentlich zur Regelsupression. Es gibt kaum eine Antimonium crudum-Persönlichkeit, die nicht an Nagelwachstumsstörung, Warzen, schmerzhaften Schwielen an den Fußsohlen, gelegentlich juckenden Ekzemen sowie alimentären Urtikaria leidet. Hier sind allerdings die Modalitäten zu berücksichtigen.
So werden die Hauterscheinungen durch extreme Temperaturen wie kaltes Baden bzw. strahlende Sonne verschlimmert, aber auch durch übermäßiges Essen, besonders den Genuß von Saurem, beispielsweise Wein. Dabei essen gerade Antimonium crudum-patienten gerne und viel, obwohl sie wissen, daß sie in dieser Hinsicht sehr empfindlich sind.

Arzneimittelbild

Wichtige Symptome

Dick belegte, milchweiße Zunge. Kein anderes Mittel hat einen so dicken, weißen Belag wie Antimonium crudum. Es sieht aus, als ob die Zunge mit dickem Milchbrei belegt wäre.
Arthritische Symptome und Verdauungsstörungen.
Die Fußsohlen sind äußerst empfindlich, sie haben dicke Schwielen, häufig Warzen, schmerzhafte hornige Stellen. Der Magen ist häufig überlastet durch zu vieles Essen und zu viel Wein.
Die Mundwinkel sind aufgesprungen, rissig und schmerzhaft.

Modalitäten

Verschlimmerung: durch kalte Bäder, strahlende Hitze, Sonne und offenes Feuer, sauren Wein, zu viel Essen.
Besserung: durch warme Bäder, frische Luft.

Toxikologie

Vergiftungen mit Antimon kommen in erster Linie bei der Verarbeitung in Technik und Industrie vor. Die Giftigkeit des metallischen Antimons ist dabei umstritten. Meist kommen Verunreinigungen durch Blei oder Arsen in Betracht. Allgemeine Krankheitszeichen sind Müdigkeit, Schwindel, Schlaflosigkeit, Reizbar-

keit, Entzündungen in Mund und Rachenhöhle, Magen-Darm-Störungen, Koliken, Neuritiden und Blutschädigungen. Durch Schmelzdämpfe werden Entzündungen der oberen Luftwege, Magen-Darm-Störungen sowie Hautreizungen verursacht.
Die giftigste Antimonverbindung ist Antimon-Wasserstoff (SbH_3), der ähnlich wie Arsen-Wasserstoff wirkt und das zentrale Nervensystem erheblich angreift.
Im Gegensatz zu Arsen ist es nicht möglich, eine Gewöhnung an Antimon zu erzielen. Die Resorption nimmt bei chronischer Darreichung nicht ab, sondern sogar noch zu. Dabei scheint die Vorbehandlung mit Antimon die Empfindlichkeit noch zu steigern, was wohl auch mit der langsamen Ausscheidung und der Speicherung zusammenhängt.
Nach der Einnahme toxischer Dosen (mehr als 0,2 g pro Gabe) treten Schmerzen im Mund mit metallischem Geschmack auf. Auf der Mundschleimhaut bilden sich Aphten, Blasen und Pusteln, die Lippen schwellen an. Starke Schlingbeschwerden, Übelkeit, Ekelgefühl, kolikartige Schmerzen in Magen und Unterleib. Der Bauch ist sehr stark aufgetrieben, es besteht vermehrter Speichelfluß mit Würgen und Erbrechen. Stuhlentleerungen sind schleimig mit Galle vermengt.
Das Gesicht wird blaß, der Hals rauh. Die Stimme versagt, der Puls wird klein, Krämpfe treten auf und unter Schwindel, Kollaps und Bewußtlosigkeit tritt der Tod ein.

Wichtige Indikationen

Gastritis, besonders nach zu vielem Essen und nach viel Wein.
Krustige Ausschläge, besonders bei Kindern, mit honiggelben Krusten, rissigen Hautpartien, besonders an den Nasenflügeln und Mundwinkeln.
Migräne, die sich sofort bessert, wenn eine Ausscheidung in Gang kommt, z. B. Schnupfen, Durchfall, Husten mit Auswurf.
Folgen von Unterdrückung eines Hautausschlages.
Chronische Rötung der Augenlider und Entzündung der Konjunktiven.
Deutliche Verschlimmerung durch Sonnenlicht und offenes Feuer.

Sulfur

Ursprung

Elementarischer Sulfur (Schwefel) wird aus Erzen und Sulfaten gewonnen. Er verbindet sich beim Erhitzen mit fast allen Elementen, oft unter Feuererscheinung und ist Ausgangsprodukt aller wichtigen Schwefelverbindungen, insbesondere der Schwefelsäure, die technisch eine äußerst wichtige Bedeutung erlangt hat.
Zu den wichtigsten Schwefelverbindungen für das organische Leben gehören die schwefelhaltigen Aminosäuren.
Pharmakologische Bedeutung erlangten organische Schwefelverbindungen, wie Sulfonsäure (Ichthiol), die Sulfonamide, die Schwefelsäure-Ester mit Polysacchariden (Heparin), Antibiotika, Zytostatika, viele Hormone und auch Narkotika.
Die Hauptmasse des Schwefels findet sich in der mittleren Erdschale (Chalkosphäre) in etwa 1200 bis 2900 km Tiefe. In der äußeren Erdschicht (Lithosphäre) kommt der Schwefel elementar als Bleiglanz oder als Sulfat und gasförmig als Dioxid und Schwefelwasserstoff vor. Durch vulkanische Ausbrüche kommt er aus großen Tiefen an die Erdoberfläche. Balneologisch wichtige Schwefelquellen sind in Aachen, Wiesbaden und Bad Homburg zu finden.
Im pflanzlichen, tierischen und menschlichen Organismus ist Schwefel von sehr großer Bedeutung, zumal er, besonders im menschlichen Organismus, in mehreren Vitaminen, Hormonen, Ko-Enzymen vorkommt sowie in schwefelhaltigen Aminosäuren, die an der Eiweißbildung beteiligt sind.
Wegen Farbe, Brennbarkeit und des stechenden Geruchs der Verbrennungsprodukte wurde Schwefel bereits im Altertum zu religiösen Zwecken verwendet. Um 2000 v. Chr. verwandten ihn die Ägypter zum Bleichen, um 1600 v. Chr. zur Herstellung von Farben.
Homer erwähnt brennenden Schwefel als Desinfektionsmittel, Dioskorides im 1. Jh. v. Chr. seine Verwendung in der Heilkunde. Die Römer benutzten ihn zu pharmazeutischen Zwecken.
Zum Beginn des 12. Jahrhunderts erlangte Schwefel große Bedeutung bei der Schießpulverherstellung, und mit dem Ende des 18. Jahrhunderts für die Schwefelsäureindustrie.
Den elementaren Charakter von Schwefel entdeckte Lavoisier im Jahre 1777.

Mythologie

Im griechischen Mythos verkörpert der Gott Hephaistos eine Schwefel-Persönlichkeit. Er war der große, überlegende, hilfreiche Gott, der künstlerisch sehr begabt war. Im Auftrag des Zeus erschuf er Pandora und schmiedete für sie eine Büchse, in der alle Leiden, Sorgen und Nöte der Menschen verschlossen waren. Schalkhaftigkeit bewies er, als er von Hermes erfuhr, daß seine Gemahlin Aphrodite ein Liebesverhältnis mit Ares habe: In Windeseile schmiedete er ein riesiges, goldenes Netz, das er über die Liebenden spannte und rief alle Götter zusammen, um dieses Schauspiel zu betrachten. Und alle kamen (mit Ausnahme der Damen des griechischen Götterhimmels) und ließen »melieusi

geleusi«, »honigsüßes Gelächter«, erschallen.
Die Griechen verbrannten zum Dank für empfangene Wohltaten oder um zürnende Götter zu versöhnen, vielfach auf den Altären neben den Schlachtopfern allerlei wohlriechende Kräuter. Wenn trotz vieler Bittopfer die Götter nicht reagierten, streuten die Griechen schließlich Schwefel auf die Opfertiere. Sein penetranter Geruch sowie die Farbe des Rauches, der von gelb bis orangerot in verschiedenen Variationen leuchtete, sollten die Aufmerksamkeit der Götter erregen. Dieses die Sinnesorgane der Götter ansprechende Verfahren verlieh dem großen Reaktiosmittel Schwefel den griechischen Namen »theion«, zu deutsch »das Göttliche«, während Phosphor, das zweite große Reaktionsmittel, dem lateinischen »Luzifer« und somit dem Teufel gleichzusetzen ist. Dies mag zunächst verwunderlich erscheinen, ist aber bei genauer Kenntnis der griechischen Mythologie verständlich.
Das heutige Problem des schwefeligen Säureregens, des »sauren Regens«, gab es schon in biblischen Tagen, als »Pech und Schwefel« vom Himmel fielen. Sulfur ist eine Zivilisations- und Kulturkomponente, die uns zwar im technischen Fortschritt Vorteile bringt, aber auch sehr viel Abfall beschert. Hier ist daran zu erinnern, daß der Ab-fall, ein teuflisch-sulfurisches Geschehen darstellte, als Adam und Eva von den Geboten Gottes im Paradies abfielen.
Der Abfall ist die Kehrseite des Vorteils, den wir von der Industrialisierung haben, und so entstehen jetzt Krankheiten der Haut als Ausschläge, als juckende und brennende Veränderungen, als wenn der Teufel selbst den Kranken berührt hätte. Das Leben dieser Kranken wird zur Hölle, in der Pech und Schwefel und Teufel stinken und Unreinheit herrscht.

Persönlichkeitsportrait

Erwachsene

Generationen homöopathischer Ärzte unterschieden zwei Sulfur-Typen, die beide in der Literatur oft beschrieben wurden und regional verschiedene Portraits zeigen.
Der eine Typus ist mager, schmal, hat hängende Schultern, der andere plethorisch, gut genährt und robust, mit allen Anzeichen vollendeter Gesundheit.
Der magere Sulfur-Typ, den *Kent* besonders herausstellte, ist groß und sieht häufig schmuddelig aus. Wegen der Schwäche seines Rückens steht er häufig krumm und muß sich aufstützen. Aufrechte Haltung ist für ihn unbequem, Stehen fällt im schwer. Dies ist ein Leitsymptom bei Schwefel.
Sehr häufig ist er träge und faul.
Die früher in der Materia medica gefundene Ansicht, der Patient trage Hemden und Hosen, die monatelang nicht gewechselt würden, ist nicht mehr zu vertreten.
Diese Persönlichkeiten sehen oft weder den Schmutz an ihrem Hemd noch die Schuppen auf dem beispielsweise dunkelblauen Jackett, sind jedoch durch jeglichen Schmutz in ihrer Umgebung sehr irritiert: Trotz ihrer sehr belastenden Libido würden sie sich niemals mit einem noch so hübschen, aber ein schmutziges Kleid tragenden Mädchen zusammensetzen oder eine Kaffeetasse mit Lippenstiftspuren zum Munde führen. Sie ekeln sich z. B. vor der unaufgeräumten oder schmutzigen Wohnung ihrer Freundin, befinden sich dabei aber nicht in einer Zwangssituation wie Luesinum, der sich ständig die Hände wäscht, weil er einer angeblich schmutzigen Person die Hand gegeben hat oder eine schmutzige Türklinke bzw. einen nicht mehr ganz neuen Geldschein angefaßt

hat. Freilich ist hier anzumerken, daß es auch sehr saubere und ordentliche Sulfur-Patienten gibt, die manchmal etwas hyperaktiv sind und dann auf einmal krankhaft pedantisch werden, wie wir es auch bei Arsen finden.

Der beschriebene Patient ist sehr stark auf geistige Tätigkeit ausgerichtet. Er liebt geistreiches Debattieren und Disputieren, er ist, wie die frühere Materia medica sagt, ein »Philosoph im schmutzigen Hemd«. Seine philosophische Neigung ist ungemein stark, zumal er sich gerne in wissenschaftliche Probleme vertieft. Auf seinem Arbeitsplatz, dem Schreibtisch, sowie auf Regalen, deren es nicht genug geben kann, auf Fensterbänken, selbst auf Stühlen stapeln sich Bücher, Konzepte und Zettel. Niemals herrscht Ordnung und er kommt auch nicht auf die Idee, sauberzumachen. Er bemerkt gar nicht, daß es schmutzig ist, es sei denn, er wird darauf aufmerksam gemacht, und sieht lediglich das ihn packende Thema. Alles andere ist unwichtig. Dabei stößt er gedanklich zum Kern der Probleme vor, will aber auch als erster Erkenntnisse gewinnen, die er - etwas eigensüchtig - anderen vermitteln will.

Sehr gerne findet er neue Aspekte und immer wieder stellt er sich Fragen, um sie zu lösen. Dabei wird er manchmal müde, bricht zusammen und hat dann keine Kraft mehr, intensiv zu arbeiten und seine Studien zu vollenden. Aber auch, wenn seine geistigen Fähigkeiten abnehmen, behält er das Gefühl, er sei der Beste.

Er liebt es, für Darstellungen wie Vorträge oder Bücher gelobt zu werden. Je mehr er umschmeichelt wird, desto stolzer und eitler wird er. Reicht seine Kraft nicht mehr aus, um mit der Welt zurechtzukommen, zieht er sich in seine Welt der Philosophie bzw. seiner eigenen Meinung zurück.

Hat Sulfur eine Aufgabe übernommen mit einem ganz klar definierten Problem, läßt er sich bisweilen vom Thema ablenken, weil er immer wieder andere Aspekte findet, die ihn ebenfalls interessieren. Sehr lange kann er sich mit ziellosen, auch metaphysischen, Gedanken beschäftigen. Auch in seinen Vorträgen und Büchern entfernt er sich ab und zu vom Thema. Drängt dann die Zeit, kommt er oft nicht weiter.

In solchen Momenten ist er trotz seines Wissens, trotz seines Fleißes nicht mehr in der Lage, über sich selbst zu bestimmen. Auf seiner Suche nach Entspannung trinkt er Alkohol, um die aus seinem Versagen resultierenden Depressionen zu unterdrücken, und entwickelt Angst vor Krankheiten, dem Tod und Unglücksfällen. Allerdings ist die Sulfur-Persönlichkeit auch dazu fähig, in einer derartigen Phase ihr Ich wieder zu entdecken und somit wieder sehr fleißig zu werden.

Der zweite Sulfur-Typ ist äußerst aktiv und robust, voller Vitalität, Energie und Kreativität. Er ist immer der Beste und überarbeitet sich, indem er jede Stunde benutzt, um vorwärtszukommen. Er verwendet aber auch seine »Ellenbogen«, nicht nur seinen genialen Geist. Wenn er bemerkt, daß er sich und seine Kräfte überfordert hat, ist er sehr enttäuscht, fühlt sich als Versager und sieht sich am Ende seines Lebens vor dem Nichts, obwohl er immer gearbeitet hat.

Sein sehr großes Geltungsbedürfnis muß immer wieder befriedigt werden. Bricht er unter Schuldkomplexen und Versagensgefühlen zusammen, braucht es wenig Zuspruch, um ihn wieder aufzurichten.

Er ist geistig sehr beschlagen, kann immer mitreden, hat viel gelernt. Auch meditieren kann er. Weiterhin leistet er sehr viel, setzt sich für seine Mitmenschen ein und hilft ihnen auch, braucht allerdings auch Anerkennung im Sinne von »everybodys clap clap«. Er opfert sich für andere auf und ist ein enthusiastischer Idealist, aber nicht ohne selbstsüchtiges Element.

In seiner großen Vitalität ist er mit einem sehr starken, erotisch stigmatisierten Gefühlsleben ausgestattet, das bis zu einer triebhaften Sexualität führen kann. Auch hier ist er wieder der große Egoist, der zwar idealistische Anwandlungen hat und auch dem anderen Geschlecht eine Freude bereiten will, aber im Grunde wieder die Bestätigung braucht, die ihm aufgrund seiner Kapazitäten in diesem Bereich auch zuteil wird. Er braucht die Anerkennung seines Idealismus, seines Könnens und seiner Fähigkeiten, um leistungsfähig zu sein.

Auf Geld kann dieser Typus gut verzichten, zumal für ihn ideelle Anerkennung viel wichtiger ist, über die er sich ungemein freut.

Neben den beiden beschriebenen, klar umrissenen Sulfur-Konstitutionstypen, dem Mageren, Hageren und dem Plethorischen, Vollblütigen, gibt es Sulfur-Menschen, bei denen manche Symptome fehlen bzw. zwischen den beiden Typen vertauscht sind. Auf jeden Fall bleibt Sulfur immer ein Egozentriker, ein praktischer, strebsamer, auch fauler, manchmal sehr triebhafter, aber auch bequemer Mensch, der in sich ruhend sehr zufrieden sein kann, aber immer danach strebt, noch mehr Wissen anzusammeln.

Im folgenden soll eine exemplarische Situation mit einigen Schlüssel- und Leitsymptomen vorgestellt werden.

Typisch für Sulfur ist ein verhältnismäßig geordneter Büroraum, dessen Schreibtisch allerdings ein »Tohuwabohu« zeigt: Bücher, Bleistifte und Briefe liegen kreuz und quer, die Uhr geht falsch. Einzelne Ständer quellen über z. B. von unbezahlten Rechnungen. Ein derartiger Schreibtisch würde jedem Acidum arsenicosum-Konstitutionstyp sehr mißfallen, der Sulfur-Typ weiß jedoch ganz genau, wo alles zu finden ist und wann er etwas zu erledigen hat, da er alle Papiere mit beschrifteten Klammern geordnet hat.

Ist der Benutzer dieses Schreibtisches ein Arzt mit allen bereits vorher beschriebenen Charakteristika und Emotionen, wird er von seiner Frau sicher als sehr großer Idealist und »Sprücheklopfer« beschrieben, der es versteht, seine Bemerkungen in kluge Gewänder zu kleiden und die Aufmerksamkeit anderer auf sich zu lenken. Obwohl er mit seiner Intelligenz verblüfft, setzt er diese nicht ein, um Geld zu verdienen, er bereichert sich vielmehr zu seiner eigenen Freude mit Wissen. Er ist sehr klug und weiß genau die gerade aktuellen Themen vorzubringen. Da er viel liest und wenig Schlaf braucht, ist sein Wissen viel umfassender als das der anderen. Wie Theophrastos ist er ein gottbegnadeter Redner und zeichnet sich häufig durch eine vitale Lust am Umgang mit der Sprache aus. So wird er sehr häufig und nicht zu Unrecht als intelligenter Phantast mit »Pfadpfinderromantik« charakterisiert.

Kinder

Da Sulfur möglicherweise eines der fundamentalsten Mittel der Homöopathie überhaupt ist, ist es begreiflich, daß wir auch bei den Kindern mitunter ein sehr stark ambivalentes Bild haben. Dem lebhaften, kräftigen, äußerst gut genährten und gut durchbluteten Kind mit warmen Händen und Füßen steht das etwas gebeugte, schmächtige, magere Kind gegenüber mit bleicher Haut, vielen Hauterscheinungen, wie rauhen Flecken oder roten Streifen und einem großen

Kopf. Oft sind die Kinder praktisch veranlagt und denken materiell, können aber auch Träumer ohne Sinn für Praktisches sein. Entweder haben sie großen oder gar keinen Appetit und immer ist die Haut betroffen.
Sie zerstören als Kleinkinder alles, was sie in die Hand nehmen. Schon sehr früh entwickeln sie ihren eigenen Willen und sind somit sehr schwer zu beeinflussen, wollen auch ihr Zimmer, ihren Tisch oder Schreibtisch nie aufräumen. Alles wird in der Wohnung verstreut, man findet überall Abfälle, zerstörte Spielsachen. Auf Verbote reagieren sie mit Schrei- und Wutanfällen, bleiben ihre Wünsche unerfüllt, werden sie eigensinnig und zeigen destruktive Verhaltensweisen. Besonders dann tritt Verschlimmerung ein, wenn sie ihrer großen Lust nach Süßigkeiten ungehindert und ungebremst nachgehen und diese in großen Mengen essen dürfen. Es scheint so, als wenn hierdurch das Sulfur-Ich gestärkt wird.
Diese kleinen »Sulfur-Herren« oder »-Damen« sind kleine Teufelchen, die großen Spaß daran haben, ihre Mitmenschen zu ärgern und ihnen alle möglichen Streiche zu spielen. Sie sind sehr nervenaufreibend, andererseits aber aktiv und kreativ, wenngleich zunächst vordergründig in destruktiver Richtung.
Letztlich werden diese Kinder, die ungeniert nach dem eigenen Lustempfinden handeln, aus gesellschaftlichen und anderen Gründen von den Erwachsenen beneidet, denen dies verwehrt ist.
Schwierig wird es allerdings, wenn diese Sulfur-Kinder den Eltern »auf der Nase herumtanzen« und die Eltern zu dem Ausruf veranlassen »Das sind ja richtige Teufel!«.
Natürlich ist es möglich, diese Kinder autoritär zu unterdrücken. Auf jeden Fall muß man Macht demonstrieren, konsequent und streng sein.
Wichtig ist, ein solches Kind angemessen zu bestrafen und nicht die eigene Wut an ihm abzureagieren.
Inkonsequenz wird sehr schnell ausgenutzt. Läßt man einen großen Freiraum, entsteht ein Teufelskreis, der sehr schwer zu durchbrechen ist.
Schlägt man diese Kinder, hat man nie das Gefühl, die Oberhand zu behalten: Sie ordnen sich in Gegenwart des Strafenden unter, um danach erst recht ungehorsam zu sein.
Nach Bestrafungen für ein bewußt begangenes Vergehen sind Sulfur-Kinder erstaunlich froh und heiter, einsichtig und ganz »erlöst«.

Literatur

Das Erwachsenenmärchen von den Gebrüdern Grimm »Des Teufels rußiger Bruder« stellt als Sulfur-Typus einen abgedankten, mittellosen Soldaten vor, der dem Teufel in Gestalt eines kleinen Männchens begegnet und für sieben Jahre dessen Knecht wird. Bedingung hierfür ist, daß er sich in dieser Zeit nicht wäscht, nicht kämmt, sich weder Nägel noch Haare schneidet und kein Wasser aus den Augen wischt. Der Soldat zeigt hier ein typisches Sulfur-Verhalten, indem er sich in die neue Situation schickt und sie zuversichtlich zu bewältigen sucht.
In der Hölle soll er während des Teufels Abwesenheit das Feuer schüren und das Haus rein halten. Streng verbietet ihm der Teufel, in die Kessel hineinzuschauen, unter denen das Feuer brennt. Als Sulfur-Typ will der Soldat jedoch Wissen »schaufeln« und öffnet die Kessel, in denen er seine früheren Vorgesetzten findet, worauf er das Feuer noch stärker schürt.
Nach sieben Jahren wird er mit einem »Ranzen voll Kehrdreck« entlassen mit

der Auflage, ungewaschen und ungekämmt mit langen Haaren, mit ungeschnittenen Nägeln und trüben Augen zu gehen und sich als »des Teufels rußiger Bruder« zu bezeichnen, der aus der Hölle kommt. Obwohl der Soldat mit diesem Lohn nicht zufrieden ist, wird er nicht wütend. Er hat gelernt, sich nicht aufzuregen.
Im Wald findet er jedoch statt dem Kehrdreck Gold im Ranzen und wandert somit beschwingt in die Stadt zu einem Wirtshaus, dessen Wirt vor dem ungewaschenen, unordentlichen Sulfur-Typen erschrickt, ihn aber einläßt, nachdem er das Gold gesehen hat und ihm köstlich aufwartet. Als der Soldat schläft, stiehlt er das Gold und zeigt hier ebenfalls sulfurisches Verhalten: Man reißt alles an sich, was man bekommen kann.
Nach dem Erwachen bemerkt der Soldat das Fehlen des Goldes und kehrt wieder um in die Hölle, um dem Teufel seine Not zu klagen. Nachdem dieser ihn gewaschen und gekämmt, ihm Haare und Nägel geschnitten und die Augen ausgewischt hat, beauftragt er den Soldaten, dem Wirt auszurichten, wenn er das Gold nicht herausgebe, komme der Teufel und hole ihn ab, damit er als Knecht das Feuer anstelle des Soldaten schüre. Nachdem der Soldat das Gold wieder bekommen hat, ist er reich und auch frei von egoistischem Haben, Treiben und Gewissensbissen. Er ist geläutert, sein eigener König.
Auf dem Weg zu seinem Vater kauft er sich einen schlechten Drillich-Kittel, da ihm die äußere Erscheinung nicht mehr wichtig ist und musiziert: Der Weg zum Vater beginnt bei Sulfur erst nach Spaß, Genuß, materiellem Wohlergehen, sexuellem Genuß.
In seinem Drillich-Kittel spielt er auch am Königshof, worauf ihm die älteste Königstochter versprochen wird. Diese lehnt ihn aufgrund seines bescheidenen Erscheinungsbildes jedoch ab.
Hier ist ein Sulfur-Symptom bei Frauen zu sehen: Sie lieben das Portemonnaie eines Mannes mehr als ihn selbst bzw. das gesellschaftliche Ansehen.
Die jüngste Tochter ist gerne bereit, ihn zu heiraten. Sie liebt ihn und ist nicht so oberflächlich wie ihre Schwester. Die Voraussetzungen für ein glückliches Zusammenleben sind gegeben.
Nach dem Tode des Königs wird »des Teufels rußiger Bruder« Herrscher über das ganze Reich.

Arzneimittelbild

Wichtige Symptome

Brennen am ganzen Körper, aber auch an einzelnen Stellen. Es ist sowohl innerlich als auch äußerlich besonders stark in den Füßen, wenn Sulfur im Bett liegt. Er streckt deshalb die Füße aus dem Bett, um sie zu kühlen (tagsüber hat er kalte Füße).
Rötung aller natürlichen Körperöffnungen. Die Lippen sind rot. Um den After herum sowie bei anderen Körperöffnungen Erkrankungen, Rötungen.
Im Magen großes Leeregefühl, besonders zwischen zehn und zwölf Uhr vormittags, dabei auch Hungergefühl, das schmerzhaft sein kann mit Anwandlung von Schwäche.
Beklemmung, besonders nachts beim Liegen, mit Blutandrang zum Herzen, dabei auch Herzklopfen mit etwas erschwerter Atmung, als wenn man ersticken wollte. Die Beklemmungen können sich aber auch am Tage bei körperlicher Anstrengung, z. B. beim Treppensteigen, einstellen.
Die Haut ist schuppig, trocken und sieht im allgemeinen ungesund aus.
Die Kopfhaut ist sehr trocken. Neigung zu Hauterkrankung bis zu Ulzerationen

in den Hautfalten. Hautausschläge haben unterschiedlichen Charakter. Die Hautausschläge vikariieren häufig mit anderen Krankheiten (Asthma, Migräne).
Beständiges Hitzegefühl auf dem Kopf und im Gesicht, Kältegefühl an den Füßen. Schweißausbrüche bei Nacht, übelriechend, aber auch bei körperlicher Belastung und bei Erwartungsspannungen.
Hitzewallungen im Gesicht, auf die häufig ein leichter Schweißausbruch folgt, der Erleichterung verschafft.
Abneigung gegen Fleisch, Milch und zu saure Nahrungsmittel.
Sehr heftiges Verlangen nach Süßigkeiten.
Trinkt häufig bei aufkommendem Durst sehr große Mengen auf einmal, ißt aber bescheiden.
Sulfur hat große Freude am zeitigen Aufstehen, kann aber tagsüber auch sehr müßig sein.
Stimmungslage ist sehr wechselhaft.
Ein sehr eigenartiges Symptom ist (entsprechend § 153 des »Organons« von Hahnemann) »Ihm scheint, daß der eigene Körper nach Kot rieche.«
Schmerzen wie bei Rheuma und ähnlichen Erkrankungen haben immer einen brennenden Charakter und sind verschieden lokalisiert, nicht nur an Gelenken, sondern auch an anderen Körperstellen, auch bei inneren Organen.

Modalitäten

Verschlimmerung: durch Stehen, Bettwärme, Waschen, besonders mit kaltem Wasser, beim Aufstehen sowie gegen 11 Uhr vormittags. Gelegentlich Beschwerdeverschlimmerung bei Wetterwechsel.
Besserung: durch trockenes und nicht zu warmes Wetter, Liegen auf der rechten Seite.

Toxikologie

Toxikologisch bedeutsame Schwefelverbindungen sind Schwefelwasserstoff, Schwefeldioxid, Schwefelkohlenstoff und Schwefelsäure.
Zur Inhalationsintoxikation mit Schwefelwasserstoff kommt es in der chemischen Industrie wie auch in Viskose-Spinnereien.
Selbst in Kläranlagen und Jauchegruben ergeben sich Vergiftungsmöglichkeiten.
Schwefeldioxidintoxikationen wurden nach Entwanzung in mit SO_2vergasten Räumen beschrieben, die ungenügend belüftet worden waren, Schwefelkohlenstoffvergiftungen kommen vor allem in der Viskose-Industrie vor.
Unglücksfälle in der chemischen Industrie können zu äußerem Kontakt mit der stark ätzenden und lebendes Gewebe zerstörenden Schwefelsäure führen.
Akute Vergiftungen führen, besonders bei Schwefeldioxid, zur Reizung der Augen mit Konjunktivitis und Tracheitis und quälendem Reizhusten. Auch Pneumonien und Lungenödeme können sich ausbilden.
Schwefelkohlenstoff führt bei akuten Vergiftungen zu einem Erregungszustand, der über eine Narkose zum Tod durch Atemlähmung führen kann.
Subakut bestehen Kopfschmerzen, Erregungszustand mit Logorrhö und Schlaflosigkeit.
Chronische Vergiftungen können Störungen des Geruchs- und Geschmackssinnes bewirken. Bei Anstrengungen und Müdigkeit kommt es zu Dyspnoe und Reflexabnormitäten.
Die Schädigung des Pallidums und der Substantia nigra kann bis zu einem Parkinson-Syndrom führen.
Die hygienischen Grenzwerte für Arbeitsräume liegen bei 20 ppm.

Chronische Vergiftungen hemmen den Klärfaktor des Blutes und führen deshalb zu tiefgreifenden Störungen des Lipidstoffwechsels mit Förderung einer Arteriosklerose, besonders im Bereich kleinerer Gefäße, sowie zu Störungen im ZNS.

Klinische Indikationen

Die wichtigste Indikation für Sulfur ist die Reaktionsschwäche des Organismus. Wenn ein sorgfältig gewähltes Heilmittel versagt, besonders bei chronischen Krankheiten, ist Sulfur das Reaktionsmittel par excellence.

Sulfur ist das große Antipsorikum von *Hahnemann.*

Chronische Rheumatismen *(nicht* PCP); hier ist Sulfur ein sehr wichtiges Mittel und in seiner Anwendung, von tiefen Potenzen angefangen bis langsam zu höheren Potenzen vorgehend, oft sehr hilfreich.

Chronische Rhinitis und Sinusitis, um Rezidiven vorzubeugen und um die lokale Affektion zu mildern; dazu gehört auch die Ozaena.

Asthma; besonders, wenn ein Wechsel zwischen Asthma und Hauterscheinung auftritt.

Keuchhusten, besonders am Ende der Erkrankung bei den letzten Symptomen.

Pneumonie am Ende des zweiten Stadiums, in der letzten Phase der Resorption. Bei Pleuritis ist Sulfur nach Bryonia das beste Folgemittel.

Chronische Hypertonie, besonders bei Menschen, die Wärme oder geschlossene Räume schlecht vertragen, sich nicht gern mit kaltem Wasser waschen, häufig geringe Hauterscheinungen haben, etwas unsauber sind und deren natürliche Körperöffnungen gerötet sind.

Viele Magen-Darm-Störungen, besonders Kongestionen des Pfortadersystems und Dyspepsie der Alkoholiker, aber auch Dyspepsie infolge zu starker und reichlicher Kohlehydratnahrung, besonders beim Verzehr von weißem Mehl.

Obstipation, besonders bei Brennen und Jucken am After, häufig auch Hämorrhoiden oder Ekzeme in der Umgebung des Anus.

Augenerkrankungen, besonders auf der Bindehaut, rezidivierende Entzündung und eine durch Fremdkörper verursachte Konjunktivitis.

Grippale Infekte, vor allem bei Fortdauern der Schwäche, der Unfähigkeit, sich aufrecht zu erhalten; immer dann, wenn der Patient sich nicht erholen kann.

Bei Migräne kommt gelegentlich Sulfur in Frage, besonders wenn sie eine acht- oder vierzehntägige Periodizität besitzt.

Die Funktionen des Schwefels im Stoffwechsel

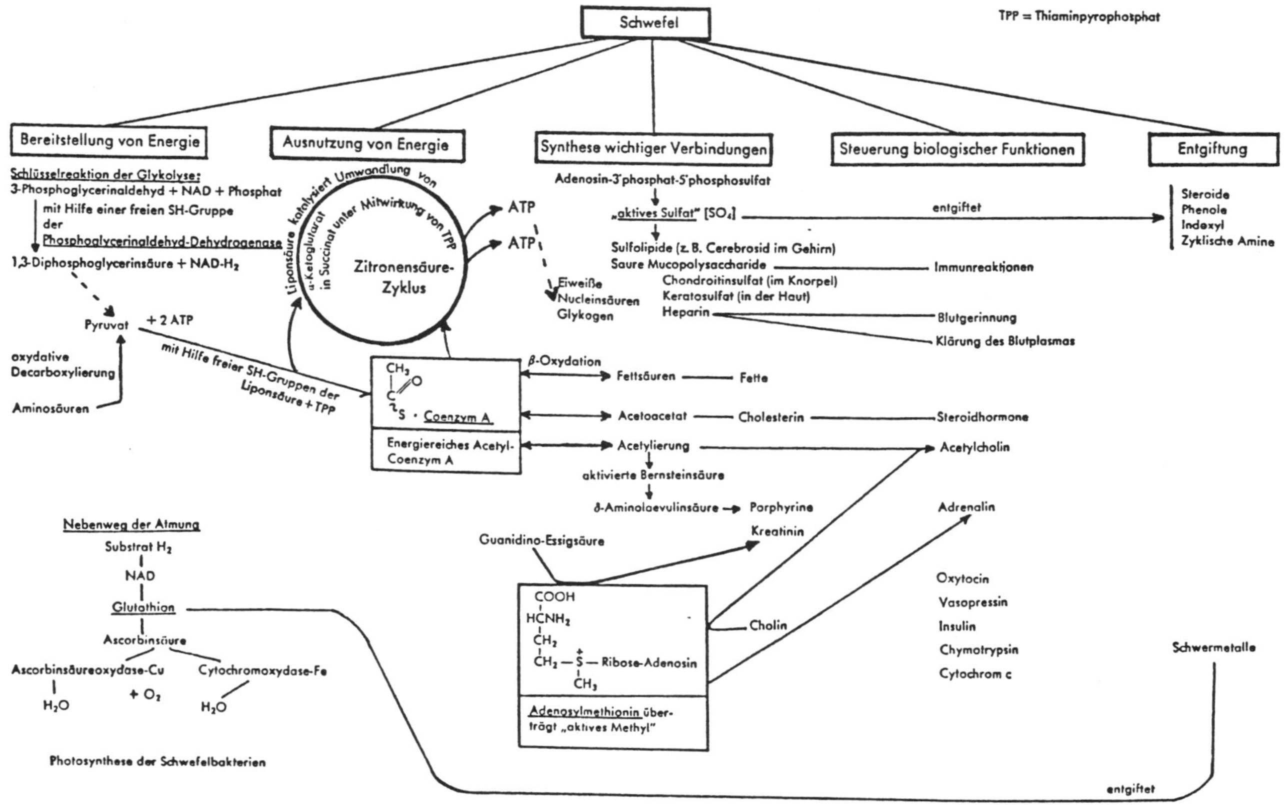

Metalle

Metalle bilden das Mark der Erde und sind Baustoffe von Mensch, Tier und Pflanzen. Fest, flüssig und gasförmig sind sie im Blut, den Muskeln und Knochen enthalten. Wir leben mit ihnen, sie leben mit uns.

Ihre tiefgreifende Bedeutung ist den meisten Menschen kaum bekannt. Wir wissen um chemische Zusammensetzungen, Atomgewichte, Kristall- und Metallstrukturen, Leitfähigkeit, Anwendungsmöglichkeiten, Historie sowie Fundorte. Bei intensiver Beschäftigung mit den Metallen sollte man jedoch lernen, sich Gedanken über das innere Wesen, die Seele dieser Metalle zu machen, die den jeweiligen Metallcharakter ausmacht. Im Gegensatz zu den genannten Ordnungsprinzipien findet man diese nicht meßbare Eigenschaft weder im Chemie- noch im Biologielehrbuch.

Wie der Körper von Adern durchzogen ist, ist die ganze Erde von Metallen verschiedener Form durchzogen. Wir finden sie in vielen Schichten in tiefen Zonen, aber auch an der Oberfläche. Nähern wir uns dem Kern der Erde, entdecken wir plötzlich glühende Substanzen, die möglicherweise reines Eisen darstellen. Diese Entdeckung kann uns dazu veranlassen, neue Maßstäbe anzulegen und darüber nachzudenken, daß Eisen auch in unserem Blut eine Rolle spielt, daß wir nicht leben können ohne das Eisen enthaltende Hämoglobin und wir durch dieses Eisen weiterleben, wie andere Lebewesen, Mollusken beispielsweise, durch Kupfer.

Wenn wir hier nur wenige Metalle vorstellen, dann deswegen, weil wir uns auf wirklich klare Persönlichkeitsportraits beschränken. Aurum, Cuprum, Zincum und Argentum sollen zeigen, welche Menschen von ihnen beherrscht, aber auch geheilt werden können.

Aurum metallicum

Ursprung

Aurum metallicum (metallisches Gold) ist ein gelbes, glänzendes, reines Metall. Man kann es hämmern, blättern, schneiden, schmelzen, verdampfen, in dünnster Schicht auflegen, aber auch in großer Masse schmieden. Es ist vornehm, gediegen, dabei aber unnahbar auch im Umgang mit anderen Elementen, mit denen es auf ganz besondere Weise reagiert. Es ist bzw. erscheint schön und erregt mit seinem gleißenden Glanz im Menschen eine große Gier, es zu besitzen. Es verändert sich nicht, rostet nicht wie Eisen. Das Selbstgefühl des Menschen, der Gold besitzt, wird durch den Einfluß einer magischen Kraft gestärkt, die sich über Jahrtausende entwickelt hat. In dem Maße, wie Gold glänzt und anziehend wirkt, ist es auch eiskalt und verursacht tiefe Depressionen.

Gold kommt meist gediegen vor, häufig in Quarzgängen, die durch Verwitterung »Seifen« enthalten, so in Brasilien, Indien, Südafrika und im Ural. In Goldminen finden wir Legierungen mit Tellur, Antimon und Wismut. Der durch die Verwitterung aurumhaltiger Steine freigesetzte Staub setzt sich im Wasser als »Seifengold« ab. Gold ist eines der seltensten Elemente dieser Erde und steht an 73. Stelle der Häufigkeit.

Aus der Biochemie ist bekannt, daß Gold auf die Sekretion von ACTH und die Mineralokortikoide einwirkt.

Ferner beeinflußt es die zellulären Immunkörper, die humoralen Antikörper und die Antikörper-Bildungsorte des RES (Leber, Milz, Lymphknoten).

Mythologie

Bei allen alten Kulturen stand Gold fast ausschließlich im Dienste kultischer und sakraler Bereiche. Häufig war es ein Bestandteil der Mysterien, der göttliche bzw. magische Kräfte, auf jeden Fall etwas absolut Heiliges verkörperte.

Man war der Auffassung, Gold als wertvolles, gediegenes Material könne nie einem Menschen gehören, da es Eigentum der Götter war. Es durfte nur von Priestern und Königen verwaltet und berührt werden. Verarbeitet werden durfte es nur für kultische und sakrale Geräte, Skulpturen oder Gewänder. Hier ist an indische, persische, babylonische und ägyptische Kulturbereiche oder an die Inka-Kultur zu erinnern, in denen überall Aurum metallicum als Träger göttlichen Willens verstanden wurde.

In der hebräischen Sprache finden wir zwei Worte für Gold. »Zahab« bezeichnet die stoffliche Erscheinung, bedeutet aber auch »goldener Glanz des Himmels« und vor allem »der Sonne«. »Charuz« bedeutet »eifrig, betriebsam sein, seinen Geist einsetzen« und »kreativ sein« und wird niemals im profanen, stofflichen Sinn benutzt, sondern nur poetisch oder metaphorisch.

Wer nachlesen will: Psalm 68, Vers 14. Und Apokalypse des Johannes, Kap. 21, Vers 18/19.

Alexander der Große ließ schließlich seinen Kopf auf Gold prägen, wodurch aus dem sakralen Kultmetall profanes Geld wurde. Luzifer selbst schien sich mit den Mysterien und den sakralen Gewohnheiten befaßt zu haben, um dem Menschen

die göttliche Weisheit in die Hand zu spielen.
Damit stürzte das Gold aus geistig-göttlicher Dimension in die Abgründe dämonischer Flüche, ähnlich denen, wie sie Alberich in der Nibelungen-Sage ausspricht über das Gold der Rheintöchter. Macht und Egoismus gesellten sich zu Aurum, das damit den Menschen nicht mehr durch die Weisheit der Götter erhellt, sondern seine Seele verdunkelt.
So wanderte im Laufe der Geschichte das Gold wie die Sonne, deren Metall es ist, von Osten nach Westen. Aus den sakralen, geistigen Gefäßen, wo es als Eigentum der Götter die Menschen jahrtausendelang beherrschte, transformierte es sich im Westen in eiskalte, riesige Goldbarren, die als Machtmittel die Welt beherrschen. Die Macht von Gold ist z. B. in der Offenbarung des Hl. Johannes nachzulesen. Gold wird hier erstaunlich oft erwähnt und erscheint beispielsweise in Form goldener Leuchter, goldener Gürtel, goldener Kronen, des goldenen Altars oder einer mit Gold und Edelsteinen geschmückten Frau. Auch in Feuer geläutertes Gold wird beschrieben. Schließlich hält der Engel ein goldenes Rohr in der Hand, mit dem er dem Hl. Johannes die goldene Stadt zeigt.

Persönlichkeitsportrait

Der Aurum-Typ ist weniger ein Konstitutions- als vielmehr ein Arzneimittelreaktionstyp. Allerdings ist als dynamische Disposition von konstitutionstypischem Charakter der deutliche arterielle Hypererethismus eines vollblütigen, zu Insulten neigenden Menschen erkennbar. Dieser mitunter korpulente, schwerblütige Mensch verhält sich nie unbesonnen und scheint eine schwere Last zu tragen, wodurch Gang und Haltung deutlich beeinträchtigt sind. Er ist geprägt durch sympathikotone Übererregbarkeit, die sich auch in Hyperthermie äußert. Immer ist ihm zu heiß, er ist sehr empfindlich gegen warme Wettereinbrüche, zeigt aber auch eine deutliche Wärmeempfindlichkeit in der Sonne oder in zu warmem Wasser in der Badewanne. Auf Angriffe reagiert er heftig, manchmal sogar äußerst jähzornig, vor allem bei Widerspruch gegen seine eigene Meinung.
Häufig ist er nicht besonders gut belastbar und wird schon bei geringer Beschleunigung kurzatmig. Der Blutdruck ist meist erhöht, das Gesicht ist gerötet, häufig sehr breit.
Der kurze, dicke, verfettete Hals zeigt im Nacken gelegentlich einige dicke Falten. Weiterhin sind eine sehr formlose, klobige Nase sowie ein mitunter ebenfalls verfettetes Kinn zu erkennen, das auf der Vorliebe für gutes Essen beruht. Die Aurum-Persönlichkeit ist ein Genießer, nicht nur der Qualität, sondern auch der Quantität. Der Körperbau kann pyknisch aber auch athletisch sein. Doch sitzen der dicke Hals und der rote Kopf manchmal auf einem etwas hageren, dann mehr in der geistigen Sphäre weilenden Körper.
Mißerfolge bringen Aurum häufig zur Verzweiflung. Er regt sich sehr auf, kann nachts nicht schlafen, macht sich Gedanken über sein ganzes Leben, die häufig frustrierend sind, weil er meint, alles falsch gemacht und sein Ziel nicht erreicht zu haben. Heftigen jähzornigen Explosionen folgt eine längere Phase tiefer Depression. Andererseits finden wir ein offenes, sehr gutmütiges Lachen. Aurum hat sehr viel Humor, ist aber nicht immer geistreich. Das laute Lachen verdeckt häufig eine tiefe Melancholie.
Legt Aurum sich nieder, so läßt ihn der wohlgefüllte Leib, aber auch hoher Blutruck kaum zur Ruhe kommen. Er hat Kopfschmerzen und leidet unter von

Angst begleitetem Herzklopfen, das bis zum Zittern führt. Schläft er doch ein, lassen ihn oft sexuelle Träume aus dem Schlaf auffahren.
All diese Symptome bessern sich in den frühen Morgenstunden, was einem Leitsymptom von Aurum entspricht. Der Patient schläft dann ein, wird aber bald wieder vom Wecker gestört. So entsteht schon in den frühen Morgenstunden eine chronische Gereiztheit mit Aggressivität und explosiven Affekten.
Mittels seiner Willensstärke erzwingt Aurum alles, was er haben will und beherrscht seine Umgebung; nur sich selbst kann er kaum bezwingen. Sein Denken ist häufig von Affekten gestört, so daß ihm der Weg zur Selbsteinsicht meist versperrt ist. Das macht ihn unversöhnlich und sichtbar ungeduldig. Diesen extrovertierten Egozentriker muß jeder anerkennen und sich ihm in seinem Expansionsdrang beugen.
Andererseits steht er mit beiden Beinen auf der Erde, sorgfältig alle Erfahrungen abwägend und praktisch handelnd. Plötzliche explosive Erregungszustände erscheinen im Augenblick gefährlich, sind aber von kurzer Dauer. Danach leidet Aurum an lange anhaltenden Erschöpfungszuständen mit melancholischen Akzenten, die sich auch als Suizidgedanken manifestieren können.
Eine bestimmte Aurum-Persönlichkeit kann im erotisch-sexuellen Bereich die eigene Lust genießen und sieht dabei den Partner eher als Mittel zum Zweck.
Der Typus des Genießers ist jedoch vor allem auch im geistigen Bereich zu finden. Gemeint sind die großen geistigen Denker, die »immer strebend sich bemühen« und versuchen, durch gewaltige geistige Arbeit, die von hohem Genuß begleitet ist, sich ein ungeheueres Wissen anzueignen. Sie wollen damit andere Menschen verblüffen, mitunter sogar unterdrücken, beginnen infolge ihrer melancholischen Stimmungssituation am Sinn dieses Lebens zu zweifeln oder verstricken sich in den Wunschtraum, im nächsten Leben etwas Neues zu erleben, endlich Ruhe und Frieden von Gelüsten und Begierden zu finden sowie alle Erkenntnisse zu gewinnen, derer man auf Erden nicht habhaft werden kann. Goethes Faust ist ein solcher Typus.
Die beiden geschilderten Persönlichkeitstypen sind lebhaft und ruhelos sowie äußerst besorgt wegen ihrer Zukunft. Das Leben ist ihnen eine ständige Last; bei den geringsten Beschwerden verfallen sie bereits in Melancholie. Streben sie jedoch ein Ziel an, muß alles sehr schnell gehen. Die Melancholie ist auch Folge von unterdrücktem Mißvergnügen, Kränkungen oder Demütigungen.
Überempfindlich sind Aurum-Reaktionstypen gegen alle Sinneseindrücke.
Trotz ihrer Hyperthermie und ihres arteriellen Erythismus fühlen sie sich wohler in warmer Luft. Alles ist verschlimmert in kalter Luft. Viele Beschwerden treten im Winter auf.
Ein oft übersehenes, starkes Leitsymptom, ist die Besserung aller Beschwerden durch Musik.

Literatur

In Goethes »Faust«, 1. Teil, »Im Studierzimmer«, finden wir die gesamten Modalitäten und Symptome des Aurum-Arzneimittel-Reaktionstyps.
Faust durch Famulus Wagner gestört wird:
»Oh Tod! Ich kenn's - das ist mein
Famulus - es wird mein
schönstes Glück zunichte!
Daß diese Fülle der Gesichte
der trockne Schleicher stören muß!«...
Der Aurum-Typ Faust fährt bei der geringsten Störung ärgerlich auf. Als

Faust wieder alleine ist, kommt es zu folgendem Monolog:
»Den Göttern gleich ich nicht,...;
Dem Wurme gleich ich,...,
Was grinsest du mir hohler Schädel her?
Als daß dein Hirn wie meines
einst verwirrt
den lichten Tag gesucht und
in der Dämmerung schwer,
mit Lust nach Wahrheit,
jämmerlich geirrt.«...

Hier kommen neben mangelndem Selbstvertrauen Entschlußlosigkeit, selbstkritische Vorwürfe, Verzweiflung, Verstimmung, Angst und Mutlosigkeit zum Ausdruck. Ein Leitsymptom für Aurum ist seine Ansicht, nicht in diese Welt zu passen. So sehnt sich auch Faust nach dem Tod, an den er mit inniger Wonne denkt:
»Warum wird mir auf einmal
lieblich helle,
als wenn im nächt'gen Wald
uns Mondenglanz umweht?«
»Ich grüße dich, du einzige Phiole,
die ich mit Andacht nun herunterhole!
In dir verehr ich Menschenwitz
und Kunst,
Du Inbegriff der holden
Schlummersäfte,
Du Auszug aller tödlich-feinen Kräfte,
erweise deinem Meister deine Gunst!
Ich sehe dich, es wird
der Schmerz gelindert,...
Ein Feuerwagen schwebt auf
leichten Schwingen,
an mich heran! Ich fühle mich bereit,
auf neuer Bahn, den Äther
zu durchdringen,
zu neuen Sphären reiner Tätigkeit.
Dies hohe Leben, diese Götterwonne!...
Der letzte Trunk sei nun,
mit ganzer Seele,
als festlich hoher Gruß
dem Morgen zugebracht!...«

Daß Aurum in den frühen Morgenstunden den Zeitpunkt der Verschlimmerung hat, beweist auch Faust. Als er den Monolog beendet, ist es Morgen: Er setzt die Phiole an den Mund, um sich das Leben zu nehmen.
Ein weiteres Leitsymptom von Aurum zeigt Faust mit seiner Reaktion auf dann plötzlich einsetzenden Glockenklang und Chorgesang:
Musik beruhigt alle Beschwerden, auch die der Melancholie, auch die der Neigung zum Selbstmord:
»Erinnerung hält mich nun mit kindlichem Gefühle,
vom letzten, ernsten Schritt zurück...«

Arzneimittelbild

Wichtige Symptome

Die Leitsymptome sind tiefe, seelische Depressionen, Hypochondrie, Neigung zu Selbstmord. Weiterhin bestehen Hyperämie und Hitzewallungen mit heftigem Herzklopfen, Blutandrang zum Kopf mit sichtbarem Klopfen der Karotis bds. und der Temporalis.
Der Aurum-Patient errötet, wenn man ihn etwas fragt.
Häufig Stolpergefühle in der Brust und am Herzen. Bei Herzbeschwerden muß der Kranke vornübergebeugt sitzen.
Durchblutungsstörungen in der Ader- und Netzhaut. Es kommt dann häufig zu Hemianopsie der unteren horizontalen Blickhälfte. Ein wichtiges Symptom ist der anfallsweise nächtliche Schmerz hinter dem Sternum.
Mundgeruch mitunter stinkend wie alter Käse.
Deutliche Empfindlichkeit gegen Kälte, also auch gegen den Winter.
Aurum-Persönlichkeiten sind hypersensibel und empfinden ihre Beschwerden besonders stark. Schmerzen werden häufig in den Knochen angegeben, hier wie-

derum besonders im Gesichtsbereich (Jochbein, Augenhöhlen, Stirn, Hinterkopf).

Modalitäten

Verschlimmerung: im Winter, in der Kälte, bei Nacht, durch Stillsitzen und in den frühen Morgenstunden.
Besserung: durch Wärme (trotz Hitzewallungen) und beim Spazierengehen, durch Musik.

Toxikologie

Lösliche Aurumverbindungen führen nach oralen Gaben im Magen zu Ätzung sowie zu Eiweiß- und Schorfbildung. Nach längerem Einnehmen folgen Erbrechen, Koliken, Durchfälle, Kopfschmerzen und Ödeme an den Augenlidern, schließlich Hypotonie und Abmagerung. Toxische Störungen wurden auch nach der Aurum-Therapie registriert, bei der immer noch das Problem der Dosierung und die Kenntnisse der Nebenwirkungen eine Rolle spielen. Hier finden wir die akute Nephritis, Erythrodermie, auch exfoliativer Art, eine generalisierte Dermatitis, Ikterus mit Hepatose bis zur Leberatrophie, Purpura haemorrhagica, Thrombopenie, Agranulozytose, aplastische Anämien und Polyneuritiden, sogar mit Paresen und erheblichen psychischen Veränderungen.
Bei vielen Patienten tritt auch eine Erkrankung i. S. einer allergischen Reaktion auf.
Bekannt ist, daß der Körper im Lymphgewebe am meisten speichern kann.

Wichtige Indikationen

Wichtigste Mittel bei Gaumen- und Nasenbein-Knocheneiterungen mit stinkendem Nasenausfluß, Ulcerationen und auch häufig Perforation des Septums. (Abklärung einer Lues).
Augensymptome: Diplopie, Hemianopsie, Glaukom als Folge von Hirnkongestion. Augenhintergrund: häufig starke Injektion der Blutgefäße, starke Vaskularisation.
Empfindlichkeit und Schmerzen rund um die knöcherne Augenhöhle.
Chronische Otitis mit anhaltender Eiterung und heftigen Schmerzen, stinkender Ohrfluß.
Genitalerkrankungen mit großer Melancholie und allgemeinen depressiven und kongestiven Beschwerden.
Rechtsseitige Orchitis mit allen zur Konstitution gehörenden Symptomen.
Herzerweiterung und Fettherz bei korpulenten, übermäßig dicken und kongestionierten alten Menschen.
Rheumatismus, der von einem Gelenk ins andere zieht und schließlich am Herzen Beschwerden macht.
Kopfschmerzen studierender junger Menschen, wenn Praekordialangst mit Hitzewallungen zum Kopf schon bei geringer geistiger Arbeit vorliegt.
Drüsenschwellungen, besonders im submaxillaren Bereich, schließlich Hypochondrie bei Patienten mit Schwerpunkt geistiger Arbeit.

Cuprum metallicum

Ursprung

Cuprum metallicum (metallisches Kupfer) ist ein lebenswichtiges Element, dem vor allem beim Menschen katalytische Wirkung bei Hämoglobinaufbau, der Melaninbildung und der Wechselwirkung der Fermente, Hormone, Vitamine, Antitoxine und Redoxkörper zukommt. Ferrum (Eisen) ist erst nach der Aktivierung durch Kupfer zur Hämoglobinbildung fähig. Interessant ist die Übereinstimmung von Kupfer, Zink und Silber aufgrund der therapeutischen Erfahrung in der Affinität zum Nervensystem.
Die elektrische und auch kalorische Leitfähigkeit dieser Metalle findet in der lebendigen Struktur der neuralen Systeme eine Parallele, so daß sich, kybernetisch betrachtet, homomorphe Signale regulierend im Regelkreis beeinflussen können, wenn beide Systeme miteinander in Kontakt gebracht werden.

Mythologie

Jedes Metall unserer Erde stellt sich als besondere Wesenheit dar und wurde früher den entsprechenden Planeten zugeordnet. Kupfer war das Metall der Venus oder Aphrodite. Man glaubte, daß die Götter, die sich in einen funkelnden Planetenkörper kleideten, im Menschen und in der Natur bestimmte Eigenschaften zur Entfaltung bringen konnten. So ließ Aphrodite im Menschen die Liebe erblühen, das Verlangen nach Schönheit und Harmonie, und verlieh die Fähigkeit, durch schöne Künste das Leben zu bereichern.

Persönlichkeitsportrait

Erwachsene

Eine Kupferpersönlichkeit verstehen wir am besten, wenn wir von der Bedeutung der Venus, die diesem Metall entspricht, für die Menschen ausgehen. Als Göttin der Liebe erinnert sie die meisten Menschen sofort an Schönheit, Liebe oder Kunst. Der Begriff »Liebe« bezeichnet hier allerdings zum einen ein allgemeines Bindungsprinzip, das sich auf Menschen und auf Dinge bezieht, zum anderen Inhalte wie Wertschätzung, Ehrfurcht vor jemandem, auch Anerkennung.
Kupferpersönlichkeiten können sehr kontaktfähig sein und auf emotioneller, geistiger sowie körperlicher Ebene ungemeine Bindungsqualitäten entwickeln. Wir bezeichnen sie als »Hansdampf in allen Gassen«. Sie sind sowohl in großer Gesellschaft als auch im kleinen Kreis beliebt. Sie erwecken den Eindruck, Aphrodite habe sie auf Rosen gebettet: Weder im Elternhaus, im Beruf noch in der eigenen Familie gibt es Bindungsschwierigkeiten. In ihrer Umgebung herrscht eitle Wonne, Harmonie und froher Mut.
Ein anderer Kupfer-Typus kann sich zwar binden, erfährt dann aber sehr große Komplikationen; oft ist er auch völlig bindungsunfähig. Diese Menschen imponieren uns häufig als Junggesellen und müssen nicht unbedingt kontaktarm sein. Bestimmte Kupfer-Persönlichkeiten können nicht mit Pflanzen oder Tieren umgehen. Sie leben zurückgezogen und fern ab von der großen Gesellschaft als Einsiedler oder aber nur mit geringsten Kontakten zu ihren Mitmenschen. Ge-

meinsames Merkmal der kontaktfähigen und der bindungsarmen Kupfer-Menschen ist, daß sie immer glücklich sind. Bindungsstörungen werden schon in der Kindheit angelegt, wenn Frühgeburten von der Mutter weggenommen werden, um im Brutkasten aufzuwachsen. Die Entwicklung dieser Kinder ist später gestört. Kupfer-Gaben in D 30 oder C 200 können jedoch eine deutliche Besserung erzielen, so daß die Kinder ihre Altersgenossen in der geistigen und körperlichen Entwicklung sehr gut einholen.

Später gehen sie freilich möglicherweise immer wieder neue Beziehungen ein. Sie leiden darunter, nie eine enge Beziehung zu erfahren. Zu dieser Gruppe gehören Zölibatäre sowie jene Menschen, die sehr zurückgezogen leben, mitunter aber auch Personen, die sich so abkapseln, daß ihre Existenz völlig unbekannt ist und man als Arzt erst dann auf sie aufmerksam wird, wenn sie z. B. Beschwerden an der Haut haben, dem Kontaktorgan zur Umwelt. Die Haut des Kupfer-Kranken ist besonders empfindlich und krankheitsanfällig. Die meist gegebene Unfähigkeit, psychische Bindungen einzugehen, besteht vergleichbar auf körperlicher Ebene, wenn Hauterkrankungen den Kontakt mit anderen Menschen von vorneherein verhindern.

Hier bekommen wir plötzlich eine Erklärung für Akne, Pustelbildung und andere Hauterkrankungen. Viel zu schnell greifen wir bei Erkrankungen der Haut zu Einreibemitteln wie Salben und verstopfen somit den »Notausgang« des Körpers, den er benutzt, um sich von negativen Inhalten zu befreien. So kommt es häufig zu Folgeerscheinungen unterdrückter Hautausschläge.

Auch über die Niere sucht der Körper sich zu entschlacken, und wir erkennen sehr häufig deutliche psychosomatische Beziehungen zwischen Bindungsfähigkeit, Bindung und den Nieren. Hier sollte sehr sorgfältig die Anamnese geprüft werden, um zu erkennen, inwieweit eine Bindungsstörung und eine Nierenerkrankung voneinander abhängig sind, um eventuell mit Kupfer eingreifen zu können.

Eine wichtige Funktionsstörung der Kupfer-Persönlichkeit sind Krämpfe oder krampfartige Zustände, nicht nur als Folge von unterdrückten Hautausschlägen, sondern auch von Kreislaufstörungen, die beispielsweise auf Elektrolytstörungen beruhen. Auch die sogenannten Krampfadern sind hier zu nennen. Durch die Venen wird das verbrauchte, mit Schadstoffen belastete Blut über das Herz zur Lunge gebracht, die es wieder regenerieren soll. Liegt diese Venenfunktion brach, so reichern sich die Schlakkenstoffe im Blut an, bei stärkerer Konzentration kommt es zur Krampfadernbildung. Krampfadern können auch als »Sammelbecken« für unverarbeitete Gefühle dienen. Gerade bei den Frauen, die wenig Möglichkeiten haben, ihre Gefühle umzusetzen, finden wir das Krampfaderleiden sehr häufig.

Aber auch gewöhnliche Krämpfe, die in der gestreiften Muskulatur auftreten, sind häufig bei Cuprum-Persönlichkeiten zu finden.

Im Zusammenhang mit der Mode, Kupferschmuck zu tragen, ist zu überlegen, ob nicht auf diese Weise dem Körper Kupfer in winzigen Dosen zugeführt wird. Wichtig ist auf jeden Fall, bei den Patienten darauf zu achten, ob sie gerne Aprikosen, Äpfel, Kopfsalat, Erbsen, Bohnen und Tomaten essen, die Früchte mit dem höchsten Kupfergehalt.

Gallensteine enthalten gelegentlich eine ganze Menge Kupfer. Wir finden sie bei Menschen, die ihre Liebeskräfte nicht verbrauchen können, weil man ihre Liebe nicht empfangen will. Vielleicht

entledigt sich der Organismus auf diese Art und Weise des Kupfers, das kein Träger der Liebe sein kann oder darf und damit überflüssig wird. Nicht selten finden wir bei Kupfer-Persönlichkeiten Schilddrüsenstörungen.
Zusammenfassend ist festzuhalten, daß die meisten Kupfer-Persönlichkeiten genauso viel Wärme und Freundlichkeit ausstrahlen wie das Metall Kupfer. Auch wenn sie nicht schön sind, wirken sie durch ihre Wärme, Freundlichkeit und durch ihr Wohlwollen anziehend. Häufig sind sie sehr aufmerksam und lesen ihren Freunden alle Wünsche von den Augen ab. Immer bringen sie Blumen oder nette Kleinigkeiten mit, sind immer geschmackvoll angezogen, ohne daß sie viel Geld dafür ausgegeben haben. Sie sind rundlich, haben gute Manieren und sind immer darauf bedacht, niemand zu verletzen. Kupfer-Menschen machen gern Komplimente, haben Herzenstakt und sind liebenswerte, aber auch liebebedürftige und sich in Liebe verzehrende Geschöpfe.

Kinder

Ein eigentliches Persönlichkeitsportrait für Kinder gibt es nicht. Doch es gibt Kinder, die Kupfer brauchen, um wieder gesund zu werden und an diesem Leben auch wirklich teilhaben zu können.
Sie erlebten eine sehr schwere Geburt, nach der zunächst der Verdacht zerebraler Schädigung bestand, und leiden an Krämpfen der willkürlichen Muskulatur, schon bei geringen Fieberzuständen, und an Muskelzuckungen, an Darmkoliken, Speiseröhrekrämpfen, Singultus und Erbrechen. Schmerzen und Krämpfe kommen plötzlich und heftig, beginnen oft an Fingern bzw. Zehen und sind manchmal von epileptiformem Charakter, nicht selten von Kollaps mit Kälte und Zyanose mit Krämpfen begleitet. Verschlimmerung tritt besonders nachts ein, vor allem bei starker Hitze oder Kälte, weiterhin nach plötzlichen schrecklichen Erlebnissen.
Symptome, wie die schnappende Atmung mit Zyanose, ungeheure Unruhe, unaufhörliches Schreien, andauerndes Bewegen der Füße im Bett verlangen Kupfer als Mittel der Wahl. Oft verschlucken sich diese Kinder beim Saugen oder bringen beim Schlucken die Flüssigkeit wieder durch die Nase zurück bzw. leiden an Pylorospasmus. Nicht selten finden wir dann bei zuckenden Händen, die zu Fäusten geballt sind, einen Arm oder ein Bein blau und kalt, besonders dann, wenn sie gebadet werden.
Kupfer kann nicht unter C30 angewandt werden und muß täglich gegeben werden. Die Kinder verlieren dann in kurzer Zeit ihre Krampfbereitschaft, zeigen kaum noch Krampfzeichen und verlieren bald darauf - man kann die Cuprum-Gaben dann bis auf C200 erhöhen und seltener verabreichen - ihre gesamten Beschwerden. Sie entwickeln sich normal und geben auch in späteren Jahren keinerlei Anhaltspunkte dafür, daß hier irgendwelche Schwierigkeiten vorlagen.
Von einem Persönlichkeitsportrait ist hier also vor allem in der Neugeborenen-, aber auch in der Säuglingsperiode mit der Krampfdiathese zu sprechen.

Kunstgeschichte

Von Botticelli stammt »Die Geburt der Venus«, gemalt um 1486, ein zauberhaftes Bild der Liebesgöttin, die auf einer Muschel in Zypern landet. Zypern wurde nach Cuprum benannt, das auf dieser Insel gefunden wurde und Venus als Liebesmetall zugeordnet war. Botticelli konnte Mitte des 15. Jahrhunderts freilich nicht wissen, daß Muscheln Mollusken und diese wiederum nach neuesten Erkenntnissen der biochemischen Forschung Kupferatmer sind. Wir können nur darüber staunen, in welch prophetischer Genialität er Venus auf einer Muschel und nicht auf einem Fisch landen ließ, zumal Fische den Eisenatmern zugeordnet werden. Auf diese Weise kam das Kupfer, ein ungeheuer interessantes Metall im biochemischen Bereich des Lebens überhaupt, schon Hunderte von Jahren vor der Entdeckung des Kupfers in der Kunst als Atmungskatalysator zum Ausdruck.

Arzneimittelbild

Wichtige Symptome

Spasmen und Krämpfe an allen Muskeln der Extremitäten, auch am Zwerchfell.
Große allgemeine Schwäche und Müdigkeit.
Übelkeit, die nach Hahnemann und Börike bei keinem anderen Arzneimittel so ausgeprägt ist.
Heftiges Druckgefühl im Magen mit krampfartigen, anfallsweisen Schmerzen.
Periodizität der Symptome.
Sehr eigentümliches Symptom: Das Gefühl, als wäre kaltes Wasser über den Kopf geschüttet.

Modalitäten

Besserung: durch Trinken von kaltem Wasser und durch Schwitzen.
Verschlimmerung: durch Berührung und Druck, kalte Luft und kalten Wind, nachts, vor der Regel, bei Neumond, nach Unterdrückung eines Ausschlages.
Lateralität links.

Toxikologie

Akute Vergiftungen mit Kupfersalzen beruhen im allgemeinen auf Cuprum sulfuricum und Cuprum aceticum und führen zunächst zu schweren Magen-Darm-Symptomen. Der metallische Geschmack der Kupfersalze, besonders bei Erbrechen, ist widerlich und nachhaltig. Kupfersulfat wird auch therapeutisch genutzt. So ist es z. B. bei Phosphorvergiftungen ein geeignetes Brechmittel, da Cuprum angeblich auch zugleich die Phosphorreste unschädlich macht.
Im allgemeinen wird jedoch der oralen Aufnahme von metallischem oder gebundenem Kupfer toxikologisch keine große Bedeutung beigemessen, da die Kupfersalze infolge ihrer Erbrechen erregenden Wirkung (Vagusreizung) kaum zur Resorption kommen.
Moeschlin, erwähnt das Metallfieber, das durch Einatmung von superfeinen Kupferteilchen auftreten kann, was auch für andere Schwermetalle gilt.
Freilich ist die Ablehnung toxischer Wirkungen bei oral aufgenommenem Kupfersalz bei Pharmokologen und Toxikologen nicht einheitlich, da Vergiftungserscheinungen auch noch nach sehr langer Zeit auftreten können.
Im Tierexperiment kennen wir eine Pigmentzirrhose der Leber nach wiederholten Cupruminjektionen sowie Nekrosen von Leber- und Nierenzellen mit Pigmentationen. In einer späten Phase chronischer Kupfervergiftung bei Tieren treten schwere Nervensymptome in den Vordergrund, Schwindel und Krämpfe, Zittern, Lähmungen, Wadenkrämpfe und Bewußtseinsverlust. Dieses Syndrom wurde zur Vergleichsobjektivierung für die homöopathische Anwendung von Kupfer bei akuten Zuständen herangezogen. Im akuten Vergiftungszustand im Tierexperiment kommt es erst zu fibrillä-

ren Muskelzuckungen, dann zu Muskellähmungen mit vollständigem Erlöschen der Erregbarkeit, schließlich zu Herzschwäche.
Levin hat einen Kupfersulfat-Vergiftungsfall angeführt, bei dem eine ekzematöse Kopfhaut mit Kupfersulfat behandelt wurde und nach 24 Stunden bedrohliche asphyktische Symptome auftraten.

Klinische Indikationen

Alle Erkrankungen, die mit Spasmen und Krämpfen einhergehen: Keuchhusten, Epilepsie, Chorea, Konvulsionen, Asthma. Alle Spasmen sind die wichtigste Indikation der homöopathischen Cuprum-Verordnung, gleichgültig, ob sie tonisch oder klonisch, lokal oder allgemein sind, im Bronchialbereich oder im Enteralbereich auftreten.
Bei Keuchhusten Gabe von Cuprum metallicum D6 bis D30.
Asthma, Konvulsionen, besonders im Säuglingsalter, dabei als Leitsymptom der in die häufig krampfartig geschlossene Hand eingeschlagene Daumen.
Nächtliche, nicht unterbrochene, langdauernde Hustenanfälle.
Gehirnsymptome, die mit Konvulsionen einhergehen, als Folge der Unterdrükkung eines akuten Exanthems, einer erschwerten Dentitio oder einer schwierigen Geburt.
Koliken mit großen Durchfällen.
Großer Reaktionsmangel bei allen Personen, die infolge von übermäßig geistiger, aber auch körperlicher Anstrengung völlig erschöpft sind und durch übermäßige geistige Arbeit zermürbt, schlaflos oder verzweifelt sind.
Im allgemeinen sind hier höhere Potenzen von C12 bis C30 erfolgreich.

Platinum metallicum

Ursprung

Platinum ist der Hauptvertreter der Platinmetalle. Das im Jahr 1735 in Kolumbien entdeckte Edelmetall wurde nach seinem silbrig-glänzenden Aussehen mit dem spanischen »platina«, zu deutsch »kleines Silberkörnchen« benannt.
Es kommt in der Erde entweder gediegen vor, in den Mineralien anderer Metalle, besonders in Nickelerzen, oder erscheint selbst als das Mineral Sperrylit. Hauptfundorte sind Südafrika, der Ural, in Kanada Ontario und Kolumbien.
Platinum wird vor allem in physikalischen Bereichen verwendet, so bei elektrischen und elektronischen Geräten, wegen seiner Indifferenz in der Chirurgie, als Zahnersatz, insbesondere aber auch als Schmuck.
Über physiologische Wirkungen ist wenig bekannt. In der konventionellen Medizin wurde Platin nie verwendet. Es gilt als ungiftig und als unwirksam.

Persönlichkeitsportrait

Erwachsene

Platin-Persönlichkeiten sind dunkelhaarige, schlanke Frauen und Mädchen mit straffer Haut und festen Muskeln, meist sehr hübsch mit strahlenden Augen und vollen, sinnlichen Lippen. Sie sind äußerst sympathisch, wirken aber manchmal auch wie bildschöne eiskalte Plastikfiguren.
Die ungemein spannungsgeladene Persönlichkeit erweist sich bei näherem Kennenlernen als äußerst sensibel. Im geistigen Bereich besteht ein durch Lernen und Studieren erworbenes großes Wissen, gleichzeitig aber auch sehr großes Einfühlungsvermögen für Kunst, wie Malerei, Musik oder Dichtung. Auf der einen Seite steht ein exzessives sexuelles Verlangen, auf der anderen großer Idealismus der intellektuellen und intelligenten Persönlichkeit mit großer Sehnsucht nach einer romantischen Beziehung.
Platin-Frauen können sehr früh sexuell äußerst aktiv sein und stürzen sich voll und ganz, mit romantischem Idealismus in sexuelle Beziehungen. Die Platin-Frau wünscht sich von ganzem Herzen Kontakt zu einem Mann, der ihr sexuelles Verlangen genauso befriedigt wie ihr Verlangen nach geistiger Nahrung. Kaum ein Mann kann ihre hohen Ansprüche erfüllen. Nach ersten Enttäuschungen sucht sie einen anderen Partner, der vielleicht ihr Verlangen erfüllen kann. Jedes Scheitern einer Beziehung bereitet ihr großen Kummer, zumal sie sich dem geliebten Menschen, der Liebe, ganz hingibt.
Eine weitere Spannung entsteht durch die ständigen Bemühungen, ihr emotionelles und sexuelles Verlangen in Einklang zu bringen mit den geistigen Bedürfnissen. Es kommt zu überspitzten, idealistischen Gefühlen, zu hochgeistigen Gedankenflügen, die in deutlichem Gegensatz stehen zu dem äußerst sinnlichen Verlangen nach Befriedigung. Hieraus können abartige Reaktionen entstehen.
Erstaunlicherweise wird Platin durch die ständigen Spannungen, das ständige Unbefriedigtsein und die sich immer wiederholenden Kummersituationen nicht

verbittert oder depressiv, sondern reagiert mit einem übersteigerten Ichgefühl, das zu Hochmut, Arroganz und ungeheurer Verachtung für die Welt führt. Da diese Persönlichkeit weiß, daß sie sowohl im Bereich der Sexualität als auch in dem der Intellektualität viel mehr als andere geben kann, hält sie sich für den einzig wirklich hochstehenden Menschen. Als Arzt erkennt man dies mitunter sofort, manchmal allerdings erst nach langer Zeit.

Mit zunehmendem Alter verstärken sich Arroganz und Verachtung für die Umwelt auf der geistigen Ebene. Dennoch bleibt das grobe, stark sinnliche Verlangen als Triebfeder bestehen. Immer wieder sucht die Platin-Frau neue Bekanntschaften mit Männern; zugleich steigert sich ihre Verachtung für die Männer. Schließlich trennt sie zwischen Romantik, Liebe und Sex und interessiert sich nur noch für Sex. Es kommt zu Nymphomanie sowie allen Spielarten sexueller Perversion.

Der Wechsel von somatischen mit psychischen Symptomen ist typisch für Platinum-Persönlichkeiten. So verschwinden Kopfschmerzen in dem Augenblick, in dem Depressionen eintreten, Depressionen wiederum werden durch Kopfschmerzen abgelöst.

Ob der Konflikt zwischen körperlichen und geistigen Bedürfnissen zur Verzweiflung führt oder dennoch ein ausgeglichenes Wesen vorherrscht, hängt auch von der zugehörigen Gesellschaftsschicht bzw. der Führungskraft des Partners ab. Freilich kann sich schließlich eine echte Geisteskrankheit mit Größenwahnsinn entwickeln. Platin hält sich dann für eine Imperatorin, die über alle Mitmenschen gebieten kann; sie allein verdient Respekt und Ehrerbietung.

Zu erwähnen sind hier auch Erotomanien mit Exhibitionismus.

Immer besteht die überaus große Empfindlichkeit der Genitalien.

Platin-Persönlichkeiten zeigen in ihrer intensiven Lebendigkeit auf der geistigen Ebene und im sexuellen Bereich ein zunächst faszinierendes Portrait, dessen spätere Stadien der Erotomanie, aber auch der übertriebenen Selbstüberhebung allerdings nicht mehr zu begreifen sind. Diese Menschen sind selten und für den homöopathischen Arzt immer beeindruckend, weil sie einen ganz ungewöhnlichen Facettenreichtum im Geistigen, Körperlichen und Seelischen bietet. Dieses Persönlichkeitsportrait beinhaltet alle Höhen und Tiefen: eine Mischung von Schönheit, animalischer Triebhaftigkeit, romantisierender Sehnsucht zu Höherem und eiskalter Berechnung, verbunden mit einer Gratwanderung hinsichtlich seelischer Gesundheit.

Kinder

Eine Platin-Kinder-Persönlichkeit ist sehr selten. Die sehr überheblichen Kinder sind äußerst kontaktarm und reden nur mit den Eltern, kaum noch mit ihren Geschwistern, geschweige denn mit Außenstehenden. Für die Umwelt sind sie insofern schwer zu ertragen, als sie alles besser wissen und dadurch arrogant wirken. Sie verhalten sich Erwachsenen gegenüber ablehnend, manchmal sogar abwägend und abschätzend und verdeutlichen dies mimisch, als ob sie über den wesentlich größeren Erwachsenen hinweg und sogar auf ihn herabschauen wollten.

Hinter dieser äußeren Symptomatik verbirgt sich eine Natur, die Angst hat vor der Umgebung, vor allem, was auf sie zukommt, manchmal auch vor sich selbst.

Besonders bei Mädchen besteht eine ausgeprägte Eitelkeit. Schon in jüngsten Jahren sitzen sie vor dem Spiegel, kämmen und schminken sich mit Hilfe des mütterlichen Kosmetiktäschchens. Diese Kinder haben oft Kopfschmerzen.

Literatur

Bei Wilhelm Busch finden wir in dem kleinen Gedicht »Die Metaphern der Liebe« das Arzneimittelbild von Platin, dessen Hauptsymptome in der Verachtung würdiger Menschen, Hoffart und Stolz bestehen. Teilnahmslos, kalt und zerstreut sind sie sogar dann gleichgültig, wenn nähere Angehörige sterben und zeigen nie Anteilnahme für andere Menschen.

»Welche Augen! Welche Miene!
Seit ich Dich zuerst gesehen,
Engel in der Krinoline,
ist's um meine Ruh' geschehn.

Ach! In fieberhafter Regung
lauf ich Tag und Nacht spazieren,
und ich fühl es, vor Bewegung
fang ich an zu transpirieren.

Und derweil ich eben schwitze,
hast du kalt mich angeschaut;
von den Stiefeln bis zur Mütze
spür ich eine Gänsehaut.

Wahrlich! Das ist sehr bedenklich,
wie ein jeder leicht ermißt,
wenn man so schon etwas kränklich
und in Nankinghosen ist.

Würde deiner Augen Sonne,
einmal nur mich freundlich grüßen,
Ach, vor lauter Lust und Wonne
schmelz ich hin zu deinen Füßen.

Aber - ach! - Aus deinen Blicken
wird ein Strahl herniederwettern,
mich zerdrücken und zerknicken
und zu Knochenmehl zerschmettern.«

Arzneimittelbild

Wichtige Symptome

Anmaßender, stolzer, hochmütiger Charakter.
Ausgesprochene Nymphomanie, schlimmer durch Bettruhe.
Außerordentliche Empfindlichkeit der gesamten Genitalsphäre, deren Berührung kaum ertragen wird. Das führt zum Spasmus während gynäkologischer Untersuchungen, aber auch bis zu Spasmus und Ohnmacht beim Koitus.
Krampfhafte Zustände, tetanische Versteifung mit Kälteschauern, abwechselnd mit Atemnot.
Kälte- und Taubheitsgefühl an umschriebenen Stellen, besonders am Kopf und im Gesicht.
Gefühl von innerem Zittern.
Schmerzen haben krampfartigen Charakter.
Regel ist begleitet von Krämpfen oder schmerzhafter Schwere im Unterleib mit Überempfindlichkeit der Geschlechtsorgane.

Modalitäten

Körperliche Symptome verschwinden beim Auftreten von Gemütssymptomen und umgekehrt.
Verschlimmerung: abends, nachts und durch Ruhe.
Besserung: in frischer Luft und durch Bewegung.

Toxikologie

Die Toxikologie zeigt wenig Charakteristisches für Platin, jedoch allergische

Reaktionen bei höherer Dosierung mit dem typischen Bild einer Schwermetallintoxikation.
Auf der Haut erzeugt Platinchlorid Juckreiz, Urtikaria, Bläschen. Schon beim Öffnen einer Flasche mit salpetersaurem Platinoxid kommt es zu erysipelähnlichen Röten im Gesicht und an den Händen mit Jucken und Hitze. Beschrieben sind auch Allergien bei Kontakt mit Ammoniumchloroplatinat.
Aus der Arbeitsmedizin sind Symptome bekannt von Arbeitern, die in den Platin-Minen des Urals beschäftigt sind. Sie werden häufig von Sehstörungen befallen, die sich in einem kraftlosen Blick und einer allmählich zunehmenden Sehschwäche äußern und oft zu mehrmonatiger Arbeitsunterbrechung zwingen. Bedingt werden diese Erscheinungen durch eine Anämie tieferliegender Gewebe und der Sehnerven. Hiermit können Lichtscheu, Ödeme der Augenlider, allergische Rhinitis und Asthma-Anfälle sowie Eosinophilie einhergehen. Bei weitergehenden Vergiftungen finden wir starken Speichelfluß, Erbrechen, kolikartige Schmerzen, mitunter auch blutige Stühle mit leichtem Ikterus, Vermehrung der Harnmenge, schließlich auch blutigen Urin und schwere Darmsymptome.

Wichtige Indikationen

Hysterische und neurotische Reaktionen: Hyperästhesie der Ovarien, Erstikkungsgefühl, Konvulsionen, Globus hystericus, aufgetriebener Leib, Melancholie, Gastralgie, Neuralgie, Aphonie ohne somatische Manifestation.
Seelische Störungen: Hypochondrie, Nymphomanie, dauernde geschlechtliche Erregung, Größenwahn, fixe Ideen von Reichtum und Einfluß und Monomanie mit hochmütiger Selbstüberschätzung und Maßlosigkeit.
Erkrankungen der Ovarien, chronische Ovaralgie, schmerzhafter ständiger Druck von oben nach unten und ein Gefühl innerer Kälte. Vaginismus. Kopfschmerzen mit einem Gefühl, als wäre der Kopf in einem Schraubstock, Schmerzen gehen einher mit Parästhesie, Taubheitsgefühl am Kopf und im Gesicht.
Neuralgie der Trigeminuszweige mit lokalem Taubheits- und Kältegefühl, Ameisenkribbeln und krampfigem Zittern in diesen Bereichen.

Zincum metallicum

Ursprung

Schon zur Zeit der Pharaonen war Zincum (Zink) bekannt als »gelbes Kupfer«, das dazu benutzt wurde, Kupfer eine goldene Farbe zu verleihen. Nach den am schwarzen Meer ansässigen »Mossinöken« wurde es später als »Messing« bezeichnet; in alten Lehrbüchern findet sich der Begriff »Zinkoxyd«. Die Alchimisten bezeichneten es als »Lana philosophica« oder auch »Flores zinci« wegen der beim Schmelzen entstehenden blümchenartigen Flocken.
Paracelsus kannte zumindest die pharmakologische Wirkung der Zinkerze, möglicherweise auch Zink.
Der Chemiker Georg Brand gewann im Jahre 1735 Zink erstmalig aus Galmei und Zinkblende. Erst im Jahre 1746 konnte es Markgraf in Deutschland als einen Bestandteil von Galmei rein darstellen.
Das metallische Zink wurde gleichzeitig mit dem Planeten Uranus entdeckt und diesem zugeordnet. Uranus verkörpert das Wassermann-Zeitalter, mit dessen Beginn sich die Fototechnik entscheidend weiterentwickelte, was auf einen Zusammenhang in größerem Rahmen hinweist.
Umso erstaunlicher, daß große Kenner der Metalle wie Rudolf Steiner, Alla Selawry oder Pelikan das Zink nicht erwähnen.
Steiner, der jedes Metall von einem Planeten geprägt sah, fand keinen Zusammenhang zwischen Zink und Uranus. Auch bei anthroposophischen Arzneimitteln ist kein Zink vorhanden, obwohl Steiner davon spricht, jedes Metall habe eine Beziehung zur menschlichen Gesundheit.
Hier sei die Überlegung erlaubt, ob Zink die Anthroposophen und deren Gedankengänge oder ob Rudolf Steiner Zink zudecken wollte, indem er es einfach wegließ. Postulieren könnte man auch, daß Zink als »Punker« unter den Metallen Steiner ängstigte: Im Zusammenhang mit dem Auftauchen von Uranus befürchtete er möglicherweise eine Zerstörung seines Weltbildes.
Mit fortschreitendem Wassermann-Zeitalter werden Anwendungsmöglichkeiten für Zink immer umfassender. Zink ist in vielen Grundstoffen des täglichen Lebens enthalten. Die Art seiner Verwendung ist charakteristisch für unsere moderne Zeit, in der Zink dazu beiträgt, der Allgemeinheit eine ganze Reihe von Gegenständen zu ermöglichen, die früher nur begüterten Bevölkerungsschichten zugänglich waren. So ist Zink Hauptbestandteil der zahlreichen mittels Spritzgußverfahren hergestellten Haushaltsgeräte.
Ein sozialer Aspekt von Zink besteht somit darin, daß es für jedermann erschwinglich ist und als »Gleichmacher« wirkt. Dies zeigt sich auch bei seiner Verwendung in der Herstellung von Deodorantien, die den individuellen Körpergeruch des Menschen beseitigen.
Ein weiterer Anwendungsbereich ist die Druckerei. Wo früher Blei zum Setzen der Buchstaben verwendet wurde, sind es jetzt dünne Zinkplatten. Dabei können nicht mehr einzelne Buchstaben ausgetauscht werden; man muß vielmehr die ganze Platte wechseln. Auch hier wieder ein Zeichen der modernen Zeit mit Phä-

nomenen wie Betriebsumstellung, Rationalisierung, Computerdenken.
Durch Verzinken werden Gegenstände haltbarer. So werden z. B. Dachrinnen, Regenrohre oder in England ganze Dächer verzinkt und dadurch auch äußerlich vereinheitlicht.
Weiterhin wirkt Zink beschützend und bedeckend. In Verbindung mit Eisen schützt es dieses vor Rost. Zinksalbe bedeckt die Haut und schützt sie vor Wundsekreten. Zincum schützt auch in geringem Maße vor Radioaktivität, ähnlich wie Blei. Als Schutzfaktor wirkt es auch in unseren Enzymen, die alle Zink enthalten. Durch zu starke Nervosität verursachte Unruhe im Körper kann durch Zink beruhigt werden. So gaben die Erkennungsmarken während des Krieges allen Soldaten etwas Ruhe vor entscheidenden Phasen.
Bei zu hohem Zinkgehalt gibt es allerdings deutliche toxische Veränderungen.
Der menschliche Körper enthält eine große Menge Zink.
In der Tierwelt haben wir hohe Zinkanteile in den Schlangengiften.
Ein Mangel an Zink, im Gemüse beispielsweise durch künstliche Düngung verursacht, kann zu Zivilisationskrankheiten führen.
Auch für die Pflanzenwelt ist Zink lebensnotwendig, wenn auch nur in geringer Menge, so z. B. bei ungenügender Blattgrünbildung, gefleckten Obstbaumblättern und Tomatenzwergwuchs. Wenig Zink findet sich in zuckerreichen Pflanzen, z. B. Zuckerrüben, sehr viel in eisenreichen Pflanzen, z. B. Pilzen. Sehr hohe Mengen finden wir bei Veilchenarten, die im übrigen bei der Behandlung allergischer Hauterkrankungen in der Homöopathie eine Rolle spielen. Der tierische Organismus ist ebenfalls auf Zink angewiesen. Viel Zink enthält der an Phosphatiden-Nukleoproteiden reiche Organismus der Säugetiere. Wenig zinkumhaltig sind Haare und Milch, deren Zinkgehalt allerdings während der Laktationsperiode ansteigt.
Die Orte bedeutender Zinkvorkommen fallen im wesentlichen mit denen für Bleivorkommen zusammen. Zink und Blei kommen mit Schwefel zusammen als Schwefelerz, Zinkblende und Bleiglanz immer in gemeinsamen Lagerstätten vor und sind meist so angeordnet, daß in höherliegenden Teilen Blei überwiegt, manchmal sogar allein vorkommt, nach der Tiefe zu aber Blei immer mehr ab- und die Zinkblende zunimmt. Blei als das schwere Metall liegt somit über dem leichteren Zink.
Das reine Metall ist nirgends in der Natur vorhanden. Man erhält es durch Destillation der von Schwefel befreiten Erze mit Kohle aus Retorten. Das bläuliche, weiche, aber auch spröde Metall ist etwas blättrig und kristallin, schwerer als Blei, schmilzt bei 419 °C, verdampft aber bei weiterer Erhitzung schon bei 900 °C.

Mythologie

Ähnlich wie in der biblischen Schöpfungsgeschichte beginnt auch die griechische Darstellung von Himmel und Erde mit der Feststellung, daß alles öde und leer war.
Die Urmasse der Welt wurde als »Chaos« bezeichnet, aus dem Gäa, die Erde, und Uranus, der Himmel, entstanden. Sie vermählten sich und zeugten viele Kinder, darunter einige Mißgeburten, die Uranus in die Unterwelt wies oder in den Mutterleib zurückstieß.
Gäa, dadurch geschmäht, hielt eines ihrer gesunden Kinder, Chronos, dazu an, sich für die Untaten seines Vaters zu rächen und Uranus zu entthronen. Chronos oder Saturn, zu deutsch »die Zeit«, wurde selbst zum Herrscher der Welt.

Damit war der Zwiespalt geboren: Erde und Zeit, Gäa und Saturn, blieben zurück, der Himmel, Uranus, wurde vertrieben. Diese mythologische Erzählung hat eine sehr große Ähnlichkeit mit der Schöpfungsgeschichte und der Vertreibung aus dem Paradies.

Uranus, der Kosmos, symbolisiert die Gleichheit, die nicht durch Rang und Stand bestimmte Einheit, und ist zeitlos: Er gibt den Menschen den göttlichen Funken, Licht, Feuer, die als promethische Elemente für Intuition und Durchschaubarkeit der Dinge sowie Sensibilität für himmlische Schwingungen stehen. Uranus, das dem Zincum zugeordnete Sternbild, hat in diesem Bereich großen Einfluß und vermittelt mit Zink die Idee der - etwa gleichzeitig mit seiner Entdekkung beginnenden - Französischen Revolution »Freiheit, Gleichheit, Brüderlichkeit«.

Uranus-Menschen handeln entsprechend ihrer Eingebung und dem Durchsetzungsvermögen, ganz gleich, was mit ihnen geschieht. Sie lehnen vorprogrammierte Systeme ab und sind für göttliche Eingebungen, wie sie etwa intuitiv wahrgenommen werden können. Johannes, Christus, Galilei und Dostojewski sind hier als Beispiele zu nennen.

Im Wassermann-Zeitalter deutet alles auf eine Mentalitätsänderung hin, die sich im Laufe des 20. Jahrhunderts und wahrscheinlich auch im 21. Jahrhundert immer weiter entwickeln und festigen wird. Zink spielt eine immer größere Rolle als Heilmittel in diesem Abschnitt der Weltgeschichte.

Persönlichkeitsportrait

Erwachsene

Die heutige Gesellschaft ist bestimmt durch Ordnung, zum Teil Uniformierung und durch ein vorprogrammiertes Gesellschaftsleben. Individualisten, die danach streben, sich in dieser so perfekt durchorganisierten und durchtechnisierten Gesellschaft zu verwirklichen und vielleicht sogar intuitiv und spirituell ausgerichtet sind, werden sehr schnell zum Ärgernis: Die Gesellschaft ist der Meinung, solche geniale Außenseiter könnten ihr nicht dienen und verlangt nach dem Gleichschritt des Mittelmäßigen, dem Mach- und nicht nur dem Erlebbaren. *Aldous Huxley* hat in seinem Buch »The brave new world« ein solches Weltbild geschildert, in dem kein Raum mehr ist für Unregelmäßigkeiten und Besonderheiten.

Den Persönlichkeiten, denen dieses vorprogrammierte Gesellschaftsleben nichts bedeutet, die mit ihrer Beziehung zum Überirdischen offenstehen für Intuitionen, ist der Zincum-Typus zuzuordnen. Er ist der »Blitz aus heiterem Himmel«, kann »aus der Haut fahren«, ist somit stark emotionell geprägt und mitunter eretisch depressiv, aber auch hypomanisch, aktiv und kreativ, dabei unberechenbar. Er ist immer in Eile, aber auch innerlich ständig unruhig. Normales Tempo ist ihm völlig fremd. Hier sind beispielsweise jene Hausfrauen zu erwähnen, die ständig mit Putzarbeiten beschäftigt sind.

Dieser feurige Idealist kann gut motivieren, ein Ziel setzen und ist in der Lage, zu führen. Er lebt und erlebt alles intensiv, enthüllt Wahrheiten, dringt in die Seelen seiner Mitmenschen, bindet sich ungern und ist von beeindruckender Ausstrahlung, schützt und bedeckt, wie das Zink die Dachrinne.

In der Konfrontation mit alten Dogmen und verkalkten Menschen wirkt er zerstörend auf jüngere Menschen, die einen geistigen Führer erwarten, dagegen motivierend und inspirierend, als Kraftpol für

prophetische Aufgaben, aber auch für himmlische Ruhe.
Unregelmäßigkeit, Eile, Unrast und Bewegungszwang sind wichtige Hinweise auf den Zink-Menschen, der aufgrund seiner Nervosität bei besonderer Belastung an Asthma- bzw. Krampfanfällen leidet oder auch nicht asthmatische Atemrhythmusstörungen bekommt.
Die ungewöhnlich starke Unruhe zeigt sich vor allem in der Hyperkinetik der Arme und Beine. Schon Kinder können nicht ruhig sitzen, zappeln auf ihrem Stuhl herum, bewegen fortwährend Beine und Füße. Im Bett wälzt der Patient sich unentwegt herum. Die Unrast ist so stark, daß die Umgebung ganz nervös wird. Der kleinste Anlaß löst neue Bewegungsimpulse aus.
Auch die Alkoholempfindlichkeit ist sehr groß. Eine geringe Menge Wein erregt und löst motorische Reaktionen aus. Regelmäßigkeit ist mit diesem Menschentypus und seinem äußerst intuitiven Leben völlig unvereinbar.
Der homöopathische Arzt sollte bei der Dosierung der homöopathischen Medikamente vor allem den Aspekt der Unregelmäßigkeit beachten. Er muß die Medikamente dem Zink-Menschen als Partner zur Seite stellen. Die schematische Anweisung, ein Zinkum-Medikament regelmäßig, z. B. 3 x täglich einzunehmen, ist mit dem Wesen von Zink, aber auch mit dem Wesen des Menschen, der Zink braucht, völlig unvereinbar. Der Patient muß selbst merken, ob er wieder eine Tablette Zincum oder Zincum valerianicum benötigt. Vielleicht nimmt er abends in Abständen von 20 Minuten, vielleicht auch nur jeden zweiten Tag eine Tablette. Das durch Unregelmäßigkeit geprägte Wesen eine Zink-Menschen sollte sich auch in der Dosierung manifestieren. Zink ist das Mittel für Patienten, die durch Unausgewogenheit bestimmt sind und deren Rücken bzw. Rückenmark, also Gehirn und Nerven, nach Stütze verlangt. Es ist das Mittel unserer Zeit.
Der Lebensrhythmus eines aktiven Zink-Menschen ist chaotisch, Abweichungen vom Normalen finden auf allen Ebenen statt: Alle Ereignisse überraschen, nichts läuft normal ab. Regelmäßigkeit und Ordnung sind dem Patienten genauso fremd wie der »goldene Mittelweg«. Alles muß außergewöhnlich sein, und das um jeden Preis.
Im folgenden soll ein konstruiertes *Fallbeispiel* den roten Faden der Disharmonie und seine Auswirkungen beispielhaft darstellen.
Stellen wir uns vor, eine Zink-Persönlichkeit wird während der Arbeit von plötzlichem Herzklopfen befallen, erschrickt erheblich, bekommt große Angst, ist außerstande weiterzuarbeiten, steigert sich immer mehr in eine Panikstimmung hinein und läßt sich nach Hause fahren. Es zeigen sich die Symptome eines Herzinfarktes mit heftigen Schmerzen in der Brust, eigenartigem Kribbeln an Händen und Füßen und Schwindelgefühlen. Der Hausarzt muß sofort kommen und deshalb seine Sprechstunde unterbrechen.
Der Puls des Betroffenen ist mittlerweile sehr schnell, unregelmäßig, der Blutdruck hoch, er ist erregt. Inzwischen geraten die engsten Angehörigen des Kranken in große Aufregung. Der Arzt vermutet Hyperventilation, Rhythmusstörungen, Alkalose oder Tetanie.
Als sich der Anfall wiederholt, wird der Patient ins Krankenhaus eingewiesen und mit Blaulicht und Martinshorn dorthin gefahren. Sogar die Nachbarn sind jetzt aufgeregt. In der Klinik sind durch Notfallaufnahme, Intensivdiagnostik und Behandlungsbeginn alle Bereiche in höchster Anspannung. Nach zwei Stunden steht jedoch fest, daß kein Infarkt,

kein faßbarer organischer Befund vorliegt.
Freilich wurde der Tagesverlauf vieler mittelbar und unmittelbar Beteiligter erheblich gestört: Wer auch immer sich in der Umgebung von Zink-Persönlichkeiten befindet, wird angesteckt, mitgerissen, gestört oder in irgendeiner Form aufgeregt.

Kinder

Die kindliche Zink-Persönlichkeit hat immer ein sehr angespanntes Nervensystem. Zwei Pole treffen hier zusammen: Nervosität und Erschöpfung, Erregung und Schwäche stehen in ständiger starker Spannung, die nicht zur Entladung kommen kann. Diese Kinder gehen geistig oder körperlich völlig erschöpft ins Bett, kommen dort aber nicht zur Ruhe. Vor allem die Beine können einfach nicht stillhalten, und sogar im Schlaf zittern einzelne Muskelgruppen. Diese Unruhe kann so stark sein, daß das Kind durch das Zusammenzucken einer Extremität wach wird.
Während die Muskulatur übermäßig angespannt ist, ist es im geistigen Bereich träge, vergeßlich, von schlechtem Auffassungsvermögen. Deutlich vorhanden sind ein Mangel an Kreativität und Gedankenlosigkeit.
Auch innerlich ist das Kind unruhig. Das zeigt sich, wenn es, auf einem Stuhl sitzend, seine Füße nicht auf der Erde aufsetzen kann und sich dann unentwegt bewegt, was nicht nur motorisch bedingt sein kann, sondern tatsächlich durch den beschriebenen Spannungszustand im geistigen Bereich verursacht wird. Emotional sind sie durch Angst vor dem Alleinsein besonders belastet. Sie ängstigen sich vor Geistern, Gespenstern und Räubern.
Die zwischen Angst und Fröhlichkeit, schlechter Laune und Frohsinn wechselnde Gemütsverfassung entspricht ebenfalls dem Spannungszustand, der in Schlafdefizit, übermäßigem Studieren oder geistiger Anstrengung, aber auch in unterdrückter Körperausscheidung begründet sein kann: Häufig verschwinden Ekzeme mit Hilfe von Kortikosteroid-Salben und gelten somit als »geheilt«. Das Nervensystem reagiert dann mit Überspannung. Zink ist in diesem Bereich ein sehr gut wirkendes Mittel.
In diesem Zusammenhang ist auf die Erscheinung von Kinderkrankheiten mit Hautausschlägen hinzuweisen. Da das Ektoderm sowohl als Ausgangspunkt der Haut als auch des zentralen Nervensystems der Sinnesorgane gilt, ist die Reizung des Nervensystems bei Unterdrükkung von Hautausschlagen erklärlich. Der Zusammenhang von Nervensystem und Haut ist auch ihrer embryonalen Entwicklung aus ein- und demselben Keimblatt zu entnehmen, woraus frühere Forscher die Theorie entwickelten, Gehirn und Haut könnten stellvertretend füreinander reagieren. Kommt es bei einer Infektionskrankheit bei Kindern nicht zu einem Hautausschlag, liegt tatsächlich häufig eine Beteiligung des zentralen Nervensystems, besonders des Gehirns, vor.
Nicht selten finden wir nach ekzematischen Erkrankungen im Kindesalter, bei denen der Hautausschlag ohne große Unterdrückung abheilte, eine deutliche Kräftigung des Kindes im geistigen und körperlichen Sinn und eine Kräftigung der Gestaltungsfähigkeit der eigenen Persönlichkeit.
Diese kleinen Zincum-Typen leiden gern einmal an Kopfschmerzen, sind kälteempfindlich, frieren ständig und sind bei kaltem Wetter sehr infektanfällig. Auffallend ist, daß sie gähnen, sobald sie sich

schlapp fühlen und vor Müdigkeit zittern. Hunger und Durst sind häufig sehr groß. Sie stürzen sich aufs Essen, verschlingen es und trinken gierig große Mengen.
Häufig werden warme und gekochte Speisen, Milch, Fisch und Süßigkeiten abgelehnt.
Das Zink-Kind ist, vielleicht aufgrund seiner Schwäche, ein nicht leicht zu durchschauendes Wesen.

Arzneimittelbild

Wichtige Symptome

Beständiges Gefühl von Unruhe in den Beinen. Sie müssen dauernd bewegt werden.
Heftiges Zittern des ganzen Körpers.
Ruckartige Bewegung an verschiedenen Muskelabschnitten.
Spasmen einzelner Muskelgruppen.
Magenschwäche gegen 11 Uhr morgens mit dem Gefühl plötzlicher Kraftlosigkeit in allen Gliedern.
Intensive tiefliegende Schmerzen in der Gegend des letzten Brust- und ersten Lendenwirbels, beim Sitzen schlimmer als beim Gehen.
Brennen entlang der gesamten Wirbelsäule.
Konstriktionsgefühl um die Brust, wie ein Band, mit Atemnot, schlimmer in Ruhe. Bessert sich nur, wenn sich etwas Auswurf einstellt.
Wein, auch in kleinen Mengen, wird nicht vertragen.
Ein sehr eigenwilliges Symptom:
Wenn die Blase voll ist, kann der Kranke nur im Sitzen
mit gekreuzten Beinen wasserlassen.

Modalitäten

Verschlimmerung: durch Berührung, Wein und andere Stimulantien, geistige Anstrengung, nach dem Essen, gegen 11 Uhr und zwischen 17 und 18 Uhr.
Besserung: durch Ruhe, durch Eintreten von Sekretionen, bei Hauteffloreszenz.
Vorherrschende Angriffsseite rechts.

Toxikologie

Vergiftungen mit Zink ergeben sich bei der technischen Gewinnung sowie bei der industriellen, ökonomischen und medizinischen Anwendung von Zink oder zinkhaltigen Substanzen. Bei der zunehmenden Bedeutung der Chemie für die Gütererzeugung und Benutzung chemischer Produkte muß man damit rechnen, daß es zu einer zunehmenden Gefährdung der an solchen Arbeitsstellen Beschäftigten, aber auch der Verbraucher kommen kann. Fahrlässigkeit und Unkenntnis der Giftwirkung von Zink spielen hier wohl die Hauptrolle. Vergiftungserscheinungen können durch orale Aufnahme gelöster Zincum-Verbindungen und Inhalation von Zink-Dämpfen, z.B. beim Verzinken mit einer Spritzpistole, beim Elektroschweißen und -schneiden verzinkter Metallgeräte sowie beim Löten hervorgerufen werden. Schon die Einatmung des Dampfes von 7 mg Zinkoxid kann »Gießfieber« hervorrufen.
Die spezifische Zinkwirkung ist hinsichtlich ihrer Toxizität abhängig vom physiko-chemischen Charakter der Verbindung. Zinkchlorid, Zinkoxid, Zinksulfat, aber auch das als Rostschutzmittel verwendete Zinkchromat erzeugen starke Reizerscheinungen an den Atemwegen, wirken aber auch hautsensibilisierend im Sinne hartnäckiger Ekzembildungen.

Ein Vergleich der bei der industriellen Vergiftung nachgewiesenen objektiven Symptomatik mit der durch die Arzneimittelprüfung gewonnenen subjektiven zeigt hinsichtlich der Hauptwirkungsrichtung deutliche Übereinstimmung.

Allgemeine Symptome bei Zink-Vergiftungen sind nervöse Unruhe, Betriebsamkeit, motorische Unruhe bis zum Tremor und Lidflattern, Abgeschlagenheit, Müdigkeit, Schlaflosigkeit, Frösteln und Verminderung der Potenz.

Im zentralen Nervensystem finden wir Neuralgien, angioneurotische Störungen und Kältegefühl, Verschlimmerung aller bestehenden Symptome durch geringen Alkoholgenuß. Weiterhin zeigen sich Reizerscheinungen der Schleimhäute in Nase, Rachen und Bronchien, die Verdauungsorgane reagieren mit süßlichem und fadem Mundgeschmack, Entzündung am Zahnhals mit grünlichem Belag sowie Stuhlverstopfung, selten Durchfällen. Auch Blasenreizung, Zystitis und Nierenschädigung, Lymphozytose und Retikulozytenvermehrung bis zu 35 % sind zu diagnostizieren.

Haarausfall, Akne, starkes Schwitzen (mit grünlicher Verfärbung der Wäsche) sind ebenfalls kennzeichnend.

Auch im häuslichen Bereich können Vergiftungen mit Zink entstehen, da das metallische Zink von Wasser, Salz und auch vegetabiler Säure angegriffen werden kann.

Das erste Symptom einer Zinksalzvergiftung ist ein heftiges, rasch verlaufendes Erbrechen, das meist von Übelkeit gefolgt ist. Die reflektorische Erregbarkeit wird gesteigert, so daß ein Reiz an irgendeinem Teil des Körpers heftige Zuckungen an anderer Stelle auslöst. Der Muskelsinn ist vermindert. Das führt zum Stolpern des Kranken, besonders bei Dunkelheit.

Wichtige Indikationen

Wichtigstes Heilmittel bei allgemeinem Zittern, besonders als Folge von zerebralen Störungen, gleichgültig welchen Ursprungs.

Exanthemerkrankungen, wenn die Hautausschläge sich nicht entwickeln und keine Sekretion eintritt. Sobald Haut oder Schleimhaut rezeniert bzw. Effloreszenzen bildet, bessert sich der Zustand des Kranken.

Tabesartige Schmerzen blitzartigen Charakters, in den Gliedern und im Bereich der Genitalorgane.

Hypochondrie und Hysterie.

Dumpfe, betäubende Kopfschmerzen mit Besserung in frischer Luft. Bei Husten mit krampfartiger Beklemmung der Brust.

Zink ist vor allem bei vom Zivilisationsstreß geplagten Menschen mit allgemeiner innerer und äußerer motorischer Unruhe indiziert. Dabei besteht ein heftiges unaufhörliches Unruhegefühl in den Füßen und Beinen (»restless legs«). Der Kranke hat ständig das Bestreben, die Extremitäten zu bewegen.

Patienten, die nur ganz am Rand das Symptom angeben, daß selbst ein Schluck Wein schon eine erhebliche Verschlimmerung herbeiführt.

Alle Patienten, die ihren Beruf den ganzen Tag vor dem Monitor sitzend ausüben und Nacken- und Rückenverspannungen davontragen. (Auch in der Bildröhre ist Zink enthalten).

Literatur

Allen, H. C.: Leitsymptome wichtiger Arzneimittel der homöopathischen Materia medica. Burgdorf, Göttingen 1982

Bechelt, H.: Homöopathische Konstitutions-Typen in Wort und Bild. Haug, Ulm 1956

Borchardt, L.: Klinische Konstitutionslehre, 2. Aufl. Urban & Schwarzenberg Berlin Wien 1930

Borland, D. M.: Kindertypen. Arkana, Heidelberg 1986

Charette, G.: Homöopathische Arzneimittellehre für die Praxis, 5. Aufl. Hippokrates, Stuttgart 1987

Coulter, R.: Portraits homöopathischer Arzneimittel. Haug, Heidelberg 1988

Donner, F.: Zwölf Vorlesungen über Homöopathie. Haug, Berlin 1948

Dorcsi, M.: Lernbuchreihe Homöopathie Band 3: Konstitution. Haug, Heidelberg 1977

Dorcsi, M.: Lernbuchreihe Homöopathie Band 1: Einführung in die Homöopathie. Haug, Heidelberg 1970

Eichelberger, O.: Hahnemann und der Konstitutionsbegriff. KH 1 (1971) 15-30

Eichelberger, O.: Miasma, Diathese und Konstitution. Documenta homöopathica Bd. 7. Haug, Heidelberg 1986

Eichelberger, O.: Kent-Praktikum. Haug, Heidelberg 1984

Farrington, E. A.: Klinische Arzneimittellehre. Schwabe, Leipzig 1931

Gadamer, H.-G. (Hrsg.), Vogler, P.: Neue Antropologie, Bd. 1-7. Thieme, Stuttgart, dtv, München 1972-1975

Gawlik, W.: Homöopathie und konventionelle Therapie. Hippokrates, Stuttgart 1988

Gessner, O., Orzechoswski, G.: Gift- und Arzneipflanzen von Mitteleuropa. Winter, Heidelberg 1974

Gladwin, F. E.: Die Materia-Medica-Familie, 2. Aufl. Haug, Heidelberg 1985

Grauvogl, E. v.: Lehrbuch der Homöopathie. Korn, Nürberg, 1866

Griesselich, L.: Handbuch zur Kenntnis der homöopathischen oder specifischen Heilkunst. Malsch und Vogel, Karlsruhe, 1848

Gutman, W.: Grundlage der Homöopathie und das Wesen der Arznei. Haug, Heidelberg 1979

Haehl, R.: Samuel Hahnemann: sein Leben und Schaffen Bd. 1 u. 2. Schwabe, Leipzig 1922

Hahnemann, S.: Organon der Heilkunst, 3. Aufl. (Nachdruck der 6. Auflage). Hippokrates, Stuttgart 1982

Hahnemann, S.: Reine Arzneimittellehre, 2. Aufl. Bd. 2. Arnold, Dresden, 1824

Hahnemann, S.: Die chronischen Krankheiten, ihre eigentümliche Natur und homöopathische Heilung, T.1. Unv. Nachdruck d. Ausg. letzter Hand (2. Aufl., 1835-1839). Haug, Heidelberg 1956

Imhäuser, H.: Homöopathie in der Kinderheilkunde. Haug, Heidelberg, 1970

Jung, C. G.: Psychologische Typen, Ges. Werke Bd. 6. Rascher, Zürich-Stuttgart, 1960

v. Keller, G.: Conium. Haug, Heidelberg 1983

v. Keller, G.: Cimicifuga. Haug, Heidelberg 1975

v. Keller, G.: Ignatia. Haug, Heidelberg 1985

v. Keller, G.: Lilium. Haug, Heidelberg 1973

v. Keller, G.: Staphisagria. Haug, Heidelberg 1978

Kent, J.: Kent's Arzneimittelbilder. Haug, Heidelberg 1958

Köhler, G.: Lehrbuch der Homöopathie Bd. 1, 5. Aufl. Hippokrates, Stuttgart 1988

Köhler, G.: Lehrbuch der Homöopathie Bd. 2. Hippokrates, Stuttgart, 1986

Kretschmer, E.: Körperbau und Charakter, 9. Aufl. Springer, Berlin 1931

Kretschmer, W.: Konstitution und Rasse. In: Neue Anthropologie Bd. 2: Biologische Anthropologie, hrsg. von Gadamer, H.-G., Vogler, P. Thieme, Stuttgart/dtv, München 1972

Leeser, O.: Lehrbuch der Homöopathie Bd. A, Bd. B I + II, Bd. C. Haug, Ulm 1961

Mezger, J.: Gesichtete homöopathische Arzneimittellehre, 3. Aufl. Haug, Ulm 1964-1966

Mezger, J.: Gesichtete homöopathische Arzneimittellehre, 2. Aufl. Haug, Saulgau, 1951

Moeschlin, S.: Therapie-Fibel der inneren Medizin für Klinik und Praxis, 5. Aufl. Thieme, Stuttgart 1976

Money, J: Gay, straight and in-between. The sexology of erotic orientation. Oxford University Press, New York, Oxford 1988

Money, J.: Homosexuell, bisexuell, heterosexuell. Z. Sexualforsch. 1 (1988) 123-131

Mössinger, P.: Konstitutionsbegriff in der Homöopathie. AHZ 4 (1970)

Nash, E.B.: Leitsymptome in der Homöopathischen Therapie, 6. Aufl. Haug, Heidelberg 1972

Ortloff, H.: Homöopathie und Konstitution. AHZ 7-8 (1959), 393-461

Quilisch, W.: Homöopathie als Therapie der Person, Haug, Ulm 1957

Ritter, H., Wünstel, G.: Homöopathische Propädeutik, 2. Aufl. Hippokrates, Stuttgart 1988

Saller, K.: Homöopathische Konstitutionstherapie. Haug, Saulgau, 1946

Selawry, A.: Metall-Funktionstypen in Psychologie und Medizin. Haug, Heidelberg 1985

Schoeler, H.: Reaktionslage und Homöpathie. AHZ 7 (1957) 305-316

Stauffer, K.: Symptomenverzeichnis nebst vergleichenden Zusätzen zur Homöopathischen Arzneimittellehre, 3. Aufl., Regensburg 1951

Stauffer, K.: Klinische homöopathische Arzneimittellehre. Sonntag, Regensburg 1926

Steiner, R., Selawry, A.: Metallfunktionstypen in Psychologie und Medizin. Haug, Heidelberg 1985

Stiegele, A.: Homöopathische Arzneimittellehre, 2. Aufl. Hippokrates, Stuttgart 1985

Tischner, R.: Geschichte der Homöopathie. Schwabe, Leipzig 1932-1939

Vermeulen, F.: Kindertypen in der Homöopathie. Sonntag, Regensburg 1988

Vetter, A.: Personale Anthropologie. Freiburg-München 1966

Vithoulkas, G.: Die wissenschaftliche Homöopathie. Burgdorf, Göttingen 1986

Vogel, F.: Vererbung von Arzneimittelempfindlichkeit. Bericht der 64. Tg. Ges. innere Medizin, Wiesbaden. Med. Klinik. 20 (1958) 832

Voisin, H.: Materia medica des homöopathischen Praktikers. Haug, Heidelberg 1969

Wiesenauer, M.: Praxis der Homöpathie. Hippokrates, Stuttgart 1985

Wirth, W., Gloxhuber, Ch.: Toxikologie, 4. Aufl. Thieme, Stuttgart 1985

Wünstel, G., Gawlik, W., Stübler, M.: Aktuelle Anwendungsmöglichkeiten der Homöpathie in der ärztlaichen Praxis. WEKA-Verlag 1985.

Zimmermann, W.: Homöpathische Arzneitherapie, 4. Aufl. Sonntag, Regensburg 1984

Die Ambivalenz des Lebendigen

So gern denke ich an die antiken Kulturen und werde von Wehmut überwältigt, wenn meine Gedanken im Bereich der griechischen Mythologie wandeln. Macht es mir nur Freude, mich zwischen Olymp und Hades zu bewegen, oder sehne ich mich nach der Muße der damaligen Geschichte?

Die Epoche der alten Griechen hat etwa 2000 Jahre gedauert. Und in diesem Sinn ahmt auch das einzelne Menschenleben die Geschichte der Menschheit nach. Am Anfang verläuft es in regloser Langsamkeit, später beschleunigt es sich dann immer mehr. Ein lebendiger Mensch wird geboren, wächst heran, geht in die Schule, macht die Pubertät durch, kommt in die Jahre um Zwanzig, reift langsam zu einem Mitglied der modernen Leistungsgesellschaft heran, wird dann durch Krankheit und viele andere Lebensumstände verändert. Die Familie, der Beruf, die Freunde, der Leistungsdruck die Zwänge gesellschaftlicher Ordnung, aber auch die Zwänge des bestehenden Chaos lassen es nicht zu, daß jemand bis zu seinem Tod genauso bleibt wie als Kind.

So muß ein Persönlichkeitsportrait, wie es in diesem Buch beschrieben ist, eine Momentaufnahme bleiben, die Momentaufnahme eines lebendigen Menschen, der sich fort- und weiterentwickelt und dann auch andere Symptome, andere Merkmale zeigt. Vom Physiologischen und Chemischen her gesehen bleibt er sich gleich. Er ändert sich jedoch in Psyche und Geist, wenn er die eingangs zitierte »life map« durchschreitet. Jeder von uns verfügt über sein ureigenes Raster, das er mit wandelbaren Symptomen füllt.

Denken Sie als letztes Beispiel an den Säugling, der mit seinen schweißnassen Füßchen, dem schwitzenden Köpfchen und seinen dicken Backen und dem pflegeleichten Erdendasein ein Calcium carbonicum-Portrait darstellt. Wie schnell kann sich das ändern: Der kleine Wildling jagt durch die Gegend, hat immer wieder Durst nach kalten Sachen und fängt an, seine Umwelt zu ärgern, - ein ganzes Calcium phosphoricum-Kind. Hat er die Pubertät mit all ihren bedrängenden Problemen hinter sich, wird unser junger Mann rasch ermüdbar. Er bekommt bereits Kreislaufbeschwerden, wenn er zu viel lernt, und ruht sich gerne aus, wenn er vom Sport, den er als Ausgleich treibt, nach Hause kommt - ein Acidum phosphoricum-Mensch. Ihm wird erst am Abend in Gesellschaft seiner Freunde, auch bei einem Glas Wein, wohler, und er macht so manche Nacht zum Tage. Die weiteren Lebensereignisse werden in der Folge mitbestimmen, ob sich unser junger Mann in die Natrium muriaticum-, vielleicht auch in die Ignatia-Ecke stellen läßt, wieviel von Pulsatilla, auch von Phosphor er zeigen wird. Unser einstiges Calcium carbonicum-Baby hat seine Wandelbarkeit bereits bewiesen, gut vorstellbar, daß ihm noch Kalium phosphoricum-Jahre bevorstehen, er Calcium jodatum-Episoden durchlebt und sein Leben als Barium jodatum-Persönlichkeit beschließt.

Für unsere ärztliche Entscheidung ist die immer neue gute Beobachtung auch langjähriger Patienten Voraussetzung: Eine Fixierung auf ein Arzneimittelbild würde die Entwicklung der Persönlichkeit mißachten und wäre ein unverzeihlicher Fehler. Richten wir daher unser Augenmerk immer auf die Ambivalenz alles Lebendigen.

Seien wir uns immer dessen bewußt, daß jeder noch so an äußeren Zielen orientiert erscheinende menschliche Weg immer ein Weg zum eigenen Ich ist, der auch dort, wo er passiv, unselbständig und wenig kreativ »ge-fahren« wird, »Erfahrungen« bereithält, die uns ändern: »Du Mensch wanderst immer zu Dir selbst. Du er-fährst immer Dich selbst«.

Lesen Sie das Schicksal von Herakles nach, dort finden Sie wieder, was ich Ihnen mit diesem Buch nahe bringen will.